不安と葛藤

神経症性障害と身体表現性障害

田代信維 著

九州大学出版会

序

　精神医学は多くある医学分野にあって診断にせよ，治療にせよ最も遅れた分野である。近年ようやく，脳の形体をみるのに簡便な CT スキャナーや MRI が開発され，PET や functional MRI で局所の脳の活動を客観的に捉えることができるようになった。ちょうど身体医学分野にあって聴打診を重視していた時代から X 線により胸部の病像がみえるようになった新時代の黎明にも例えられる。誘発電位や脳波で脳の全体的な機能が推測できるようになったが，あまりにも脳の機能は多岐にわたるため，心電図ほどの読解力は，まだない。精神医学は「こころ」という無形のものを対象とするため捉えどころがないのが現状である。

　しかし，1950 年代以降の抗不安薬，抗うつ薬，抗精神病薬といった向精神薬の出現により，症状の悪化を一時的にせよ止めることができるようになり，精神医学分野の治療や看護は大きく改善された。しかし，その病気の原因究明にいたっては，まだ何ら解明されてなく，いわゆる対症療法にとどまっている。最も詳しく病因研究がなされている神経症においても例外でなく，1980 年にアメリカ精神医学会が発表した操作的診断 DSM-Ⅲ は精神医学界を一変させたが，そこでは神経症の病名が消え，不安障害，身体表現性障害や解離性障害など症状別の分類に分散された。その病因とされる心因は，そこでは参考資料として扱われていた。DSM-Ⅳ（1994）においても診断基準に若干の変更はあるものの基本的には DSM-Ⅲ と変わりはない。その背景には，神経症の病因が心因性であると認めたものの，その治療における有効性が証明されていないことがあげられる。心因性は理論として存在するが，観念的で現実性に欠けることを意味している。

　私は，基礎医学研究から精神医学の臨床研究に戻ったが，その当時（1974）神経症の診断ができても治療となると，薬物療法に依存することが多く，精神療法も専門色が濃厚で，一夜では習得が困難なため，その治療にあたっては，もどかしい思いをした。なんとか，内科学のように血液成分の分析で病名や症状の程度がわかるように，患者の「こころ」の悩みが一瞬にしてわかる方法はないものか，特に神経症に関して考えてきた。

その理解の第一歩として不安の発生機序を知る必要性を感じ，これまでの多くの文献を調べてみた。その「まとめ」は第3章と第4章に掲載している。私の恩師九州大学元教授，桜井図南男先生と同大学名誉教授兼佐賀医科大学名誉教授，中尾弘之先生のご指導のもとで，神経症の臨床と動物モデルによる研究に従事することができた。福岡大学名誉教授，西園昌久先生には，当時直接ご指導いただき，身近に症例をみせていただいた。そこで習得したものは第1章，第2章，第5章と第6章に記した。特に第6章での脳生理学的機能所見と認知心理学的思考過程とを組み合せて考案した精神機構モデルは，その後の神経症研究の基本となっている。

　第8章では東京慈恵会医科大学名誉教授，高良武久先生と浜松医科大学名誉教授，大原健士郎先生にご指導を受けた森田療法の理解で，症状への「とらわれ」と欲望との関係を勉強する機会を得て，S. Freud や C. G. Jung が求めて得られなかった症状と心因との関係を調べることになった。そこで調べた結果，患者は「挫折した現実欲求と等価の症状を訴える」ことが判明した。この知見は人の「こころ」の悩みを理解する上で今後有効な手段となることが予測される。

　第9章から第13章までは，若い教室員と一緒に精神機構モデルを検証するために神経症の研究を行った結果の収録である。神経症の亜型によって挫折した現実欲求に特徴があることが明らかになった。この挫折した現実欲求は，初診時にその大半が治療者によって把握されたものであり，さらに患者の訴えを精神機構モデルに当てはめると，手にとるように，その心理が見えてくる。また，この手法は初心者でも使用できるものである。さらに挫折していた現実欲求が再び充足されると，当面の症状が消えることが判明した。このことは，今後，精神療法の治療経過や方法論にも参考になる可能性を秘めている。

　このところ，司法界にみる裁判での刑事事件にとどまらず，医学界にあっても evidence-based medicine が叫ばれている。もともと医学は科学的根拠に基づく学問であるが，精神医学の分野でも診断学にとどまらず治療学にあっても客観的証拠が特に求められる時代がきた。神経症の治療には時間がかかりすぎるという批判がある。一日でも早い治癒がもたらされる治療法の開発が望まれている。神経症の治療にあって，社会の要望に応えることができるものとして我々の研究成果が活用されることを願っている。

2004年1月

田　代　信　維

目　次

序 i

第1章　神経症の歴史的展望 3
　1. 神経症の揺籃期 3
　2. フロイトの神経症理論と不安 3
　3. ジャネーの神経症理論 4
　4. 森田の神経症理論と気分本位 5
　5. フロイト以降の神経症理論 6

第2章　神経症の動物モデル 11
　1. 神経症の定義 11
　2. 葛藤（コンフリクト）の理論 11
　3. 神経症にみる葛藤 17

第3章　不安と恐怖からみた神経症 21
　はじめに 21
　1. 不安と恐怖 21
　2. 不安の発生 24
　3. 恐怖とその反応 29
　4. 神経症性不安 31
　5. 神経症の症状 33
　おわりに 38

第4章　不安の再考 43
　はじめに 43
　1. 不安の意義と定義 43
　2. 不安の位置づけ 44
　3. 不安の種類 47

4．不安と欲求 ………………………………………………………………… 49
　　5．正常不安と病的不安 ……………………………………………………… 52

第5章　不安の脳神経機構 ……………………………………………………… 55
　　1．不安と学習 ………………………………………………………………… 55
　　2．学習と大脳辺縁系 ………………………………………………………… 58
　　3．扁桃体と海馬の機能的差異 ……………………………………………… 60
　　4．前頭前野と大脳辺縁系 …………………………………………………… 61
　　5．二次情動と二次動因 ……………………………………………………… 62
　　6．条件づけと不安 …………………………………………………………… 64
　　7．不安の解消と脳機能 ……………………………………………………… 66

第6章　心の構造 …………………………………………………………………… 71
　　1．フロイトの心 ……………………………………………………………… 71
　　2．ユングの心 ………………………………………………………………… 72
　　3．マックリーンの心 ………………………………………………………… 74
　　4．精神機構モデル …………………………………………………………… 77
　　5．認知科学の心（メンタル・モデル） …………………………………… 80

第7章　神経症性障害と身体表現性障害 ……………………………………… 83
　　はじめに ………………………………………………………………………… 83
　　1．症状と診断基準 …………………………………………………………… 83
　　2．二大診断基準の特徴 ……………………………………………………… 87
　　3．心　因 ……………………………………………………………………… 89
　　4．防衛機制 …………………………………………………………………… 89
　　おわりに ………………………………………………………………………… 89

第8章　現実欲求挫折と神経症性症状 ………………………………………… 91
　　1．ホーナイの基本的不安と基本的態度 …………………………………… 91
　　2．森田の精神拮抗作用 ……………………………………………………… 92
　　3．ライフ・イベント ………………………………………………………… 94
　　4．症状への"とらわれ"と現実欲求挫折 ………………………………… 95
　　5．病的不安と"とらわれ" ………………………………………………… 101

第9章　パニック障害と広場恐怖 …… 107
- はじめに …… 107
- 1. パニック障害と広場恐怖 …… 107
- 2. 心理的ストレスとパニック発作 …… 113
- 3. パニック発作に対する管見 …… 127

第10章　対人恐怖（社会恐怖） …… 133
- はじめに …… 133
- 1. 症例呈示 …… 134
- 2. 自己臭恐怖（重症対人恐怖）の外来森田療法 …… 137
- 3. 対人恐怖の治癒過程 …… 144

第11章　全般性不安障害 …… 157
- はじめに …… 157
- 1. 診断基準 …… 157
- 2. 全般性不安障害にみる欲求挫折 …… 159

第12章　強迫性障害 …… 163
- はじめに …… 163
- 1. 強迫性障害の欲求挫折 …… 165
- 2. 難治性強迫性障害の治療 …… 169
- 3. 強迫性障害の生活史とストレス状況 …… 177

第13章　身体表現性障害と解離性障害 …… 191
- はじめに …… 191
- 1. 身体化障害 …… 191
- 2. 転換性障害と解離性健忘・遁走 …… 197
- 3. 転換性と解離性障害にみる現実欲求の挫折 …… 199

不安と葛藤

―― 神経症性障害と身体表現性障害 ――

第 *1* 章　神経症の歴史的展望

1. 神経症の揺籃期

　神経症 neuroses という病名は，18世紀の後半，イギリスのカレン Cullen, W.（1712-1790）によって提唱されたが，当時は脳神経系が関与する疾患群の総称として用いられた[6]。それは知覚や運動機能の低下や消失などの病態を呈する疾患とされたが，器質性，炎症性疾患や精神病も含まれていた。

　今日でいう神経症の心因性研究は，19世紀後半まで待たなければならなかったが，ジャネー Janet, P.（1909）によると，神経症は「不思議な病気」，「器質性損傷のない病気」から「心理的な病気」へと変遷してきた[16, 17]。特にヒステリーは多くの神経症研究者の関心の的であった。その先鞭を切ったのは，430症例のヒステリーをみたブリケー Briquet, P.（1859）で，Briquet 症候群として，その名を留めている[4]。神経症研究が大きく発展する礎をきづいたのは，パリのサルトペトリェール病院で神経疾患を研究していたシャルコー Charcot, J. M.（1871）とされ，神経支配領域と一致しないストッキング様感覚脱出や視神経萎縮のない円筒状視野，転換ヒステリーにみるケイレン発作などの記述が詳細になされ，催眠術による治療などがなされた[5]。

2. フロイトの神経症理論と不安

　Charcot（1825-1893）のもとには，Babinski, Janet, Freud その他多くの研究者が訪れた。その中の1人，フロイト Freud, S.[3, 9]は，ブロイエル Breuer, J. との研究でヒステリーの治療に成功し，そこで得られた心理機制を報告した。アメリカの神経科医ベアード Beard, G. M.（1880）は，患者が訴える諸々の心身にかかわる症状から，神経が過度の修復活動に関与し，その結果として神経機能が消耗されるために起こる症状として「神経衰弱症 neurasthenia」という病名をつけた[2]。Freud, S.（1894）は，その神経衰弱症を詳細に観察し，その疾患から，特に不安に基づく症候群を分離して「不安神経症 Angstneurose」という病名を新たに創出した[10]。そして神経症の心理現象を説明するにあたり，不安症状とからんで病的不安（神経症性不安）をテーマにして，症状形成にかかわる「自由に浮動する不安」を提唱した。それは不安神経症にみられる落ち着きなさ，イライラ感，心気症状など，苦痛で不快な体験としての状態像をさしていた。

　これらの症状は，当時 Freud（1856-1939）の考えでは個人の性生活での性的緊張によるリビドーの滞留による中毒症状とみなし，過

労,看病,重病などもその原因となるとした。しかし,当初は精神的原因(悩み)が不安をもたらすものとは考えていなかった[10,11]。すなわち,性リビドーの抑圧の結果,リビドーの滞留による中毒症状として不安が起こるのであって,性生活の現実に原因があるとし,不安神経症はいわゆる現実神経症の一型と考えていた。しかし,後年 Freud, S. (1926)[12]は,不安に関するこれまでの理論を根本的に改訂した。彼は,後天性の生育史を大切にしたが,そこでみられる不安には2種類あり,1つは外傷体験から生じるもので,自我が自力で処理することができない内的興奮に直面して,自我の無力さ体験として条件づけられ,反射的,受動的に起こる「自動性不安 automatic anxiety」(信号探査感情)であり,自動性不安はこれまで母親が処理してくれたが,自らが自力で行動するようになると,この自動性不安から救出してくれるはずの母親が"不在"のために,新たに不安が生じるという。この母親不在の不安は,危険を予見する信号であり,この「信号となる不安」を解消するために,自我は衝動に抑圧をかけて防衛する。その防衛の失敗として神経症症状が出現するとした(不安信号説)。

抑圧の結果起こると理解されていた不安は,いまや抑圧の原因として働くと考えるに至った。不安はおおよそ次の4つの事態に応じて起こると Freud[12] は考えた。まず出生直後から,子どもは母親に依存してしか生きられない危機を経験するが,この無力感の体験は根元的な不安,すなわち「原不安 Urangst (primary anxiety)」によるものとした。エスから起こる衝動が自我により容認されない危機に直面したときに起こる不安は「衝動不安 (impulse anxiety)」とよぶ。母親の庇護のもとで安全かつ安定して生きてきた子どもは,リビドーの発達に従って,母親という対象を意識するが,母子関係は対象関係でなく,共生的とみえる愛情関係へと移行する。そして,母親から自立しようとするとき,母親という対象を失う不安や母親からの愛情を失う不安に直面する。そこでは「分離不安(separation anxiety)」が起こる。男根期になると,エディプス状況が生まれてくるが,エディプス的願望に直面して「去勢不安(castration anxiety)」が起こる。さらに道徳的,現実的問題に直面し,主として良心に基づく超自我が働くようになるが,そこでみられる不安を「超自我不安(superego anxiety)」とよんでいる。

3. ジャネーの神経症理論

当時 Freud, S.と双璧をなしていた Janet, P.[16,17] (1859-1949) は,病態心理学の創始者 Ribot の後継者で,人間の心理現象を解明するのに心的統一体として精神病理現象の心理的法則を探求した。彼は神経衰弱症から脳神経系の器質性疾患を疑わせるような派手な症状を呈するヒステリーを分離し,さらに特徴ある症候群を抽出し,それらは神経衰弱症の中心をなすものと考えた。その症状には強迫性障害と類縁疾患とされているものから,恐怖症でみる症状も多く含まれているが,多くの症例を詳細に検討し,その心理分析によって人間の精神機能を抽出し,それを「実在機能」と名付けた。そして神経衰弱症とは,心理的緊張が低下して,人間の精神で最も進化した実在機能が失われた状態であるとした。つまり,神経衰弱症は「進化した機能の病態」の1つ

であると考えた。

4. 森田の神経症理論と気分本位

　Freud, S.が活躍したとほぼ同時代に、まったく異なる神経症理論を展開した学者が我が国にいた。それは森田正馬[23] (1874-1938)である。彼の説によると、神経症（神経質）は、「かくあるべし」という理想の思いが、「かくある」現実と矛盾するという"思想の矛盾"（心的葛藤）があって、その不安・緊張から起こる心身の症状に"とらわれ"、それに注意が集中するために、ますます症状に過敏となり、精神的悪循環に陥るとし、その精神現象を"精神交互作用"とよんだ。またその悪循環をもたらす精神的エネルギー源は"死の恐怖"とよんだ。人間は元来、元気でいたい、より良く生きたい、立派な人になりたいなどといった"生の欲望"があって行動するが、神経症はその欲望が強すぎるために、現実で満たされなかった理想の虚の部分（かくあるべし）に思いが到り、挑戦した結果がすべて失策と不成功の体験の繰り返しとなり、その結果として臆病で卑屈となり、現実に立ち向かえなくなって、気分本位の（不安や恐怖から逃れる）行動、すなわち「死の恐怖」から現実逃避の行動をとり、現実に立ち向かえなくなっているとした。また神経症になり易い人は、生来性に神経質素質「ヒポコンドリー性基調」をもった者達である、すなわち遺伝性疾患であるとした最初の学者でもある。

　森田正馬[23]は、この考えに立脚した独特の治療法を創案した。彼はその治療法を神経症を治療する特殊療法とよんだ。またその治療法の特徴から、家庭的療法とか再教育療法とも呼んでいた。また治療は理解して治るものでなく、自らが体験して会得（体得）しなければ、治癒へと導くことができないことから体験療法と呼ぶこともある。今日では森田療法として広く知られている。彼の神経症理論の発想は、心の内面を行動からみており、その治療にあっては、患者の行動を修正することにより、病的な心の修復をはかろうとするものである。その点で行動療法に似ているが、強迫行為などの症状となる行動、そのものを修正するのではなく（症状を治療の対象とせず、"症状を不問"に付し）、現実生活で"なすべきこと（目的、目標）"から逃避している"誤った態度（日常生活上の心構え）"を正すことにある。

　森田療法によく似た療法にフランクルFrankle, V. E.[8] (1956) の実存分析がある。病者の過去を問題にしないこと、症状への注意を精神的悪循環として問題にすること、"あるがまま"の事態を冷静に容認させること、神経症に対する基本的な考え方が「日常生活のあり方」に問題があるとすることなどが似ている。異なる点は、森田療法では、症状を不問にし、敵対視しないこと、思考（理屈・知性）での操作ではなく、感情の受け止め方を是正させること、すなわち不安は不安のままに、恐怖は恐怖のままに「生の欲望」の欲するところに従って、成すべき日常の事を"成さしめる（目的本位の行動ができるようになる）"よう、段階を追って指導する、などである。症状を克服する方法（心構え）だけでなく、日常生活への行動の方向性を精神療法内に組み込んでいるのは、森田療法のみである。

　また森田[23]は神経症を次の3つに分類し

た。普通神経質（不定愁訴の慢性神経衰弱症，心気症），発作性神経症（今日のパニック障害に近い），強迫観念症（恐怖症や強迫性障害を含む）としたが，いわゆるヒステリーは精神薄弱者として神経質には含まれていなかった。森田療法の治療対象としても，ヒステリーは治療初期の臥褥期で除外された。

5. フロイト以降の神経症理論

神経症が不安を中核とした心因性の疾患であるとしたFreud, S.の精神分析理論は，その後欧米を中心に広く精神医学会に影響を与えた。Freud, S.のもとを去ったAdler, A.[1]は個人心理学をひろめ，劣等感を人間行動の中心にすえた。またユングJung, C. G.[18,19]は，人間の心を哲学的，神話的な理解から捉えようとした。彼は，心の構造を意識と無意識に分け，さらに無意識を個人的無意識と集合的無意識（人類共通の普遍的なもの）とした三層に分けた。個人的無意識は，抑圧によって意識への侵入が禁止された原始的過程と無視された精神生活や理解されなかった経験や観念が内在しているとされ，Freud, S.の言う無意識に近い。不安は，非合理的な力やイメージが集合的無意識から個人の意識の中へ侵入してきたときに現れる"反応"とされていて，神経症の治療にあたっては，無意識との距離が近い"夢"を理解し，解釈することが，"不安を理解する手段"として重視されている。

ホーナイ Horney, K.[14,15]（1885-1952）は精神分析の社会学派といわれ，個人をとりまく環境とそれを作り出す文化，社会を重視した。彼女が考える不安の原型は，社会的に孤立し，独りぼっちで無力感を体験する「基本的不安（basic anxiety）」にあるとした。この不安は，抑圧された無意識の憎悪の現われで，これは権威者に向けられたものであった。神経症を考える場合「抑圧された攻撃（対象）はなにか」，「内心の攻撃衝動に対する患者の反応，すなわち不安は，どのようなものか」，「不安にさらされた患者は，どのような行動をとるのか」など不安に対する防衛を研究の中心課題とした。不安に対する防衛のあり方の違いでパーソナリティ・タイプを分け，依存迎合タイプ to go toward people，回避逃げ込みタイプ to withdraw from people，攻撃敵対タイプ to oppose people などとした。またその反応のパターンを，①不安の合理化，②不安の否認，③不安に麻痺，④不安状況からの逃避などに分けた。

サリバン Sullivan, H. S.[25,26]（1892-1949）はパーソナリティ発達の中心課題に不安をおき，対人関係理論を体系化した。人間の本性には，飲食，睡眠，性などの生理的，本能的な欲求の満足，すなわち「身体的満足」と，対人関係にあって安定を求める「社会的安定」の欲求が存在すると考えた。そして不安は，幼児が自己の対人関係の世界にあって重要な人物から認められず，非難されることを気づかうときに生じるとした。彼は出生後からのパーソナリティの発達段階を対人関係の特徴から把握し，① empathic stage：母子共感の時期，② prototaxic stage：自他の区別なく全能感にあふれた原始的な時期，③ parataxic stage：自我が形成し，自他を区別する時期，④ autistic stage：抽象的空想的思考が活発となり，自我尊厳が確立する時期，そして⑤ syntaxic stage：対人関係にあって正しい役割

をはたすようになる時期の5段階に分けた。また対人関係の発達過程で失敗すると精神分裂病が発症するとした。

クライン Klein, M.[20-22]（1882-1960）は，幼児期早期の幼児心性を解明した。乳児（0-2歳）にとって早期の現実とは，無意識的幻想に満ちたものであり，その対象は欲動から生まれるが，対象に対する攻撃性とその報復を恐れる「迫害的不安（persecutory anxiety）」を特徴とする。この時期では，全体的認知ができないので部分対象関係を維持し，かつ分裂，投影性同一視，取り入れ，否認など原始的防衛機制が働いている。ここでは，乳児は対象に対してアンビヴァレントであり，自我（生後3-4ヵ月）は「良い乳房」と「悪い乳房」という2分された対象と関係をもち，この分割された状態は"分裂的妄想ポジション"とよばれる。この状態が統合へ向かうときの状態は"抑うつポジション"とよばれ，この局面で内省的な罪悪感が体験される。そのあり方を決定するリビドーと攻撃性，つまり欲動は，個人の精神生活を動機づける力であり，体質的，素質的なものだと考えられる。これらのポジション理論は，成人にみる躁うつ病や精神分裂病の心理機制を研究するなかで整理されていった。

フェアベーン Fairbairn, W. R. D.[7,24]（1889-1965）は，対象・自我関係論をとなえ，Kleinと同じく内的世界を重視したが，人間の行動の主要原動力として，Kleinが"攻撃衝動"としたのに対し，彼は対象追求欲である"依存性（欲求）"を重視した。そして対象関係の発達は，対象への「乳児的依存 infantile dependence」から，「成熟した依存 mature dependence」へと徐々に移行するが，その2つの依存期の間の移行期を彼は「疑似独立期 quasi-independence」と呼び，対象を求める人間が，与えられた対象を失っていくことに対処する過程であるとした。さらに人格における分裂過程 splitting process に注目した。これは，分裂気質といった特異な人格だけでなく，ヒステリー性格，強迫性格，その他種々の人格に認められる過程であるとした。Freud, S.[11,13]は，エス，自我，超自我の3者を心の構造の基礎にすえ，葛藤を無意識という心の機制で説明したが，Klein, M.[21,22]は内的対象と自我の分裂と統合という精神的発達過程にみる2つのポジションの形式を定式化した。Fairbairn[7]は，さらに自我を中心的自我，リビドー的自我，反リビドー的自我の3部分に分け，それぞれの対象もまた3部分に分け，これら6つの部分との間に起こる格闘を"葛藤"の本質と考えた。そして分裂現象 splitting phenomenon の根源がここにあるとした。起こる攻撃衝動は欲求不満や母性愛剥奪に対する反応であり，彼の説には「死の本能」は存在しない。また前述したように自我とは，本来，対象追求的なものであるので，そこでの基本的不安は「分離不安（separation anxiety）」ということになる。

ウィニコット Winnicott, D. W.[28,29]（1896-1971）は，対象関係の発達に母子関係をめぐる環境が重要な鍵をにぎると考えた。そして環境を母子と一対としてみる独特な二者関係論を導いた。過渡（移行）対象 transitional object や潜在空間 potential space など母子相互の橋渡しとしての概念と理論を生みだした。乳幼児の精神的発達にあって「抱える環境 holding environment」に依存することを自明の事実とし，その依存の変遷を3つの段階に

分けた。①絶対依存の段階：子どもにとって，母親が感受性豊かな育児を行うことが大切となる。②相対的依存の段階：この段階では幼児は，自分が依存している事実，母親のこまやかな養育配慮を必要としていることを当然とし，積極的な欲求を希望や期待として抱くようになる。さらに③独立へ向けての段階：健康な個人は決して孤立しない形で環境と関係をもつようになる。

　子どもは，身体や自我の生得的成長（成熟過程 maturational process）を伴って，母親との間で数々の体験をして漸進的発達（種々の能力の獲得）を行う。Winnicottも本能的感情は"生きている証"と考え，攻撃性のもつ"創造性"を重視する。幼児の欲求の読み違えによる母親の失敗による幼児の憎しみは，幼児の対象関係の発達に大変重要な役割をもっている。自分でない世界を知る絶好の機会となる。自分でない世界を知り，万能感を捨てていく過程（脱錯覚）を母親の機能の2側面（対象と環境としての母親）としてあげている。そして幼児は新しい対象を創造するようになる。創造して破壊し，そしてまた創造するといった過程を繰り返す。これに知的発達が加わって，対象を主観的なものから客観的な知覚される対象へと移行する。

　母親のこれまでの「抱える環境」が，母親の病気や同胞の誕生で突然失われると，外界からの取り返しのつかない侵入を受け，未統合自我が突然解体する体験は「想像を絶する不安」をもたらし，精神病的なものとなることがある。それほどでなくても環境への適応に失敗し，本来の自発性，創造性を犠牲にして妥協するとき，病的で迎合的な防衛的自己，すなわち「偽りの自己 false self」が発達する。

しかし，この自己防衛は，自己の二重化をもたらし，本当の対象関係と偽りの対象関係の二重化でもあり，決して悪いものではなく，健康な社交性の育成に必要なものであるが，その深刻な乖離や分裂が Schizoid の病理にみられることがあると言う。

文　献

1) Adler, A. (1923): Theorie und Praxis der Individual Psychologie 2 Aufl., Murchen (Adler, A.: Practice and Theory of Individual Psyhchology. Kegan Paul and Trench Trubner, London, 1946).
2) Beard, G. M.: Practical Treatise on Nervous Exhaustion (Neurasthenia): Its Symptoms, Nature, Sequences, Treatment. William Wood, Baltimore, 1880.
3) Breuer, J. and Freud, S.: Studien über Hysterie. 2 Aufl. Deuticke, Leipzig, 1909.
4) Briquet, P.: Traité clinique et thérapeutique de l'Hystérie. Baillière, Paris, 1859.
5) Charcot, J. M.: Hystérie; Textes Choisis et Présentés par Etrillat. Privat, Toulouse, 1871.
6) Cullen, W. (1772): Nosology (first published in Latin). In: Hunter, R. and MacAlpine, I. (eds): Three Hundred Years of Psychiatry 1535-1860. pp. 473-479, Oxford University Press, London, 1963.
7) Fairbairn, W. R. D.: Psychoanalytic Studies of the Parsonality. Routlege & Kegan Paul, London, 1952.
8) Frankle, V. E. (1956): Theorie und Therapie der Neurosen. Urban Schwarzenberg, Wein（宮本忠雄，小田晋訳：神経症－その理論と治療．フランクル著作集4，みすず書房，東京，1961）.
9) Freud, S. and Breuer, J.: Über den psychischen Mechanismus hysterischer Phänomene (1893). In: Studies on Hysteria, translated by Jamen and Alix Strachey. pp. 51-102, Pelican Books, Middlesex, 1974.
10) Freud, S.: Über die Berechtigung von der Neurasthenie einen bestimmten Symptomenkomplex als "Angstneurose" abzutrennen (1895). The Standard Edition of the Complete Psychoanalytic Works of Sigmund Freud, Vol. 3, pp. 87-116, Hogarth Press, London, 1962（井村恒郎，加藤正明訳：「不安神経症」という特定症候群を神経衰弱から分離する理由について．不安の問題，フロイト選集10巻．pp. 1-32, 日本教文社，東京，1955）.
11) Freud, S.: Das Ich und Das Es. International Psycho-

analytischer Verlag, Leipzig-Wien, 1923（井村恒郎訳：自我とエス，自我論．pp. 241-306, 日本教文社，東京，1966).

12) Freud, S. (1926): Hemmung, Symptom und Angst（井村恒郎，加藤正明訳：制止，症状，不安．不安の問題，フロイト選集10巻．pp. 188-285, 日本教文社，東京，1955).

13) Freud, S. (1932): Neue Folge der Verlesungen zur Einführung in die Psycho-Analyse〔古沢平作訳：続精神分析入門，フロイト選集3巻，pp. 121-168, 日本教文社，東京，1953).

14) Horney, K.: The Neurotic Personality of Our Time. W.W. Norton, New York, 1937.

15) Horney, K.: New Ways in Psychoanalysis. Hogarth Press, London, 1939（井村恒郎，加藤正明訳：精神分析の新しい道．日本教文社，東京，1952).

16) Janet, P.: Les obsessions et la psychasthénie. Tome I.F. Alcan, Paris, 1903.

17) Janet, P.: Les Nérvoses. Flammarion, Paris, 1909（高橋徹訳：ジャネ神経症，医学書院，東京，1974).

18) Jung, C. G.: Die Struktur der Seele, Seelen-probleme der Gegenwart. Rascher, Zurich, 1931.

19) 河合隼雄：ユング心理学入門．培風館，東京，1967.

20) Klein, M. (1932): The Psychoanalysis of Children. The Writings of Melanie Klein Vol. 2. Hogarth Press, London, 1975（衣笠孝幸訳：児童の精神分析．メラニー・クライン著作集2, 誠信書房，東京，1996).

21) Klein, M. (1935): A contribution to the psycho-genesis of manic-depressive state. Int J Psychoanal, 16: 145-174. The Writings of Melanie Klein Vol. 1. Hogarth Press, London, 1975（安岡誉訳：躁うつ病の心因論に関する寄与．メラニー・クライン著作集1, 誠信書房，東京，1983).

22) Klein, M. (1946): Note on some schizoid mechanisms. Int J Psychoanal, 27: 99-110. The Writings of Melanie Klein Vol. 3. Hogarth Press, London, 1975（狩野力八郎，渡辺明子，相田信男訳：分裂機制についての覚書．メラニー・クライン著作集3, 誠信書房，東京，1985).

23) 森田正馬（1928）：神経質の本態と療法（河合博：現代語訳）白揚社，東京，1960.

24) Padel, J. H.: Contribution of W. R. D. Fairbairn (1889-1965) to psychoanalysis theory and practice. Psychoanalysis in Europe, 2: 13-19, 1973.

25) Sullivan, H. S.: The meaning of anxiety in psychiatry and life. Psychiatry, 2(1): 1-15, 1948.

26) Sullivan, H. S.: The Interpersonal Theory of Psychiatry. W.W. Norton, New York, 1953.

27) 牛島定信：過渡対象をめぐって．精神分析研究，26: 1-19, 1982.

28) Winnicott, D. W.: Maturational Processes and Facilitating Environment. Hogarth Press, London, 1965（牛島定信訳：情緒発達の精神分析理論．岩崎学術出版社，東京，1977).

29) Winnicott, D. W.: Holding and Interpretation: Fragment of an Analysis. Hogarth Press, London, 1986（北山修監訳：抱えることと解釈，岩崎学術出版社，東京，1989).

第2章 神経症の動物モデル

1. 神経症の定義

第1章に述べたように神経症は，Cullen, W.よって命名され，Charcot, J. M.やFreud, S.によって確立されたが，最近，心因性といった主観や憶測を排除した症状のみに基づく操作的診断法DSM-Ⅳによると，神経症は不安障害，身体表現性障害，解離性障害，気分変調性障害など状態像で代表される病名に分類されている。すなわち，神経症は，種々の病態像を呈する疾患といえる。また，この分類の特徴は，神経症で最も中心的な病因とされる「心因」は憶測を出ないとして排除されている。それを補うものとして，多軸評価がなされている。

神経症の一般的な定義として，山下（1985）[26]は5つの特徴をあげている。
①精神的原因（心因）によって，
②神経質性格要因の上に発症するが，
③神経症は，精神的刺激の反応であり，刺激が去れば反応は消失する。また，
④その反応は人格反応範囲のものであり，
⑤非社会的行動（暴力，非行，薬物依存，犯罪）をみない。

新しい分類では，心因（悩み）の問題が薄れ，ストレスとして捉えられる傾向がある。

また，神経症症状を診る場合，一般的に以下のような特徴がみられる。
①ある特定の状況でのみ症状が出現する。②客観的器質性検査所見がみあたらない。③普段は現実検討能力が正常で，認知，観念，思考に異常を認めない。④ある状況で起こる感情は，不安，恐怖，パニックである。⑤その行動の基本は逃避的，回避的である。⑥主たる身体症状は，自律神経系，随意筋や知覚系の異常反応で，意識野の狭窄や心因性健忘をみるものもある。

ところで，あるライフ・イベントを引き金にして起こる神経症性不安は，精神的原因"心的葛藤（心因）"によるとされ，解決のための意思決定ができずにいるために生ずるもので，その行動は逃避か，仮想の対象からの回避反応として現われ（田代，1982）[23]，心理的防衛機制からみると，抑圧，置換，転換，反動形成，打ち消し，合理化などとして現われる。また神経症にみる心的葛藤は1つにとどまらず，自らが仮想した対象によって，多くの葛藤を同時に秘めている（田代ら，1987）[24]。

2. 葛藤（コンフリクト）の理論

動物モデルを考えるとき，不安を誘発する葛藤状況をどのように設定するかが最大の問

題となる。

　葛藤とは2つ以上の動機(衝動, 動因)か対象(価値観)がほぼ等しい強さで同時に存在し, 行動が決定できずにいる状態をいう。そして一方(価値感情が内在している)を充足させようとすると, 他方が充足されない場合である。葛藤状況については, 種々の立場からみた仮説がある[13]。代表的な仮説には以下のようなものがある。

1) 場の理論からの葛藤

　レヴィン Lewin, K.(1935)[11]は, 行動の発動時にみられる心理的場面構成を力学的観点からとらえ, 空間の法則性を行動に応用した。すなわち, 行動(B)は, 個人(P)と環境(E)の関数で表される。つまり主観的, 心理的生活空間(LSp)の全体的構造に依存したものであるとした。

$$B = f(P \cdot E) = f(LSp)$$

そして, その基本的な考え方は次の3つとした。

　Ⅰ型　接近・接近葛藤
　　　　approach-approach conflict
　Ⅱ型　接近・回避葛藤
　　　　approach-avoidance conflict
　Ⅲ型　回避・回避葛藤
　　　　avoidance-avoidance conflict

　Ⅰ型では, 一方のゴールを選べば, 他方を失うことになり, 現実的には二重接近・回避葛藤である。Ⅱ型は, 1つの目標に接近しようとする動機とそれを回避しようとする動機とが, 共に働いて外界の力によることなく平衡状態にあるため願望のゴールへ行けないだけでなく, それを放棄することもできない。Ⅲ型では, 2つの嫌悪事象の選択に直面して一方を回避しようとすると, 他方からは逃れられない。この場合, 心理的に膠着状態になりがちで, 両方の事態から心理的に逃避し, 白昼夢に陥るか, 不安や恐れ, 怒りを生じたり, 事態の対処ができず閉塞状態に置かれると「抑うつ」状態となる。

2) 行動理論からみた葛藤

　パブロフ Pavlov, I. P.(1927)[21]による実験的観察から行動理論的葛藤の研究が始まった。彼はイヌが2つの図形の差異を, どの程度弁別できるかという, 分化条件づけを行った。円は餌によって強化され, 楕円は強化されなかった。楕円を徐々に円に近づけてゆくと, イヌは吠えたり, 歩き回ったり, 落ち着きを失ってしまった。これは弁別葛藤の結果として, Pavlovは, 実験神経症にみる葛藤の発生原因を大脳皮質における「興奮」と「制止」との両者間の平衡状態によるものと仮定した。

　また葛藤が発生する条件として
　①過度に緊張した興奮過程(強烈な刺激による)
　②過度に緊張した制止過程(強烈な刺激による)
　③興奮・制止の不調和(判断に迷う複雑な刺激による)
　④有害刺激による強い動機づけと身体拘束
の4つをあげている。

　ミラー Miller, N. E.(1959)[14]は学習行動と葛藤の関係を"目標勾配葛藤理論"で論じている。彼はラットの実験で, 直線走路のゴールで餌が得られると同時に, ショックも受ける状況に置くと, ラットは出発箱を出て, 目標地点までは来るが, その前で止まり, ため

第 2 章 神経症の動物モデル

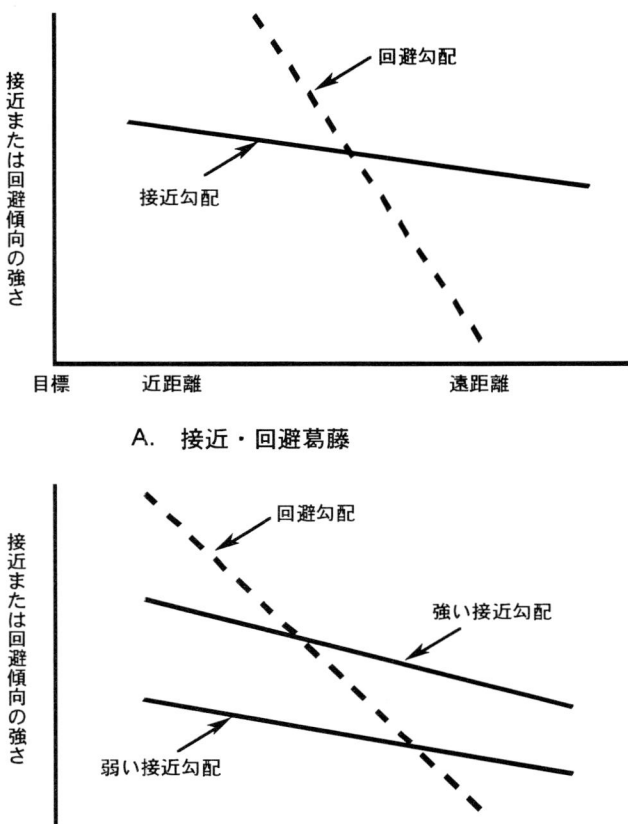

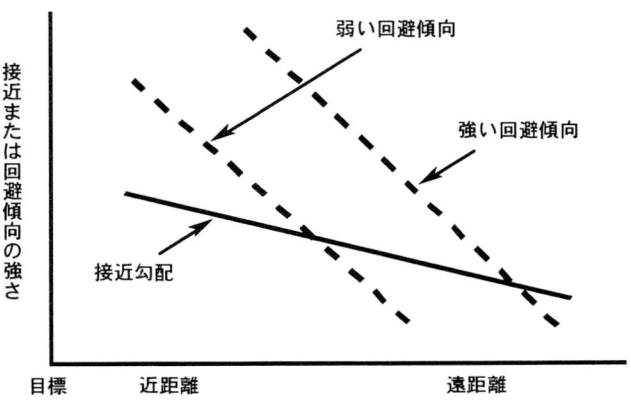

図 2-1 接近・回避葛藤の事態の図式（Miller[1] より引用）

らう葛藤行動がみられる。

　図2-1にみるように，①動物が目標へ接近すればするほど，目標への接近傾向は増大する（目標勾配原理），②目標へ接近すればするほど，恐怖刺激のある目標からの回避傾向は増大する，③回避強度は，接近強度よりも，目標に接近すればいっそう増大する（回避勾配は接近勾配より急峻），④接近または回避傾向の強度は，それが条件づけられた動因強度と関連して変わる（動因強度が増大すると，全勾配の高さが上がる），⑤学習が最高度に到達する前では，強化回数の増加は，強化された反応傾向の強度を増大させる，⑥2つの両立しがたい反応が葛藤事態にある場合，より強い反応の方が起こる，⑦葛藤状態（電気ショックの予期）において「恐怖」は事態の手掛かりによって起こされる学習性動因であるが，「飢餓」は，内的生理的要因（本能）にいっそう依存している，⑧学習性動因の強度は，他の学習性反応の強度と同様に，強化点からの距離と逆関係にある，などの葛藤時の特徴がみられる。Millerによると，「葛藤」とは，接近勾配と回避勾配との交点を指し，「葛藤の強さ」は交点の高さに相関する。

3）認知的調和理論にみる葛藤

　認知（知覚と判断）や認知的評定（信念，価値観，態度）には，できるだけ相互に矛盾なく調和を保とうとする傾向がみられる。このような関係を認知的調和（congnitive consistency）と呼んでいる。その反対は，認知的不調和と呼ばれ，不快感や心的緊張を経験することになる。この場合には，不調和を軽減するような動機づけが起こる。ハイダーHeider, F.（1958）[9]が提唱したこの説は，「認知的バランス理論，congnitive balance theory」と呼ばれている。

　この説には，認知された自分（P），認知された他人（O）と，両者に関係する共通の対象（X）が取り上げられ，これらが一つの単位（P-O-X unit）として，その内部に一定のバランスを取って構造化されていくという仮説の上に成り立っている。たとえば，対象に対する好き（正），嫌い（負）などの評価を，人に存在するいくつかの関係のすべてが正，あるいは負であれば，この両者はバランス状態にある。もし正の関係と負の関係が共存すれば，アンバランス（不均衡）が生じるとするものである。この不均衡は葛藤状況にあることを意味する。このHeiderの仮説は一個人の認知体系内で見たバランス理論である。

　ニューカム Newcomb, T. M.（1959）[18]の説は，自分だけの経験や観察に頼る情報が誤りやすいことから，対象（X）に関して，他人と情報を交換しあって，自己（A）の判断を確かめたり，より確かなものにするために他人（B）と相互に作用するコミュニケーション過程にバランス理論を導入したものである。ある対象（X）に対する自己の意見や態度と，他人からの情報とに食い違いがあると，心的緊張や葛藤を生じ，これを解消するように圧力が働くという，一つのA-B-X systemとして，とらえている。

　前二者の理論の集大成ともみられているフェスチンガー Festinger, L.（1957）[4]の「認知的不協和理論，theory of cognitive dissonance」は，基本的には二項関係事態を扱っていて，個人のもつ2つの認知要素の間の関係を問題にしている。この認知要素とは，自分自身，自分の行動，その環境あるいは対象などに関

する知識，信念，意見，評価，態度のすべてをいう。彼の説によると，人のもつ2つの認知要素の間には，①相互に無関係，②相互に協和的，③相互に不協和的の3つの関係のうち，いずれかが存在する。たとえば，不協和的関係とは，自分は喫煙常習者であるという認識と，喫煙が肺癌の重要な原因であるという信念との間の関係などをいう。認知的不協和にあると，心理的に不快であるから，①この不協和を減弱し，協和を得る試みが動機づけされるだけでなく，②不協和を増強させる状況や情報を回避しようとする動機づけが起こるという2つの基本的な動機づけ発生仮説を提唱している。

葛藤と不協和の関係についてみると，「葛藤」とは，相対立する2つの選択肢（反応傾向）のうち，いずれか一方に決定しなければならない事態であり，「不協和」はこの葛藤事態が，いずれか一方の選択肢に決定し，解決した直後に生ずる。

このようにみると，Festingerの説は，葛藤の説明よりも，"問題解決への心の動き"に主眼が置かれている。

4）情報理論にみる葛藤

バーラインBerlyne, D. E.（1960）[2]によると，葛藤状態は，生体内外の情報という刺激によって，有機体を覚醒させ，その刺激の新奇性（novelty），不確定性（uncertainty），複雑性（complexity）などにより，2つあるいは，それ以上の不調和反応（incompatible responses）が起こり，いずれかの選択を迫られ，決めかねる状態をいう。

その葛藤処理の難しさは，①競合する反応の数，②競合する反応の相互の強度の差，③競合する反応の絶対強度の総和など，これら三大決定因の大きさに依存する。さらに，2つの反応間に両立しえない，対立した部分が存在すると，④競合する反応間の対立の程度も関与する。

認知された葛藤内容には，主として次の6つがあげられている。

①疑い：現象が実存するか，否かの「疑いの存在」
②当惑：どちらとも決め難い「主観的不確定度の存在」
③矛盾：真と真でないものを包含した「矛盾した命題の存在」
④認知的不調和：同時両立が不可能と思われる事象，すなわち「認知的不調和の存在」
⑤混乱：不適確情報が混入した「混乱状態の存在」
⑥不適切：「非現実的解決方法の優勢化の存在」

①，②は情報の認知的過程でみられる不十分な情報量のために起こるもの。③，④は，認知的評価（評定）の過程でみられる相反する評価のために起こるもの。⑤は入力された情報の誤りのために起こるもの。⑥は問題解決が非現実的で，現実的行動化（出力）がなされないために起こるもの。以上のように，葛藤の定義が広義に用いられている。

これらの葛藤の解決方法として，Berlyneは次の4つをあげている。

①不等価：1組の選択的反応のうち，1つが除かれると，他の反応確率が上昇する。
②転覆：ある反応が，他の競合する反応を抑え，優勢となる。
③和解：新しい情報によって，双方譲歩し，

両立可能となる。

④抑圧：葛藤となる主題を考えないようにする。

これらは，臨床場面でよくみかける現象である。

5）意思決定論からみた葛藤

アトウィ Atthowe, Jr. J. M.（1960）[1]は，意思決定（decision making）に及ぼす選択事態の違いの効果について検討を行い，どのような葛藤かは，反応傾向と関係した期待値（結果）で定義される，と考えている。すなわち，Lewin の葛藤理論は，その結果によるもので，接近は「利得の可能性」を，回避は「損失の可能性」が考慮されていることであると考えた。しかし，Atthowe の葛藤理論は，Lewin の3型のように不連続な，別個の葛藤があるとは考えてなく，意思決定事態における期待（結果，勝負，賭など）への接近傾向と回避傾向の，相対的大きさの連続体の上での1点として，葛藤を位置づけている。

この連続体上の位置（葛藤型）を示す値は，次の比率で示されている。

$$\frac{ap - av}{ap + av} = 葛藤事態の値$$

ap（接近）と av（回避）は，選択事態での両傾向の全体的大きさである。この比は葛藤事態の値を示す。

図 2-2 に示すように，接近傾向の期待値が大きければ，この比は限界点＋1.00 に近づき，より確かな利得を意味し，回避傾向の期待値が大きくなれば，限界点－1.00 に近づく。連続体の一方の＋1.00 の限界点は，Lewin のいう接近・接近型であり，他方の－1.00 の限界点は，回避・回避型である。前者では利得が確実であり，後者では損失が確実である。そして中心点 0.00 では利得と損失が等しい事態であり，"完全なるアンビバレンス"の点で

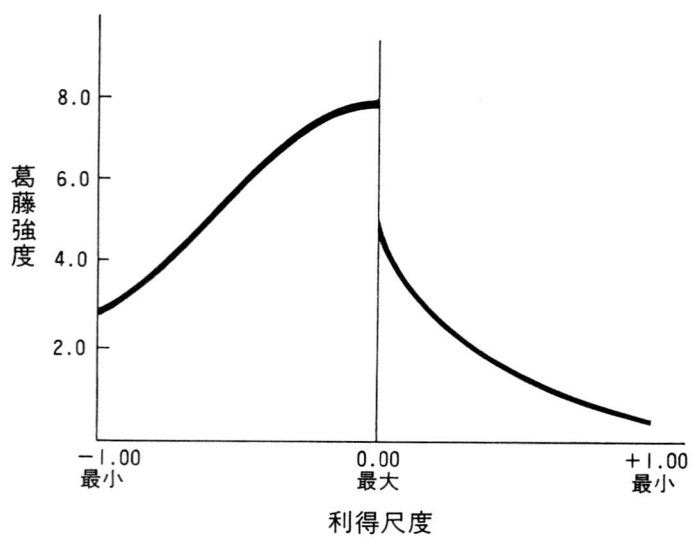

図 2-2　利得と葛藤強度の理論的関係（Atthowe[1] より引用）

あり，葛藤強度は最大となる。そして，中心点（0.00），および回避限界点（−1.00）の間には種々の強度の葛藤が存在する。

3. 神経症にみる葛藤

フロイト Freud, S.（1926）[6]は，エスから起こる衝動を超自我の禁止にあって自我に不安が起こり，不安は衝動を抑圧し，無意識の中に押し込めてしまうところに葛藤が生じるとしている。

Freud, A.（1962）[5]による小児にみる葛藤には，小此木（1980）[20]の紹介によると，「自我－超自我－エスという心的構造の相互間の意識的，無意識的な内的な力の力動的葛藤の状況を評価することと，これらの内的力（複数）と環境の力（複数）の相互作用を葛藤としてとらえ，その状況を評価することが児童の障害の発達診断をするには大切である。この葛藤には，①エス－超自我と対象世界との外的葛藤，②自我が発達した後に起こる自我－超自我－エスの間の内在化した葛藤，③互いに矛盾し，癒合しない欲動相互間の内的な葛藤（男性性－女性性，能動性－受動性）がある」としている。

森田（1928）[15]は「かくあるべし」から起こる「あってはならない」とする「思想の矛盾」が神経症の特徴であるとし，「あるがまま」を説いている。ここにも評価があり，価値観が問題となる。森田療法は，価値観の没却も神経症治療の大切な事柄としている。

これらの共通点から，感情ないし本能を価値観によって一方的に抑え込もうとする作用が葛藤であると中尾（1985）[17]は指摘し，動因と価値観の葛藤が神経症特有のものとしている。

ヘッブ Hebb, D. O.（1947）[8]は，動物による実験神経症のモデルとして，ヒトの神経症に近づけるための条件として，

①不快な感情を抱くであろう状況に置かれて，
②起こる情動反応が種々の症状を呈し，
③刺激消失後もしばらく持続する（学習される）もので，
④その発症率は低く，
⑤脳の器質性疾患によらない

という5つをあげている。

しかし，ヒトの神経症と同じであるためには，このモデル条件には，さらに次の3つの条件の確認が必要であろうと考える。①葛藤状況に置かれていること，②不安感情（動物での証明は現在の観察方法では不可能）がみられること，③不安感情に付随した症状にとらわれていること。実験神経症の弱点は，不快の中から不安を見つけ出すことの難しさであろう。

1）パブロフの実験神経症

葛藤の項ですでに述べたように，円と楕円の分化条件づけで餌報酬を動因として用いたものである[21]。これが神経症とどれだけ近似しているか，まだ十分に議論は尽されていない。イヌが円と楕円を弁別できなくなって落ち着かないのか，円と判断したにもかかわらず，餌報酬が得られないと思ったかで問題は異なる。前者では狭義の葛藤であるが，後者では欲求不満となる。中尾（1985）[17]は認知過程での葛藤を"認知葛藤"と呼んでいる。

2) マッサーマンの実験神経症

マッサーマン Masserman, J. H. (1961)[12]は，空腹のネコに条件刺激として光か音を与え，餌箱に近づき蓋をあけて餌を食べることを学習させておき，その後，餌報酬を与えると同時に，ネコが嫌う空気を顔に吹きつけるか，電気ショックを与えた。食欲を満たしたいとする動因，不快刺激を避けたいとする動因との間の葛藤でもあり，中尾 (1985)[17]は2つの異なる動因間の葛藤とみて，"動因葛藤"と名付けている。

3) ゲーラーとサイフターのモデル

Geller, I. と Seifter, J. (1960)[7]は，ラットを用いて，スキナーの実験箱で，オペラント条件づけによる葛藤モデルをつくった。一定の制限給餌下に置いたラットを実験箱に入れて，多元強化スケジュール下で学習をさせる。実験時間を警告刺激を提示する警告期と無警告期とに分け，警告期のレバー反応に対して

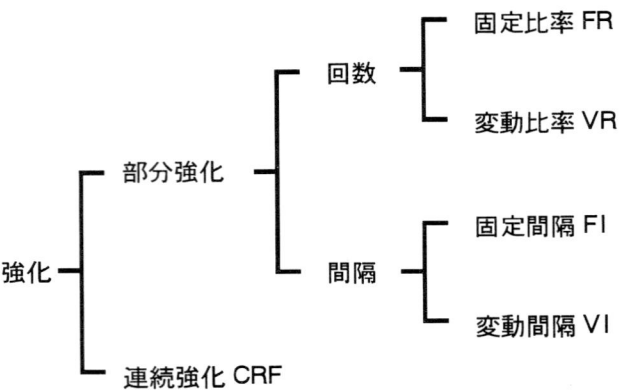

図 2-3 強化（興奮，抑制）スケジュール[10]

表 2-1 基本スケジュール（平野[10]より引用）

スケジュール名	表示	随伴性	注
連続強化	CRF	1反応	すべての反応を強化．FR1 と同じ
消去	EXT	—	無強化による消去手続き
固定比率	FR	N回の反応	N：一定．強化後の休止に次ぐ高反応率
変動比率	VR	N回の反応	N：変化．高い恒常的な反応率
固定間隔	FI	T秒経過後の反応	T：一定．FIスキャロップ（扇形累積曲線）
変動間隔	VI	T秒経過後の反応	T：変化．恒常的な反応率
固定時間	FT	T秒	T：一定．反応と独立に強化
変動時間	VT	T秒	T：変化．反応と独立に強化
低率分化強化	DRL	T秒間無反応後の反応	反応率の減少が強化をもたらす
高率分化強化	DRH	最終反応からT秒内の反応またはT秒内に少なくともN回の反応	

は，連続強化から，瞬時電気ショックという罰を与える。一方無警告期のレバー反応に対しては，変動間隔スケジュール（VI），変動比率スケジュール（VR）または固定比率スケジュール（FR）等で報酬を与える（図2-3，表2-1を参照）。

このスケジュール下では，警告期のレバー反応数に顕著に抑制され，接近・回避葛藤行動がみられるが，無警告期（安全期）におけるレバー反応数は抑制されず，スケジュールに応じた反応曲線が得られる。このモデルは抗不安薬の検定によく用いられており，薬物用量を順次増加すると，警告期の反応数が増加し，反対に無警告期のレバー反応は減少する。

4）ボーゲルのモデル

実験動物として，渇水ラットを用いる。Vogel, J. R.ら（1971）[25]の方法によると，実験箱は2つに仕切られ，広いほうは明るく，他方，狭いほうは暗く，給水ノズルが装着されている。広いほうに入れられたラットは狭いほうに頭部を入れて飲水できるようにしてある。飲水行動の累積時間が2秒に達するごとに1回の電気ショックが瞬時負荷される。そのたびに飲水行動は極度に抑制され，接近・回避葛藤が起こる。抑制された飲水行動は抗不安薬の投与によって改善される。

5）中尾の認知葛藤モデル

この実験モデルは，脳内を直接刺激し，不安を起こさせる点で驚異的である。ネコは視床下部特定部位の電気刺激で，無目的な不穏行動（不安）を引き起こすが，実験箱に用意したスイッチプレートを鼻先か前肢で押すと，通電が切れることを偶然に学習する[16]。それ以後は，この不快な刺激（恐怖）から逃れる行動（プレート押し）が学習される。これを「スイッチ切り学習行動」と呼んでいる[16]。

神経症モデルは，スイッチプレートを押せば，すぐに通電が切れる"即時強化"を十分に行い，学習させておき，その後スイッチプレートを押しても，すぐには通電が切れず，1～2秒間通電が続く"遅延強化"を行うと，初めの数回は通電が止まるまで頻回にスイッチプレートを押すが，そのうち別のプレートを押したり，実験箱内を落ち着きなく動き回ったりするようになる[16]。

中尾によると，不快から逃れられる報酬が得られなくなることで，"プレート押し"に対する「既存の価値観」と「現存の価値観」との間で"認知葛藤"が生じることによる。このプレート押しは，抗精神病薬クロルプロマジンでは改善されず，抗不安薬ジアゼパムで改善する。

6）その他のモデル

条件情動反応（CER）は，葛藤状況よりは情動行動に重点を置いたモデルである（Estes, W. K.と Skinner, B. F., 1941）[3]。スキナー箱にラットを入れて，無警告期には VI, VR, FR などの強化スケジュールでレバー押しにより餌を与える。一方，ブザーなどの警告刺激の終了時に毎回，回避不能な電気ショックを床面より与えると，警告期にはレバー押しは極度に抑制され，CER が観察される。この抑制は抗不安薬投与によって改善される。

神経症は対人関係の中で発症することから，社会的行動を動物実験でみようとする研究がある。2匹の雄ラットを一緒にして訓練

すると見慣れた薄暗い場所では社会的上下関係がすぐにできるが，不慣れな明るい場所では上下関係ができにくく，また自発運動量も少なくなる。これは抗不安薬で解決することから，不安によるものだろうと考えられている（Sandra, E. F.ら，1978）[22]。

小川ら（1987）[19]によると，スキナー箱の中に，レバーは2個あるが，一方でしか餌が出ない装置にすることで，摂食行動の競争という社会的葛藤状況を設定し，個別にレバー押し報酬学習をした2匹のラットを一緒にして，長期間その行動，情動，生理学的変化を調べた。優位ラットと劣位ラットができたが，劣位ラットのみに異常が認められた。すなわち異物摂食と生体リズムの乱れがみられ，別々にしても，この変容は1～2週間持続した。これは，ヘッブの条件を満たすものとしている。

文　献

1) Atthowe, Jr. J. M.: Types of conflict and their resolution: a reinterpretation. J Exp Psychol, 59: 1-9, 1960.
2) Berlyne, D. E.: Conflict, Arousal and Curiosity. McGraw-Hill Inc, New York, 1960.
3) Estes, W. K. and Skinner, B. F.: Some quantitative properties of anxiety. J Exp Psychol, 29: 390-400, 1941.
4) Festinger, L.: A Theory of Cognitive Dissonance. Evanton, 1957（末永俊郎監訳：認知的不協和の理論，誠信書房，東京，1960）.
5) Freud, A.: Assessment of childhood disturbances (1962). In: Eissler, R., et al. (eds): The Diagnostic Profile. Yale Univ. Press, New Heaven-London, 1977.
6) Freud, S. (1926)：制止，症状，不安（加藤正明訳：不安の問題，pp. 183-285，日本教文社，東京，1969）.
7) Geller, I. and Seifter, J.: The effects of meprobamate, barbiturate, d-amphetamine and promazine on experimentally induced conflict in the rat. Psychopharmacologia, 1: 482-492, 1960.
8) Hebb, D. O.: Spontaneous neurosis in chimpanzees. Psychosom Med, 9: 3-16, 1947.
9) Heider, F.: The Psychology of Interpersonal Relation. John Wiley & Sons Inc, New York, 1958.
10) 平野俊二：強化．新版 心理学辞典, pp. 165-168, 平凡社，東京，1981.
11) Lewin, K.: A Dynamic Theory of Personality: Selected Papers. McGraw-Hill Inc, New York, 1935（相良守次，小川隆訳：パーソナリティの力学説，岩波書店，東京，1957）.
12) Masserman, J. H.: Principles of Dynamic Psychiatry. 2nd ed. WB Saunders Co, Philadelphia, 1961.
13) 松田伯彦：A 葛藤の心理学 1．心理学における葛藤理論．葛藤，中尾弘之編，pp. 13-34，金剛出版，東京，1988.
14) Miller, N. E.: Liberalization of basic S-R concept, extentions to conflict behavior motivation and social learning. In: Koch, S. (ed): Psychology: A Study of Science Vol. 2. McGraw-Hill Inc, New York, 1959.
15) 森田正馬：神経質の本態と療法．1928（河合博による現代語訳，白揚社，1960）.
16) Nakao, H.: Brain Stimulation and Learning － Switch-off Behavior. VEB Gustav Fischer Verlag, Jena, 1971.
17) 中尾弘之：葛藤について．Neuroscience, 15: 69-72, 1985.
18) Newcomb, T. M.: Individual systems of orientation. In: Koch, S. (ed): Psychology: A Study of Science Vol. 3., McGraw-Hill Inc, New York, 1960.
19) 小川暢也，原千高：実験神経症．神経精神薬理, 9: 699-704, 1987.
20) 小此木啓吾：精神分析理論．現代精神医学体系第1巻B1b, pp. 3-199, 中山書店，東京，1980.
21) Pavlov, I. P.: Lekstii o rabote bolshikh polusharii golovnogo mozga. Gosizdat, Moscow, 1927（林髞訳：条件反射学－大脳半球の働きについての講義－，三省堂，東京，1937）.
22) Sandra, E. F. and Hyde, J. R. G.: Can social interaction be used to measure anxiety? Br J Pharmacol, 62: 19-24, 1978.
23) 田代信維：不安と恐怖からみた神経症の考え方．精神医学 24: 246-262, 1982.
24) 田代信維，玉井光，中尾弘之：新しい外来森田療法の理論的側面．九精神医, 33 (3-4): 411-417, 1987.
25) Vogel, J. R., Beer, B. and Clody, D. E.: A simple and reliable conflict procedure for testing anxiety agents. Psychopharmacologia, 21: 1-7, 1971.
26) 山下格：神経症とは何か．こころの科学, 1: 34-40, 1985.

第3章 不安と恐怖からみた神経症

はじめに

これまで精神分析に始まる神経症の病理に関する歴史的展望、さらに葛藤状況をもたらす動物モデルについて述べてきたが、神経症は不安の問題をぬきにして語れない。不安と関連して恐怖があるが、これらの用語は定義が不明確で、しばしば区別されずに使用されている。そのことがこの分野での研究の発展をさまたげている面もみられる。

また最近、不安や恐怖状態での自律神経系や内分泌系機能について脳生理学的研究が多く集積されている。その他の脳神経機能に関する研究も長足の進歩をとげている。近い将来心理学と脳生理学の分野は一層接近し、神経症の研究が心身両面から同じ土俵で討論されるようになり、治療面に大いに貢献することが期待される。

そこで不安と恐怖を主題とした研究、またそれらを基盤にした文献に絞って展望し、その定義と発生機序についてまとめてみた。さらに神経症性不安（病的不安）と症状の関係について、主として動物実験および認知心理学からの研究に基づき、理論づけの可能性を探った。いま1つの目的は心理学的研究成果を生物学的、脳生理学的レベルにどれだけ導入しうるのか、どこにその接点を求めうるのかを探ってみた[82]。

1. 不安と恐怖

1）不安と恐怖の定義

最初に不安の概念を心理学的問題としてとりあげたのはフロイト Freud（1895）[24]であるといわれている。彼は不安を2つに分けた。1つは誰でもが当然抱くもので、外界の危険を適当に処理できないと感じたときに生ずる"一般の不安感情"で、いま1つは精神内界に生じた興奮を静めることができないとき、これを精神外界に投影して、あたかも危機的状況があるかのごとく反応する"神経症のもつ病的不安"である。

神経症にみられる病的不安（神経症性不安）を述べる前に、一般の不安感情について話をすすめたい。これは現実不安とか正常不安ともよばれている。この正常不安は、Freud（1917）[25]によると生物体に生まれつき備わった能力で、自己保存本能の一部をなすものと考えられている。メイ May（1950）[47]も同様に正常不安を根本不安とよび、自分の存在にとって本質的であると考える価値が脅かされているときにおこるものとした。この不安は生涯を通じて常に直面し続けるものであり、

神経症性不安と異なるとしている。

その鑑別として次の4つの点をあげている[47]。正常不安は，①客観的脅かしに対して不釣り合いでない，②心内の葛藤の抑圧とか，他のメカニズムを含まず，③その処理のための神経症的防衛機制を必要としない，さらに④その人自身の勇気や能力を建設的方向にむけて発展させ増大させる作用をもつものである。また第4番目のものは不安発生状況に直面したとき，前進して獲得できる価値の方が，逃避して獲得しうる価値より遥かに大きいと（意識的または無意識的に）確信したときに達成されるものであるとしている。

Freud（1917）[25]によると，不安と恐怖は共に自己を守る上に大切な感情であるが，対象の有無によって区別されるとした。しかし，ヘッブ Hebb（1946）[28]は，「不安とは特定の事象に対する恐怖が逃避の手段なしに持続した状態，または観念として生じた恐怖のことで，逃避しなければならない外敵脅威がみあたらないもの」と定義し，また「恐怖とは，刺激のとどかぬところへ逃避しようとする観念をひきおこす媒介過程によって伴われる覚醒状態」と，おかれた状況からみた定義づけをしている。

この Hebb の定義によると，不安は恐怖となる対象の有無よりも，対処様式が決まらないことにより発生する。また観念が恐怖となる事象や対象をつくりだすだけでなく，この観念が恐怖からの逃避をひきおこすことを端的に表現している。この定義は後述するように神経症にみられる不安や恐怖をもよく説明する。

2）不安と恐怖の比較

寺崎（1974）[84]は不安，恐怖，喜び，憂うつの4つに関連した情緒語として，ディビッツ Davitz（1969）[15]の用いた382の短文の日本語訳，テイラー Taylor（1953）[83]の不安テスト（MAS）やアイゼンク Eysenck（1947）[19]の EPI や，その他日本人学生から得たものを加えて540の短文を用意して，30人の大学生を対象に4つの情緒語に対応する短文を選ばせた。その結果，不安は思いのほか，恐怖との重複（8～14％）が少なく，憂うつとの重複度（38～45％）が高いことがわかった。

また各情緒語の定義に選ばれた短文の種類からみると，不安は対人知覚に関する短文に比較的多く，22％にみられた。恐怖では身体的感覚としてとらえられる短文が37％を占めていた。このことは，恐怖は激しい身体的変化を伴う情緒であり，非常に切迫した状態にあることを推測させる（今田，1975）[33]。

表3-1に不安と恐怖の差異をまとめてみた。恐怖では逃避反応をおこすか，脅威の対象を遠くへ追いやるための防禦性攻撃に出ることがある（後述）。不安では定まった解決方法がなく，ときに不安が極度に達するとパニック状態となり，うずくまってしまうか，不定の方向に走り回る反応を示す。

これまで不安と恐怖とを切り離して考察してきたが，相良（1973）[68]が指摘するように，不安と恐怖は完全に独立した事象ではない。例えば天変地異などで停電し暗闇となり，一切の情報が断たれると，なすべき手段が決まらず，いわゆる不安におそわれる。噂が噂をよんでパニック状態にもなりかねない。ここには自己や家族の生命の危険性や財産の損失という脅威が感じられており，当然のことな

表 3-1　不安と恐怖の比較（田代，1982）[82]

	不安	恐怖
脅威の対象	不明確	明確
対処様式	未定	確定
解決の方向性	無方向 （仮死反応 運動暴発）	逃避 （防禦性攻撃）
情緒語に表現 されるもの	憂うつ	身体的感覚

（不安では脅威の対象がある場合とない場合がある。）

がら恐怖を伴い，その状況から逃避しようとの試みがなされている。

3）不安・恐怖と知的発達

不安や恐怖がどのようにして現われてくるのか，生体の系統発生的または個体発達的に観察した研究がある。ドラードとミラー Dollard and Miller（1950）[16]によると，不安は食欲や性欲のような1次的動因（内からおこる動因）としてではなく，生物が育成していく間に"学習過程を通じて獲得される"2次的動因であり，自己をおびやかす苦痛という1次的動因を回避しようとする学習によって得られるものと考えられている。

それではどうして苦痛が不安や恐怖をおこさせるのか。ブロンソン Bronson（1968）[11]によると，動物は生後まず第1段階で，痛み，突然の大きな音など非視覚的感覚刺激による「苦痛反応」を生じる。その後視覚系が発達し，視覚的パターンの識別能力が備わってくると，第2段階として新奇な視覚的刺激に対し「嫌悪反応」がおこるようになる。これを恐怖による反応と考えている。彼の研究によると，高等な動物ほど，識別能力の出現から恐怖感情が現われるまでの時間的間隔が長くなる。例えばイヌでは2週間，サルは2〜4週間，人間になると5〜6ヵ月間かかる。

嫌悪や識別には記憶力の関与が必要とされるが，Hebb（1966）[29]によると，動物にみられる恐怖は極めてその動物の知的水準に密接に関係している。例えば，成長したチンパンジーはサルの頭部の石膏像とか，サルのデスマスクに恐怖する。しかし，1〜2歳（人間では2〜3歳に相当する）のチンパンジーはそれらに全く無関心であり，5〜6歳（人間では8〜10歳）では，むしろ非常に興味を示し，怖がらない。このように，個体発達過程でみても，子供から大人になるにつれて，恐怖の原因，種類，また恐怖による妨害の程度やその持続時間が増してくるが，系統発生的にみても同様のことが観察されている。

ジャーシールドとホルメス Jersild and Holmes（1935）[36]は人間の幼児1歳から6歳までのものを対象に，幼児達が何に対して恐れを示したかについて観察した。その結果，若年であるほど音響，見なれない対象，落下や急激な動きなど，直接的な"感覚的要因"によるものに恐れを抱き，年齢が長ずるにつれて怪物，動物，暗闇といった，知識や想像に基づく"知的要因"による恐れのおこる割

合が増大することがわかった。

内山（1964）[87]による子供の恐怖の特徴を要約すると，2～4歳では，見なれないもの，聞きなれないもの，動く物体などに奇異を感じ，独りになること（母親が近くにいないこと）を恐れる。6～7歳になると空想によるお化けや魔法使い，自然界の雷や火などを怖がるようになる。その頃から人に嫌われることを気にし，学業の失敗や自分の能力不足を気にするようになる。10歳では第三者である罪人，人殺し，泥棒などを恐ろしいものとしてあげている。

阿部と増井（1981）[1]は9～23歳の男女を対象に，不安や恐怖症状17項目について調査した。それによると，身体的変化を過敏に知覚する何らかの不安症状をもつ者は男女とも思春期を頂点（60％以上の有症率）にして減少傾向を示す。神経症で問題になる心気的訴え（男女とも30％以上の有症率），赤面（男で20％弱，女で約30％の有症率）や他人の視線が気になる（40～60％の有症率）が高率に思春期にみられる。これらの症状は女子で男子に比べて約2年早く盛衰することから，心理的因子や体験の影響以外に，体質的因子の関与を示唆するものとしている。

桜井（1968，1969）[69,70]は自我の発達を環境との関係から大きく4段階に分けている。本能的行動しかできない本能的自我，幼児期の他があっての自我（対他的自我），現実と離れて思想によって統制される自我（統制的自我），さらに場面的配慮と柔軟な行動をとる社会的自我へと発達する。そして生育の過程にあって，環境のひろがりと個人の精神的，身体的能力の発達段階に差異があり，当然の結果として不安や恐怖をもたらす事象や対象が異なってくることを指摘している。

2. 不安の発生

1）不安の発生理論

マウラー Mowrer（1939，1947）[54,55]は，初め不安は苦痛反応の条件づけられたものという学習の産物であると同時に，この不安を減らす行動は報酬をもたらすので道具的反応学習をひきおこす動機づけでもあるという，2要因説よりなる学習理論をたてた。しかし，この理論では何ごとも経験なしには新しい習慣ができないことになり日常よくみかける洞察や予知といった現象が扱えないことから，彼（1956，1960）[56,57]は効果の法則を考えず，接近の法則（条件反射）のみで不安発生を説明する，学習一元論へと転向した。

May（1950）[47]によると，ある特定のできごとが，その当人にとって（不安や恐怖の原因となる）脅かしの価値をもっているかどうか判断する基準は学習による。また発生した不安の強さや形は個々人で異なるが，これも学習による。しかし不安をおこす能力は学習されず，生得性のものと考えられている。

脳行動学の面から，中尾（1969b）[63]は図3-1に示すように，不安は情動中枢（後述）を中心にして，不安誘発刺激形成過程，不安発生過程および不安解消過程に分けて考え，そのどの過程に問題があっても不安は発生し，その障害部位によって，条件反射性不安，低閾値性不安，原発性不安と葛藤性不安の4つに分類している。いずれの障害によっておこった不安であるかにより，有効薬物が異なることを動物実験で推定している。ここでは低閾値性不安と原発性不安は学習により影響

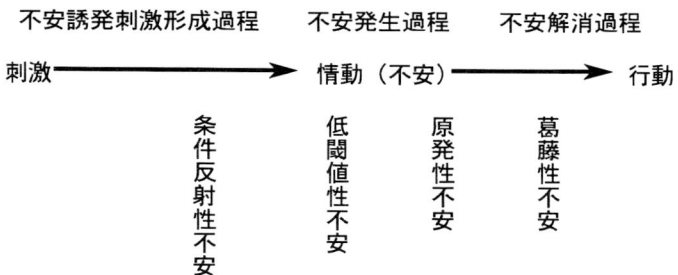

図 3-1 脳行動学からみた不安の分類（中尾[63]より引用）

を受けそうにもないが，条件反射性不安と葛藤性不安は学習が関与する。

不安発生には，少なくとも，生得性と学習の 2 つの要素が関与しているといえそうである。事実，スレイターとシールズ Slater and Shields（1969）[76]による神経症の双子の研究で，神経症罹患については 1 卵性も 2 卵性も差はないが，特性不安（不安状態への陥り易さ）での一致率は 1 卵性で高いことが分かった。2 組の 1 卵性双生児にみられた強迫神経症の症状の一致や家族内負因から遺伝因子を示唆する報告[49]や，成人した双子のパーソナリティ特性と恐怖とが正の相関を示した研究[86]がある。

2）不安の喚起源

それではどのような状況のときに不安がおこるのか。エプスタイン Epstein（1972）[18]はこれまで多くの研究者達がのべてきた不安の研究をまとめ，不安状況をつくるもの（不安喚起源）を次の 3 つに集約した。すなわち，1 次的過剰刺激：これは生物体が受容し耐えうるエネルギー量を超える刺激があった場合をいう。認知的調和の欠如：これは了解がたい事態や予期に反した現実が生じ，そのた

めに生命や自尊心が危険にさらされたと感じた場合におこる。対処反応の欠如：これはある事態に対し，まったく対処様式の持ち合わせがない場合で，あっても二者択一に迷う葛藤状態や反応をおこすまで長く待たされている場合である。

これらいずれの場合にも共通する点は，生命や自尊心が危険にさらされていることを知覚（認知）するけれども，それから逃れ得ない，どういう状況にあるのかわからない，よい方法がみつからないなど，対処様式が決まらないことである。知覚系－認知・思考過程－運動系（行動）の経路にあって，"ある状況が既存の能力では処理しかねる"との判断が不安を喚起させるともいえる。これは「恐怖の対象を処理する能力の自己評価は，恐怖を決める重要な要因である」とするソムソン Thomson（1979）[85]の意見と表裏をなすものである。

3）不安の特性・状態理論

スピールバーガー Spielberger（1966）[79]は不安発生に 1 つの理論を提案している（図 3-2）。この理論は 2 つの不安概念，すなわち「特性不安」と「状態不安」より構成される

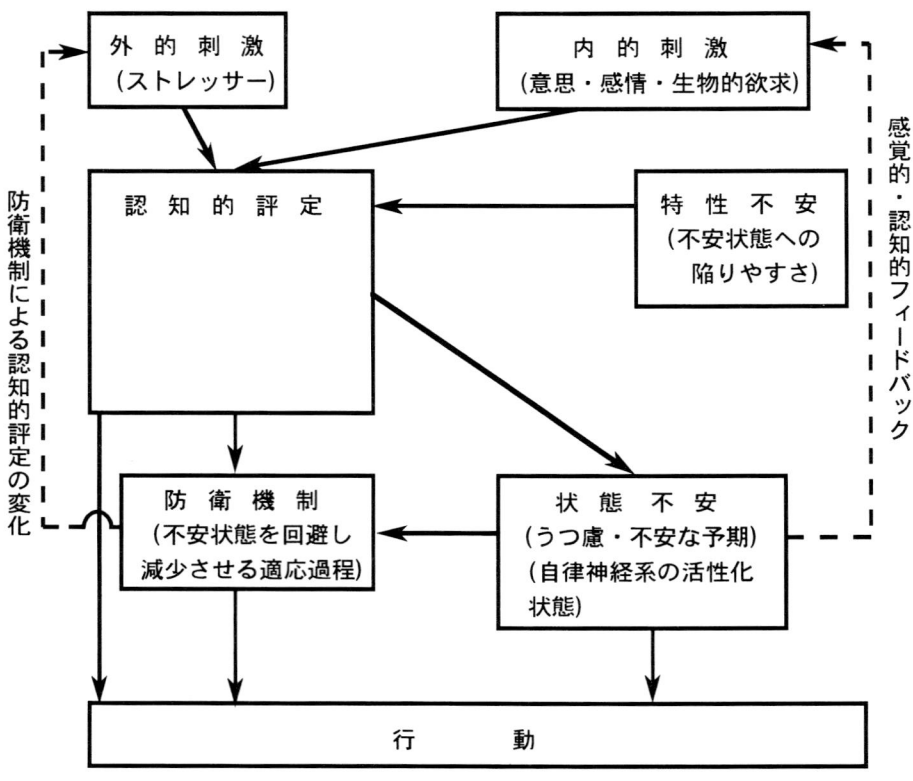

図 3-2 不安の特性状態理論（Spielberger[79]より引用）。
図は一部を次の通り変更した。内的刺激の位置を外的刺激と同列においた。(田代, 1982)
認知的評定を受けたのち, 行動化される場合, 脅威刺激に対して過剰学習された反応は, 防衛機制を経て, 行動化される。
脅威でないと評価された刺激への反応は, そのまま行動へ移される。

が, この両者は不安反応をおこすか, 不安を防衛するかで概念的に区別される。状態不安にあるとその反応として危険な状況から逃れようとする一連の行動をおこすか, 事態の認知的評定をかえる防衛機制を働かせる。一方, 個々人によって異なる特性不安は何が驚異的刺激であるかを決める認知的評定に介入する。

同じ状況にあっても特性不安の高い人は, 低い人に比べて, より脅威的と評定する。また事態の認知的評定にあたって個人の適性, 能力, 過去の経験なども"不安の起こり易さ"に影響を与える, と彼は考えている。

森田（1928）[52]は, 自己内省が強く, 自己の身体的・精神的不快や異常, 病的感覚に細かく気づき, これにこだわり心配する精神的傾向または素質ともいえるものを「ヒポコンドリー性基調」と名付けた。この基調は個々人のもつ不安の生じ易さという点で, 「特性不安」によく符合する。

ウォルピー Wolpe（1958）[89]のいう，嫌悪的状況や葛藤状況におかれると比較的容易に不安反応が条件づけられる「条件づけられ易い人」や，Eysenck（1959）[20]のいう，弱い刺激状況においても交感神経系優位の過剰な反応がおこり条件づけられ易い「内向性傾向と不安定傾向の強い人」なども，この「特性不安」の範疇に入れてもそれほど矛盾するものではなかろう。

また中尾（1969b）[63]の提案している4つの不安のうち条件反射性不安，低閾値性不安および原発性不安の3つの不安は，より身体的，体質的また以前の体験に基づくものであり，Spielbergerの「特性不安」を具体的に示すものといえる。

認知的評定（cognitive appraisal）について，ラザルスとアベリール Lazarus and Averill（1972）[40]は"評定"という言葉を「環境事態」と「情動反応」とを結びつける認知過程を表すために用いている。そしてこの認知的評定に3つの過程を形式的に区別した。わかり易くするために図3-3として示したが，刺激が自己に関係あるのか，ないのか，またそれは自己に有益なものか，有害なものかを決める一次的評定，有害なものに対しては対処すべき様式が準備されているのか，いないのかを判断する二次的評定，さらに従来の評定の基礎をなしてきた証拠が正しいものであったかどうか，反応の結果による直接的な再評定や反応の効果や新しい手掛りなどによる間接的な再評定がある。

4）不安と欲求の関係

不安が発生するとき前述のような過程を経るとすると，この回路を動かすエネルギー，いわゆる心的エネルギーを考えるのは当然で

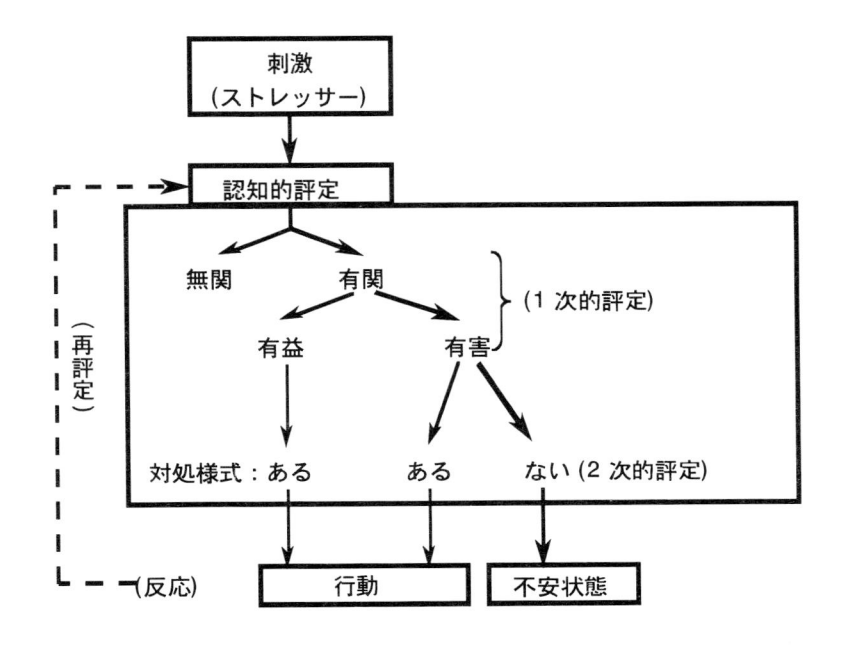

図 3-3 認知的評定（Lazarus & Averill, 1972[40] を図式化した。）

あろう。最初に心的エネルギーを仮定したのは Freud（1895）[24]と言われている。彼はエスから起こる性欲をその心的エネルギーの源と考え、それをリビドーとよんだ。秋山（1974）[3]によると、ユング Jung も同様に心的エネルギーを想定し、リビドーとよんだが、これは「Freud の考えた性的なものでなく、また破壊的なものでもなく、神経症的なものでもない。……新しい創造性に向かう積極的で進行的な場合もある……」と、人間のあらゆる創造の根源となるものと考えられている。これは森田（1925）[51]の提唱する、より良く生きたいと願う「生の欲望」に相応するものと考えられる。またサリバン Sullivan（1953）[81]によると、人間の行為は身体的満足と社会的安全の追求という2つの概念によって説明されるという。これらのことは人間の行動や精神を駆動させるエネルギーとなるべきものがその根底にあることを示唆している。

人間はどのような欲求を基本的にもっているのだろうか。欲求に対する分類は諸氏により幾分異なっているが、マズロー Maslow（1943）[45]は人間の動機に関する総説で1つの仮説をたてた。彼は図 3-4 に示すように人間の欲求を大きく5つに分類した。これらは階層的構成をなしており、より低次の欲求が満足されたとき、次のより高次の欲求が生じるとした。ここで①、②の欲求は個体の生命保存に関係するものであり、Sullivan のいう身体的満足に一致する。また③、④、⑤の欲求は社会的関係において追求されるもので、Sullivan の社会的安全に対比されるものである。Maslow によるとこれらの欲求は現実生活において単独で現われることは少なく、相互にからみあい、個人特有の欲求体系をなしていると考えられている。

これらの欲求は当然のことながら前述の認知的評定に関与すると考えられるが、心的エネルギーは Spielberger（1966）[79]の不安の特性・状態理論には考慮されていない。しかし、彼のいう内的刺激（思考、感情、生物的欲求）

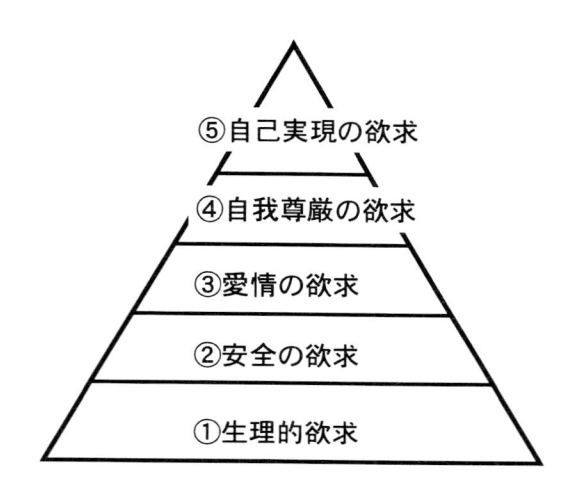

⑤自己実現の欲求
④自我尊厳の欲求
③愛情の欲求
②安全の欲求
①生理的欲求

図 3-4　人間の欲求の階層

と Maslow（1943）[45]の人間の欲求とは，その内容において同一事象をさすものと理解される。

動物実験による研究においても同様のエネルギーが考えられている。リデル Liddell（1949）[41]によると，動物は人間に適応されるような言葉の意味での不安はもたないが，それに類似の原始的で単純な vigilance（警戒，喚起・覚醒状態）をもって，この喚起・覚醒状態から条件反射にエネルギーが供給されるという。またパブロフ Pavlov は条件づけの推進力となるエネルギーは本能的根源である無条件反射中枢から来ると主張している（May, 1950）[47]。

3. 恐怖とその反応

1) PSS 現象

ロッカード Lockard（1963）[42]はネズミの実験で PSS 現象（Preference-for signaled shock phenomenon）を発見した。この実験に用いた装置は相互に往来できる 2 つの部屋よりなり，一方の部屋のみに 5 秒間光を与え，また刺激として両方の部屋に同時に電撃が与えられるよう設置されている。2 群のネズミを用意し，実験群では電撃がかかる 2 秒前に必ず光を与え，対照群では光と電撃は無関係に与えられた。繰り返し実験の結果，実験群のネズミは電撃が光信号によって予告される側の部屋に 1 日 1 時間の施行のうち 90 ％まで滞まり，対照群では両部屋の選択率がほぼ 50 ％ずつであった。このことは，ネズミは電撃が来るか来ないかわからない事態や，来るとしてもいつ来るかを読みとりにくい事態を好まない。すなわち，"予告信号のある方を好む現象"がみられた。

人間においても同様の心理が働くことを，バジア Badia ら（1966）[4]は証明している。目の前にある 2 つのボタンのうち，一方を押せばその直後に電撃がきて，他方を押せばその都度変動する延滞時間の後に電撃がくることを教示して，そのどちらかを選ばせると，被験者は電撃が直後にくる方のボタンを好み，電撃のくる時間が不明確な方を避ける傾向がみられた。被験者の多くは，直後電撃の方が痛みが弱く，緊張度も低かったと報告している。

彼らは次の実験として，ともに電撃の強さを 25 ％に弱めた。ただし，延滞側のボタンを押すと，延滞時間の変動は前の実験と同じく変動するけれども，電撃のくる少し前に必ず予告信号を与える方法をとった。すると被験者はボタン押しの直後に電撃がくるボタンよりも，必ず予告信号の与えられる延滞側のボタンを選ぶようになった。不快な事態が不確定なときにやってくるよりも，確実にやってくる方を，また突然到来するよりも，ある程度（心の）準備ができてからくる方を選ぶ傾向がある。すなわち，人間の場合でも予告信号のあるものを好む現象がみられた。

この PSS 現象から推測されることは，生体は不確定，不安定な事態よりも，確かなもの，安定した事態を好み，これに対処しようと試みる点において"対処様式の決まらない「不安」よりも，対処様式の決めやすい「恐怖」を好む"ともいえる。

2) 情動中枢

不安，恐怖，怒りなどの情動反応をおこす，いわゆる情動中枢は，実験動物によると，内

側視床下野から中脳中心灰白質にかけて存在する[23,61]。動物にみられる不安の脳内神経機構については中尾（1969a）[62]の総説に詳しく述べられている。Nakao（1958）[60]によると，ネコの内側視床下野のうち腹内側核およびその近傍を除く前核および背側縦束（シュッツ束）の電気刺激によりネコは観察箱内を落ち着きなく動き回ったり，周囲を見回したりする。このとき観察箱の小箱に設けられたプレートを押すと刺激が停止する装置にしておくと，ネコは数回の試行錯誤ののち，刺激後数秒以内にレバーを押す，すなわち，スイッチを自ら切るようになる。これを「スイッチ切り行動」とよんでいるが，この行動を習得すると，試行期間中にみられた不穏行動はなくなり，ネコは落ち着いてくる。

中尾（1969a）[62]は「（スイッチ切り行動の）訓練の初期には中枢刺激によって起こされた情動には，行動に方向性がなく，訓練が完了したあとの情動には，行動に方向性がある，といえる。すなわち，……スイッチ切り行動の訓練初期に中枢刺激によって起こされた情動の状態は"不安"であり，訓練完了後のものは"恐怖"であるということができる。」と述べている。

視床下部腹内側核およびその近傍に慢性的に植え込まれた刺激電極で通電すると，人なれしておとなしいネコが耳を伏せ，歯をむき出し，背を丸くして唸り，威嚇反応を示し，外部からの挑発で後退する。すなわち，同一対象に対して恐怖を抱くようになる。逃げ道を閉ざし，さらに挑発すると，突然爪を立て襲いかかり怒り攻撃行動にかわる[2,60,91]。このような行動は防禦性攻撃行動とよばれているが[31]，このように感情や行動が突然破局状態に陥る現象を説明するに十分な脳生理学的作用機序はまだわかっていない。

3）破局（カタストロフィ）理論

この破局現象を位相幾何学（トポロジー），

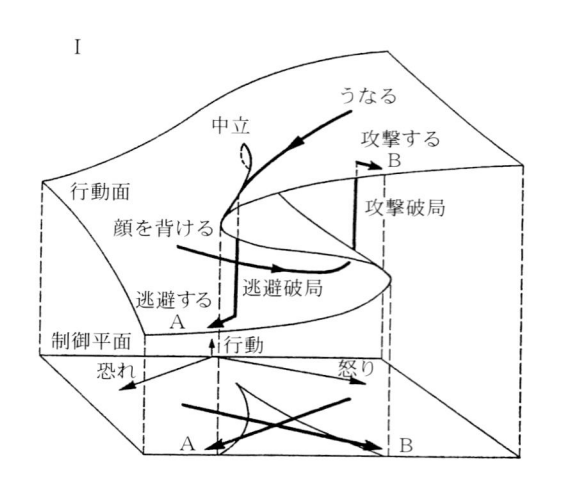

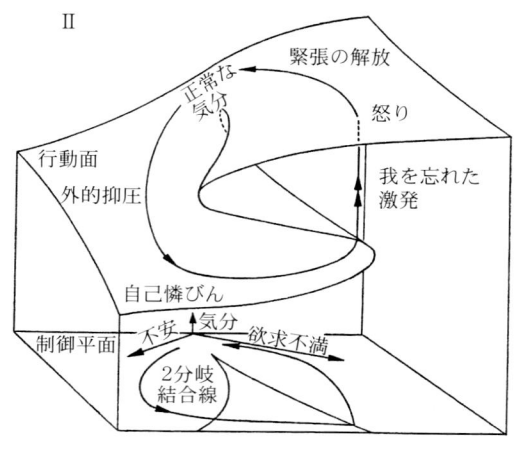

図 3-5 破局（カタストロフィ）モデル（Ⅰ：攻撃と逃避の破局モデル，Ⅱ：自己憐びんからのカタルシス的解放。Zeeman, E. C., 1976。図は村上陽一郎訳，1976[92]より引用。）

すなわち多次元における面の性質を取り扱う数学分野で説明しようとする試みがある[92]。これは非連続的に変化する現象が数学的な方法で取り扱えることを示すものである。この理論は少しずつ変化しつつあった力，もしくは内在力が，あるとき突然大きな変化となって表面化するというような状況をよく説明する。それゆえ，これは破局理論と名づけられている。

図3-5，Ⅰに示した破局モデルは，逃げようとしていたものが突然攻撃に移る場合（B）と，唸り威嚇していたものが突然逃げ出すといった変化（A）を，1つの面上に示したものである。ここでは怒りと恐れと行動の3要素により現象が説明される。そして，ある面（例えば怒り）から他の面（恐れ）に移るとき断層があり，これが破局場面を示す。この見方が正しいとすると，怒りと恐れの感情の源は脳内（特に視床下部）に共存しており，いずれが興奮したかで，その結果が行動や表情となって現われていると理解される。

いま1つ別のモデルを紹介すると（図3-5，Ⅱ），これは欲求不満，不安，気分の3要素からの構成により，自己憐憫からカタルシス的解放を説明しようとするものである。このように日常生活の一般のうちにも，感情や行動の破局場面にはよく遭遇する。これらは問題解決行動時にみられるものである。

4. 神経症性不安

これまでは一般の不安感情，すなわち現実不安の発生とその特徴についてみてきたが，神経症で取り扱われる不安は神経症性不安または病的不安とよばれている[24]。

1）人間の倫理的側面

人間には動物にみられない偉大な能力がある。それはマウラーとウルマン Mowrer and Ullman（1945）[58]によると，①未来の結果を予測する能力，②記号，表象を使用する能力，③社会的，歴史的発展に寄与する能力の3つに分けられるという。そして，神経症性不安となる思考内容は特に社会的，歴史的関係におけるもので，「社会的責任や倫理」といった問題と関係があるという。すなわち，不安をおこす葛藤はその「倫理的性格」に基盤があると考えている。それ故，個人が恐れている社会的罰とか愛情の喪失，自尊心の喪失が葛藤の根源となり，葛藤に伴い出現する神経症性不安は Freud（1917）[25]の考える「衝動理論」ではなく，「罰理論」によって説明されるとし，フロイト学派流にいうと「超自我の抑制が原因」であると述べている[58]。

2）神経症性不安と思考内容

最近の研究によると，フロイト学派のいう「自由に浮動する不安」に悩んでいるほとんどの患者は，不安反応に先行するか，また一緒に伴う特有の思考または心的表象をもっていることがわかった[7,8,46]。また病的な場合だけでなく，ある状況におかれたとき，情動反応はそのときの思考内容に続いておこる[6]。また恐怖をおこす刺激（思考内容）によるものと同様に，ある思考内容は不安と自律神経反応をひきおこすことができる[48]。

バンドゥラ Bandura（1969）[5]やストッランド Stotland（1969）[80]によると，直接経験をすることがなくても，観察学習（observational learning）によって体験と同じ効果をもつ。これは観察時に認知過程を通じて同時に自律

神経反応を伴うことによるらしい[5]。これを支持する間接的な研究として母親と子供の恐怖に関する報告がある。母親によって見せられた空襲中の恐怖の有無が，その子供が同様の恐怖を発達させるかどうかの最も決定的な因子であり，また同じ家庭内での子供達の抱く恐怖には 0.59 の相関が報告されている[37]。また母親と幼児の示す恐怖の相関係数も 0.67 と，恐怖反応に対する家庭内での影響力の大きさを示していた[27]。

前もって情報伝達（information transmission）によって有害の蓋然性が得られていると，関連した刺激に短期間実際にさらされるだけで自律神経反応をひきおこす。その強さは条件刺激にさらされる回数に主として依存する[13]。観察学習や情報伝達によって獲得された恐怖は経験による古典的条件づけと同じく，ある刺激と一緒におこる有害な状況を予期させる（予期恐怖）作用をもつ[13]。

この不安はペプロウ Peplou（1952）[66]によると，次の3つの事態を契機としておこると一般に考えられている。①欲求（need）があっても，なすべき手段がないか，または解決を長く待たされた場合。②欲求とその解決方法はあるが阻止された場合（欲求不満：フラストレーション）。および③二者択一に迷う葛藤（コンフリクト）状態などがある。May[47]は，不安発生の条件として，欲求がパーソナリティとしての自分の存在にとって本質的であると考える価値のもので，それが脅かされていると評定していることをあげている。おかれた状況からみると，Epstein（1972）[18]の3つの不安喚起源（一時的過剰刺激，認知的調和の欠如，対応反応の欠如）のうちいずれかに立ち至っていることが必要となる。

神経症性不安のみられる場合は客観的にみて脅かしに対して不釣り合いであったり，不安発生状況から逃避するなどを選ぶ[47,66]など，その防衛機制に問題がある。言い換えると，脅かしに対する的確な判断やそれに対処しようとする心構えに問題がある。その判断や心構えには本人のもつ思考体系が大いに関係する。

3) 神秘的思考と魔力的思考

カッシャー Cassier（1966）[14]によると，子供には神秘的思考または空想（mythical thinking）と魔力的思考（magical thinking）の2つの思考体系がみられる。空想は知的発達の第1段階であり，そこではすべての物事がそれに意義づけした精神的条理を根底として考えだされているので，解釈と正当性の間に明らかな区別がなされていない。また魔力的思考にはとりわけ単なる表象と現実知覚との間に一線を引き区別することに欠けており，願望と成就との区別，イメージと実物の区別ができていない。すなわち物事を解決するにあたって想像を現実と区別できず思慮することを魔力的思考という。

サーバン Serban（1975, 1978）[74,75]によると，神経症の思考は子供のもつ未熟な思考の延長線上にあると考えている。神経症にみられる思考内容の特徴の1つは危険や驚異や災難の予期が"客観的でない"ことである。すなわち，ある事象について"非現実的"に概念の枠組みをつくり，それを評定し，予期して，魔力的解決策を"非合理的"公式に基づいてつくるのが神経症的思考である。その魔術のとりこになって，行動の自由が制約され，実行の可能性も減少している[74]。それ故，その

思考内容は精神状態にも作用することになる。

Serban（1975）[74]は神経症的思考内容と精神状態によって神経症を分類している。不安状態は"ありうると思っている脅威"に対して正しい解決策が見出せずにいる場合におこり，抑うつ状態にあるときは"大切に思っている失われたもの"に対して何ら代用しうるものを見出せずにいる場合であり，恐怖状態では"自らが恐怖をおこす状況を評定しており"，恐怖の対象を"自分に直接むけられた，不必要で，有害なもの"と感じている。また強迫行為のみられるものでは，繰り返し行為の"数"や，行為の終結を決める"信念"が魔法の力をもつ「繰り返し儀式」に依存している。従って，おこる観念や行為を制御できないことで不安がおこるが，それは与えられた事象への非合理的処理の結果によるものである。例えば，ある行為は完全に完了することを保証する「繰り返し行為」なしには完全であり得ないという考えをもっていることにある。

この神経症性思考は，森田（1928, 1960）[52,53]の「かくありたい，こうならねばならぬと思想することと，事実すなわち，その予想する結果とが反対になり，矛盾する」という"思想の矛盾"と，その主観的，非現実的，非合理的な考えである点で一致する。

5. 神経症の症状

1）症状の獲得（不安から恐怖へ）

前述したように，生体は不安状態が長く続くことを好まない。PSS現象やスイッチ切り学習行動にみられるように，不安から逃れようとする傾向をもっている。Freud（1895）[24]のいう「不安は，神経症の中核症状であり，不安の一定量は自由に浮動して存在し，これが期待に当って表象の選択を決め，常に何らかの適当な表象内容と結びつこうとしている。」ことと，不確かなものより確かなものに結びつこうとする点で，その心理的作用はPSS現象とよく一致するように思える。もしこの心理的作用が神経症でも同じであると仮定できれば，神経症が獲得した症状は，対象が確定し対処様式が決定することにより，精神状態は不安より恐怖に変換されることになり，対象に対して逃避的反応を示す。

獲得される症状のもつ意味については，May（1950）[47]によると「症状の目的は，Freudのリビドー理論に従うDeutsch, Fの考えるような塞き止められたリビドーからの生体を守ることではなく，むしろ不安発生状況から自己を保護するためである。」とした。またMowrer（1939）[54]は実験心理学の立場から，不安は苦痛反応の条件づけられたものと定義しており，従って不安を和らげる行動は報酬を意味すると考えた。

2）神経症症状の獲得理論

このMowrerの症状獲得学説はWolpe（1958）[89]やEysenck（1959）[20]の神経症論にとり入れられている。彼らの神経症論は山上（1976）[90]によって簡明に紹介されている。それによると，症状は学習されたものであり，不安や他の行動などから成っており，そして不適応的である。また症状は前述の特性不安をもつ人におこり易い[20,89]。

両者とも症状獲得過程には3段階の仮定を考えている[90]。Wolpeの説明をかりると，①

強いか，または弱いが持続した嫌悪的状況にさらされたり，葛藤状況におかれるとその状況に対して不安反応を「条件づけ」られる。条件づけに促進的に働くものとして，嫌悪刺激の恒常性や，物理的だけでなく心理的な拘束の有無がある。条件づけられた不安反応は自律神経系反応が主であるが，同時に筋肉系の反応や知覚系の反応も含み，生じた反応は互いに影響し合う。②不安反応は「条件づけられた状況」に類似した状況に汎化されて生じるようになる。あるいは他の状況に高次に条件づけられて生じるようになる（Eysenckによると，この段階は神経症の成立にとって基本的な仮定である）。③不安反応は，それによって生じた"不安を軽減"させたり，"回避行動"を生じさせる。これらの行動は，恐怖が減少されたり回避されたりすることで，強化され学習される。また不安反応と時間的に接近して生じる他の反応が，不安反応に付加されて，反応の形が複雑になってくる。

WolpeとEysenckの考えの異なっている点は，Wolpe（1958）[89]が不安と恐怖を使い分けているのに対し，Eysenck（1959）[20]はそれらを区別せず，恐怖（fear）でこの過程を説明していること，また神経症のあるものは第1段階を経験しなくても生ずる，すなわち，適応的習慣が欠如している神経症の一群があると考えられていることである。

最近Eysenck（1976）[21]は，彼の説を補足して，条件刺激をその特性から2種類に分けた。それが動因をもたらさない場合には"消去の法則"が適用され，動因をもたらす条件刺激は"増大（孵化）の法則"に従うとした。後者の条件刺激とは，1回の無条件刺激と対をなす条件刺激が2回目以後は条件刺激のみで無条件刺激による場合と同じ効果を発揮するだけでなく，刺激が繰り返されるごとにその刺激の効果が増大（incubation）してくるという。この増大の法則に従うものは不安や恐怖その他動因をもたらす条件刺激であるとしている。これによって神経症症状の発生過程と行動療法による治療理論を明確化した。

それでもまだ未解決の問題がある。例えば，不安反応が類似した状況に汎化されるのはなぜか，条件刺激が動因をもたらすものと，もたらさないものとがあるのはどうしてかなどについては十分な説明がなされていない。

学習理論での問題点は予測能力（予期不安や恐怖をもたらす能力）を連想の働きとして一応認めてはいるが[16]，理論上明確化していないことにある。確かに学習理論は反応に主眼がおかれており，神経症状の獲得や消去を説明するのに勝れている。それは"条件づけ"の意味として，言外に"条件刺激後に無条件刺激や嫌悪刺激が到来するという予測"が学習されており，刺激と予測を直結して考えるところにある。

しかし，刺激と予測（または予期）を分離して考えることも有益な面がある。それは前述の神経症性不安が，それに先行するか同時に存在する特有の思考（予測）によっておこるとする最近の知見との結びつきを容易にする。また後述する不安と症状の解離現象の説明をも容易にする。

3）症状固定因子としての身体的要因

桜井（1976）[71]は，不潔恐怖症の治療にあたって一度完全に治癒していたものが，数年後身辺の面倒な問題を契機に心因反応状態に陥り，同時に以前と全く同じ形の制縛症状を

示した症例から，症状の出現について次のような考えをもっている。患者には潜在的に既成の精神生理的機序があらかじめ準備されていて，心因がひきがねとなって不安発生機構，機序が活動（精神力動バランスの崩れ）を始めると，いろいろの精神生理的機序が動きはじめ，それが症状として台頭してくるという。森田（1928）[52]，Wolpe（1958）[89]やEysenck（1959）[20]らは症状形成に神経症の性格的要因を重視しているが，桜井は症状の出現には潜在的精神生理機序の準備性を，すなわち不安・恐怖と結びつき易い身体的要因の重要性を指摘している。村松（1972）[90]も性格的，身体的準備状態が心因と同様に必要であると述べている。

また慢性の神経症では，発病に関する因子と症状固定に関する因子を区別して考える必要性を桜井（1976）[71]は強調している。例えば前述のように心因となる内容と関係なく本人固有の精神生理的機序が働くとすると，神経症の症状のすべてを心因とのかかわりあいで，心理的に解釈することに無理が生じる。一方，神経症が発病するとパーソナリティの構えに変化が起こり，とまどいや無力感が強くなる。そうして，問題処理能力が低下する。普段のその人の能力が期待できなくなる。また慢性疾患があって，体調を損じたりしている場合には，普段それほど気にならなかったことが，ひどく気になって，心因としての意味をましてくることもある。ここにみられるいま1つの彼の主張は，神経症症状の固定が生得性の身体的要因によるだけでなく，発病により二次的に生じる身体的または問題処理能力の障害によってもおこり得ることである。

4）不安と症状の解離現象

これまで神経症性不安が症状をつくることについてみてきたが，不安と他覚的症状とは必ずしも一致しないという多くの報告がある。例えば，公衆の面前で話すことができない大学生についてのポウル Paul（1966）[64]の研究によると，治療による改善と"本人の訴えの尺度"とは高い相関がみられたが，"本人の訴える指標"と"生理学的指標"との間には有意の相関はみられなかった。また強迫神経症にみられる慢性化した強迫行為には不安がみられない[9,88]。動物実験でも一度条件づけされて持続する回避行動は不安，苦悩や恐怖の状況がなくてもおこるという多くの報告がみられる[10,30,72,78]。

カール Carr（1979）[13]によると，恐怖症の多くは不安を抱いていないが，恐怖をおこす刺激を避けようとする。例えば，登校拒否の学童のあるものは不安を抱いていないが家に留まろうとする逃避行動をおこす。また社会恐怖（対人恐怖に類似の疾患）は群集に入ることを避けるため不安を経験しないなどの解離現象がみられるという。

これら病的な場合だけでなく，誰でもが経験しうる状況においても，精神状態に対する本人の評価と生理学的指標とが一致しないことがある。例えば，上空から降下する落下傘部隊員の恐怖に関する研究[22]によると，本人の評価と生理学的指標（心拍数，呼吸数，皮膚電気抵抗など）とは必ずしも一致しなかった。熟練した隊員では恐怖の評価が空港到着までは上昇し，その後搭乗からジャンプするまでの間下降し，ジャンプ直後より再び上昇した。この間，生理学的指標はすべて上昇し，ジャンプ直前にピークに達し，その後徐々に

下降するが着地後は速やかに回復した。ところが，見習隊員では恐怖体験と生理学的反応は一致して上昇下降した。また見習隊員たちが極度に強い主観的恐怖体験や生理学的反応を示したのに対して，熟練した隊員たちはほんのゆるやかな上昇しか示さなかった。この研究は"本人の評価する不安，恐怖"と生理学的指標との相関が高くないことを示唆するだけでなく，同じ状況にあっても経験の有無によって不安や恐怖の評価が異なることを示している。

5) 解離現象の実験的研究

解離現象の原因に関して幾つかの研究がある。キャノン Cannon（1927）[12] はアドレナリンを注射された被験者たちが動悸をおぼえたが，単なる認知のみであり，何ら情動体験を伴わないことをみた。アドレナリンの注射は生理食塩水の場合と異なり，実際に自覚的な刺激効果をもち血中遊離脂肪酸，血糖，脈拍数などの値をともに変化させる。シャクターとシンガー Schachter and Singer（1962）[72] によると，特定の情動と身体的生理現象の変化は本人のおかれた状況の把握の仕方によって決まるという。彼らはアドレナリンを注射された人達がいろいろ異なった環境におかれたときの行動を観察した。アドレナリン注射の結果，身体的反応をひきおこした被験者は，怒っている人と一緒にいると彼もまた怒りを感じ，陽気な人といると一種の幸福感を経験した。何ら身体的反応をひきおこさなかった者たちでは異なった環境下におかれても怒りや幸福感などの情動体験を伴わなかった。

Schachter ら[72] は James-Lange 説（情動は生理的変化を知覚することによっておこる）[34, 38] への反論として「生理系の誘発状態だけでは情動をひきおこすには充分でない」と論じている。またおかれた状況の把握の仕方が「舵取り機能を働かせる」とも述べている。このことは生理的変化に加えて，おかれた状況への認知的評定も情動形成に必要であり，評定に基づいて"特定"の情動がおこると理解される。彼らの研究は May（1950）[47] の見解（交感神経系への刺激は生物体全体の一般的興奮状態に終る。神経学的データだけをもとに，その情動が恐怖，怒りあるいは敵意のいずれの形をとるか予言できない。その生物体が自己のおかれている強迫的状況について下す解釈によって，その情動形成は決まる）を支持するものである。

Schachter ら（1962）[72] の「情動体験は生理系の誘発のないところでは成立しない」という見解に対して，ラックマン Rachman（1974）[67] は幾つかの事実と矛盾するとして反論している。例えば，前述の熟練した落下傘隊員たちは顕著な生理的反応があるにもかかわらず恐怖を覚えない。また恐怖症の患者は高度の恐怖を訴えても何ら生理的な変化をみせないことがある。これらの観察は Schachter の考えに修正が必要であることを意味すると彼は述べている。

不安や恐怖に随伴すると考えられる生理的反応や行為が解離する現象については，一元論的に解釈すべきではないように思われる。この解離現象は，少なくとも中尾[63] が提唱する不安・恐怖の形成過程と解消過程との2段階に分けて考察する必要がある。

6) 不安・恐怖の形成過程での問題

まず不安・恐怖の形成過程での問題点を探

ってみる。スミス Smith（1949）[77] のアメリカ兵士の研究で，経験のない兵士がほとんど恐怖をみせず不注意にも安全処置を怠ったが，戦闘を経験した後に彼らはもっと用心深くなり，恐怖を表現し始め，不注意な誤りも少なくなったと報告している。エグバート Egbert（1964）[17] は手術前の患者に術後の苦痛について予期される型や期間についての予備知識と関連のある情報を元気づけと共に与えた。その結果充分な知識と情報が与えられた患者群では回復がよく，早く，苦痛と不快感の訴えはより少なかった。ジャニス Janis（1971）[35] は手術前に示した恐怖感の程度に基づき患者を3群に分け，術後の反応を調べた。結果は，"術前に強い恐怖を示した群" と "外見上恐怖を示さなかった群" では術後強い苦痛と過剰な不快さを被り，さらに"恐怖を示さなかった群" では怒りや恨みがみられた。"適度に恐怖を抱いている群" では術後苦痛も軽く恐怖もほとんどみられなかった。この結果から「現実的な脅威に対する適量の予期恐怖は，続いておこる危険や喪失を処理するのに有効な内的防衛の発達のために必要だ」と Janis は述べている。

これらの研究結果から恐怖の発生は，さしせまる困難や危険をうまく処理する方法の究明を刺激する[39]，しかし過剰な恐怖は心理的機能を損い，特に精神活動や知的活動を誤り，注意の集中や記憶に障害をきたす[20] ことがわかる。

ところで予期不安や予期恐怖は経験や知識または新しい情報をもとにして仮の状況を想定することによっておこる不安や恐怖と仮定すると，これら想定された状況も，現実の状況と同じく，認知的評定によって不安や恐怖を生じさせると理解される。もし予期していた困難や危険の程度に比べて，現実のそれが軽いものであれば，その対応は容易であり苦痛も軽いはずである。すなわち，予期恐怖は処理方法の究明を刺激するだけでなく，反応の結果に対する評価をも変える働きを持っていると考えられる。また過剰に恐怖を抱いているということは，認知的評定において充分な対処様式が準備されていないことを意味する。従って，そこには（予期）不安も生じていると考えられる（Eysenck は不安と恐怖を区別せず，恐怖のみで説明している）。

予期不安は仮想の対象や事象についての対処様式が決まらないため生じるもので，予期される困難や危険に対して，現時点でできる唯一の行動は逃避することであり，積極的な解決策が決まらなければ，この予期不安は予期恐怖となり，逃避の動因として働く可能性を秘めている。神経症性不安や恐怖をひきおこす源には神経症的思考内容があることは前述の通りであるが，この思考内容は神経症性予期不安や恐怖をもたらす。その結果，"神経症は不安発生状況から逃避する" ことによって不安から解放される。

7）不安・恐怖の解消過程での問題

不安・恐怖解消過程には少なくとも2つの過程がある。マックワース Mackworth（1969）[43] によると，恐怖に対する慣れ（habituation）は "刺激に対する感受性の低下" と "反応に対する準備性の減少" からなり，この2つの解消過程は密接に関連するが同じものではないと考えられている。グロブスとソンプソン Groves and Thompson（1970）[26] も慣れに2つの過程を考えている。1つは反復刺激に対す

る慣れの過程で，いま1つは刺激の結果おこる反応の増強（感作）の過程である。前者は刺激感受性の低下と同じであり，後者は刺激に対して容易に反応できるという点で反応準備性の減少といえる。

　熟練した落下傘隊員が空港に着き搭乗しジャンプするまでの間，恐怖感を抱かないのは繰り返し訓練によって感受性が低下していることと，容易に対応できるようになっていることによると考えられる。言い換えると，状況に対する認知的評定が見習生時代とかわって認知的調和が保たれており，対処反応も確定し，熟達しているので，それだけ不安や恐怖が弱まる。

　強迫神経症にみられる強迫行為は不安を減少させるために学習されたものであり，当然そこには非合理的とはいえ対処反応が確定しており不安は解消される。しかし，これまでに述べてきた症状形成過程からみると，この強迫行為はある仮想の対象または事象に対する反応（神経症的恐怖に基づく反応）である。すなわち，神経症にあっては，不安解消の結果，新たに恐怖が生じ，恐怖を避ける行為が症状となると考えられる。

　メーレンカンプ Moehlenkamp（1977）[50]は，Mowrer の不安減少・回避理論に対して，強化理論を提唱している。これは学習理論に基づいた消去に対し強迫行為が頑強に抵抗することに焦点をおいたものである。回避の失敗と結びつく認知的不確実性という状態が動機づけとして働くために，不確実性の減少をもたらすはずの強迫行為が強化として作用するので消去されていくとする，この考えは問題点を不安から認知的評定に置きかえたものともいえる。

　セリグマンとジョンストン Seligman and Johnston（1973）[73]によると，回避反応が古典的条件づけによる恐怖反応によるとしては消去の時間経過が長すぎることから，彼らは回避学習・認知説を提唱している。恐怖が動機づけ的役割として作用するのではなく，見込み（expectancies）として働くという。消去において回避反応が極度に抵抗を示すのは「ショックを避けるために反応が必要だという"見込み"をかえることなく，回避反応によって恐怖が消失する」からと考える。この"見込み"は，言い換えると，予期恐怖とそれと対をなす確立された防衛機制を含めたものを意味している。すなわち，予期するだけで対処方法が準備される。

　"予期する"こと，それは"ある観念"であり，また"ある心的表象"である。ここには主体特有の思考過程が関与してくる。またその観念や心的表象に基づいて反応方法が決められる。手段が決まっている場合には，その予期されたものは"恐怖"として感じられ，手段が未定のものでは"不安"として認知される。ここに初めに述べた Hebb の定義がそのまま適用される。

おわりに

　不安・恐怖と神経症を，主として生物学的現象との関係においてみてきたが，最近の研究によると，神経症性不安は未熟な思考体系をもつ神経症的思考内容によってつくりだされる。この不安は，図3-6 に示すようにPSS現象によって神経症性恐怖にかえられ軽減される。しかし自らがつくり出した神経症症状の出現によって悩みは解消されない。不安と

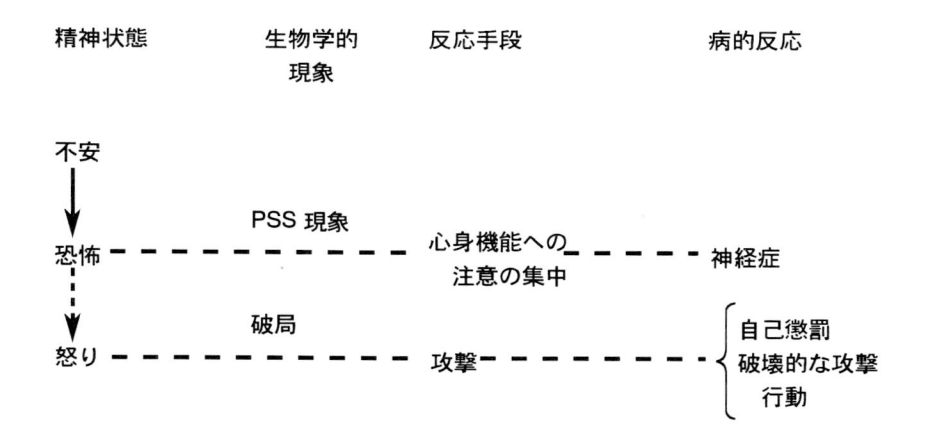

```
精神状態        生物学的        反応手段              病的反応
               現象

不安
 ↓              PSS現象    心身機能への
恐怖 ─ ─ ─ ─ ─ ─ ─ ─ ─ ─ ─ 注意の集中 ─ ─ ─ ─ 神経症
 ↓
 ↓              破局                        ⎧ 自己懲罰
怒り ─ ─ ─ ─ ─ ─ ─ ─ ─ ─ ─ 攻撃 ─ ─ ─ ─ ─ ─ ⎨ 破壊的な攻撃
                                            ⎩   行動
```

図 3-6 情緒危機（田代，1982）[82]

恐怖は共存するものであるが，いずれがより中心的な精神状態であるかによって神経症は数種に細分化されているともいえる。

不安は憂うつ（抑うつ気分）や対人関係と結びつき易く，恐怖は身体的異常と結びつき易い。神経症性不安状態にあると，自律神経系や内分泌系の機能にも異常が出現してくるが，その機能的変化に過度に反応する特徴をもつ。不安・恐怖とこれら身体機能との関係については脳生理学的研究が必要とされる分野である。

恐怖状態にあると，その仮想の対象から逃避しようとするが，ときに過度に脅威的となり逃げ場を失うと，恐怖は怒りに変換される。この状態は破局とよばれているが，その脳生理学的機序は何ら解明されていない。怒りは攻撃行動として現われるが，これは一般的にみて防禦性の攻撃の型をとる。攻撃の対象は他人に向けられるだけでなく，自己であったり，ときに物であったりするが，神経症性思考から派生したものであり，仮想の対象に向けられた攻撃であることを特徴とする。不安状態から破局が現われることがあるが，これは表 3-1 にも示したように対処様式が決まっていないので無目的な反応（パニック状態）を呈する。

生物学的現象から神経症を展望するよう努めたが，神経症性思考をぬきにすることができなかった。ここに神経症の本質があるともいえる。阿部と増井（1981）[1]の研究で，神経症と診断されない多くの人々が心気的訴え，赤面や他人の視線に対する恐れを抱いていることがわかった。このことは治療場面での主訴（症状）は患者・治療者間の共通の話題ではあるが，患者が治療を求めているものは言外（心的葛藤）にあることを示唆している。しかし，これらの症状（主訴）を誰にでもあるものとして軽視することは患者・治療者間の絆を失うことになる。症状を仲介にして神経症性思考を修正することが精神療法の役目であることを新たにする。身体的機能低下による意欲や能力の二次的な低下，また生

得性の特性不安などが主要因の神経症に対しては薬物療法が有効といえる。

文　献

1) 阿部和彦，増井武士：恐怖及び不安症状の年齢による増減と性差について．精神医学，23: 495-504, 1981.
2) 秋元波留夫，野口拓郎，松本秀夫，岩城清，藤谷豊，皆川正男，風祭元：海馬の機能に関する実験的研究．脳神経，13: 867-876, 1961.
3) 秋元達子：不安の心理学．大原健士郎編；不安の病理，pp. 105-123，誠信書房，東京，1974.
4) Badia, P., McBane, B., Suter, S. and Lewis, P.: Preference behavior in an immediate versus variably delayed shock situation with and without a warning signal. J Exp Psychol, 72: 847-852, 1966.
5) Bandura, A.: Principles of Behavior Modification. Holt, Renehart & Winston, New York, 1969.
6) Beck, A. T.: Depression; Causes and Treatment. University of Pennsylvania Press, Philadelphia, 1972.
7) Beck, A. T., Lande, R. and Bonhert, M.: Ideational components of anxiety neurosis. Arch Gen Psychiat, 31: 319-325, 1974.
8) Beck, A. T. and Rush, A. J.: A cognitive model of anxiety formation and anxiety resolution. In Sarason, I. G. and Spielberger, C. D. (eds): Stress and Anxiety. Hemisphere, Washington DC, 1975.
9) Beech, H. R. and Perigault, J.: Toward a theory of obsessional disorder. In: Beech, H. R.(eds): Obsessional States. Methuen, London, 1974.
10) Bolles, R. C.: Species-specific defense reactions and avoidance learning. Psychol Rev, 77: 32-48, 1970.
11) Bronson, G. W.: The development of fear in man and other animals. Child Development, 38: 409-431, 1968.
12) Cannon, W. B.: Bodily Changes in Pain, Hunger, Fear and Rage. Appleton-Century-Crofts, New York, 1927.
13) Carr, A. T.: The psychopathology of fear. In: Sluckin, W. (ed): Fear in Animals and Man. pp. 199-235, Van Nostrand Reinhold Company, New York-Cincinati-Toronto-London-Melbourne, 1979.
14) Cassirer, I.: The Philosophy of Symbolic Forms. Yale University Press, New Heaven, 1966.
15) Davitz, J. R.: The Language of Emotion. Academic Press, New York, 1969.
16) Dollard, J. and Miller, N. E.: Personality and Psychotherapy. McGraw-Hill, New York, 1950.
17) Egbert, L.: Reduction of post-operative pain. New Eng J Med, 270: 825-827. 1964.
18) Epstein, S.: The nature of anxiety with emphasis upon its relationship to expectancy. In: Spielberger, C. D. (ed): Anxiety; Current Trends in Theory and Research, Vol II. pp. 291-337, Academic Press, New York, 1972.
19) Eysenck, H. J.: Dimensions of Personality. Routledge & Kegan, London, 1947.
20) Eysenck, H. J.: Learning theory and behavior therapy. J Ment Sci, 105: 61-75, 1959.
21) Eysenck, H. J.: The learning theory model of neurosis; A new approach. Behav Res Ther, 14 (4): 251-267, 1976.
22) Fenz, W. D. and Epstein, S.: Gradients of physiological arousal in parachutists. Psychosom Med, 29: 33-51, 1967.
23) Fernandez de Molina, A. and Hunsperger, R. W.: Central representation of affective reactions in forebrain and brain stem; Electrical stimulation of amygdala, stria terminalis and adjacent structures. J Physiol, 145: 251-265, 1959.
24) Freud, S. (1895)："不安神経症"という特定症状群を神経衰弱から分離する理由について（加藤正明訳）；不安の問題，pp. 1-32，日本教文社，東京，1977.
25) Freud, S. (1917)：不安（井村恒郎，馬場謙一訳）：精神分析入門（下），pp. 236-266，日本教文社，東京，1978.
26) Groves, P. and Thompson, R.: Habituation; A dual-process theory. Psychol Rev, 77: 419-450, 1970.
27) Hagman, G.: A study of fear in pre-school children. J Exp Psychol, 1: 110-130, 1932.
28) Hebb, D. O.: On the natue of fear. Psychol Rev, 53: 259-276, 1946.
29) Hebb, D. O.: A Textbook of Psychology. W. B. Saunders, Philadelphia, 1966.
30) Herrnstein, R. J.: Method and theory in the study of avoidance. Psychol Rev, 76: 49, 1969.
31) Hess, W. R. and Brügger, M.: Das subcorticale Zentrum der affektiven Abwehrreaktion. Helv Physiol Acta, 1: 33, 1943.
32) 本田時雄，福富護：産業心理学，福村出版，1974.
33) 今田寛：感情心理学，3．恐怖と不安，誠信書房，1975.
34) James, W.: The Principles of Psychology. Hold, Renehart & Winston, New York, 1980.
35) Janis, I.: Stress and Frustration. Harcourt Brace & World , New York, 1971.

36) Jersild, A. T. and Holmes, F. B.: Children's fears. Child Development Monographs, No. 20. New York Teachers College, Columbia University, 1935.
37) John, E.: A study of the effects of evacuation and air raids on preschool children. Brit J Educat Psychol, 11: 173, 1941.
38) Lange, C.: The Emotion（初版，1885）．Williams & Wilkins, Baltimore, 1922.
39) Lazarus, R. S.: Psychological Stress and the Coping Process. McGraw-Hill, New York, 1966.
40) Lazarus, R. S. and Averill, J. R.: Emotion and cognition; With special reference to anxiety. In: Spielberger, C. D. (ed): Anxiety; Current Trends in Theory and Research, Vol. Ⅱ. Academic Press, New York, 1972.
41) Liddell, H.: The role of vigilance in the development of animal neurosis. Symposium on anxiety of the American Psychopathological Association, New York（May, R., 1950，より引用），1949.
42) Lockard, J. S.: Choice of a warning signal or no warning in an unavoidable shock situation, J Comp Physiol Psychol, 56: 526, 1963.
43) Mackworth, J. F.: Vigilance and Habituation. Penguin Book LTD, Middlesex, England, 1969.
44) Maier, S. F., Seligman, M. and Solomon, R. L.: Pavlovian fear conditioning and learned helplessness effects on escape and avoidance behavior of (a) the CS-US contingency and (b) the independence of the US and voluntary responding. In: Campbell, B. A. and Church, R. M. (eds): Punishment and Aversive Behavior. Appleton-Century-Crofts, New York, 1969.
45) Masrow, A. H.: A theory of human motivation. Psychol Rev, 50: 370-392, 1943.
46) Mathews, A. and Shaw, P.: Cognitions related to anxiety; A pilot study of treatment. Behavior Research and Therapy, 15: 503-505, 1977.
47) May, R. (1950)：小野泰博訳；不安の人間学，誠信書房，1963.
48) May, J.: A psychophysiological study of self and externally regulated phobic thoughts. Behavior Therapy, 8: 849-861, 1977.
49) McGuffin, P. and Mawson, D.: Obsessive-compulsive neurosis; Two identical twin pairs. Brit J Psychiat, 137: 285-287, 1980.
50) Moehlenkamp, G.: Überlegungen zu einer Verstärkungstheorie von Zwangsverhaltungen. Z Klin Psychol, 6 (2): 116-129, 1977.
51) 森田正馬：生の欲望と死の恐怖（高良武久，他編：森田正馬全集 3, pp. 102-113, 白揚社, 1974, より引用），1928.
52) 森田正馬：神経質ノ本態及療法（高良武久，他編：森田正馬全集 2, pp. 279-442, 白揚社, 1974, より引用），1928.
53) 森田正馬：(河合博，現代語訳）；神経質の本態と療法，白揚社，1960.
54) Mowrer, O. H.: A stimulus-response analysis of anxiety and its role as reinforcing agent. Psychol Rev, 46 (6): 553-563, 1939.
55) Mowrer, O. H.: On the dual nature of learning; A reinterpretation of "conditioning" and "problem solving". Harvard Educational Reviews, 17: 102-148, 1947.
56) Mowrer, O. H.: Two-factor learning theory reconsidered, with special reference to secondary reinforcement and the concept of habit. Psychol Rev, 63: 114-128, 1956.
57) Mowrer, O. H.: Learning Theory and Behavior, J. Wiley, New York, 1960.
58) Mowrer, O. H. and Ullman, A. D.: The time as a determinant in integrative learning. Psychol Rev, 52 (2): 61-90, 1945.
59) 村松常雄編著：神経症－その本質と臨床，金原出版，1972.
60) Nakao, H.: Emotional behavior, produced by hypothalamic stimulation. Am J Physiol, 194: 411-418, 1958.
61) 中尾弘之：情動．時実利彦編；生理学体系Ⅴ，脳の生理学，pp. 509-523, 医学書院，東京，1967.
62) 中尾弘之：不安の脳機構．桜井図南男編；不安の精神医学，pp. 34-41, 医学書院，東京，1969a.
63) 中尾弘之：不安の神経心理学的構造．精身医，9: 299-304, 1969b.
64) Paul, G.: Insight versus Desensitization in Psychotherapy. Stanford Univ. Press, Stanford, 1966.
65) Penick, S. B. and Fisher, S.: Drug-set interaction; Psychological and physiological effects of epinephrine under different expectations. Psychosom Med, 27: 177-179, 1962.
66) Peplau, H. E. (1952)：稲田八重子，他訳；人間関係の看護論，医学書院，東京，1973.
67) Rachman, S. (1974)：木村駿監修，北山修訳；恐怖の意味，誠信書房，東京，1979.
68) 相良守次：欲求の心理，岩波新書，東京，1973.
69) 桜井図南男：神経症．井村恒郎，懸田克躬，島崎敏樹，村上仁編：異常心理学講座 8, 精神病理学 2, pp. 1-12, みすず書房，東京，1968.
70) 桜井図南男：不安と人間．桜井図南男編：不安の精神医学，pp. 1-11, 医学書院，東京，1969.

71) 桜井図南男：臨床の中の神経症—症状の特徴と機序. 季刊精神療法, 2 (1): 29-34, 1976.
72) Schachter, S. and Singer, J. E.: Cognitive, social, and physiological determinants of emotional state. Psychol Rev, 69: 379-399, 1962.
73) Seligman, M. E. P. and Johnston, J. A.: A cognitive theory of avoidance learning. In: McGuigan, F. J. and Lumsden, D. B. (eds): Contemporary Approaches to Conditioning and Learning, pp. 69-110, V. N. Winston & Son, Washington, 1973.
74) Serban, G.: The phenomenology of depression. Am J Psychiat, 29: 355-362, 1975.
75) Serban, G.: The cognitive origin of neurotic thinking. In: Serban, G. (ed): Cognitive Defects in the Development of Mental Illness. pp. 220-234, Brunner/Mazel, New York, 1978.
76) Slater, E. and Shields, J.: Genetical aspects of anxiety. In: Lader, M. J. (ed): Studies of Anxiety, Brit J Psychiat, Special Publication, No. 3, 1969.
77) Smith, M. B.: Combat motivations among ground troops. In: Stouffer, S. A. (ed): The American Soldier, University Press. Princeton, New Jersey, 1949.
78) Solomon, R. L. and Wynne, L. C.: Traumatic avoidance learning; The principles of anxiety conservation and partial irreversibility. Psychological Review, 61: 353-385, 1954.
79) Spielberger, C. D.: Theory and research on anxiety. In: Spielberger, C. D. (ed): Anxiety and Behavior. pp. 3-20, Academic Press, New York, 1966.
80) Stotland, E.: Exploratory investigations of empathy. In: Berkowitz, L. (ed): Advances in Experimental Social Psychology. Academic Press, New York, 1969.
81) Sullivan, H. S.: The Interpersonal Theory of Psychiatry. W. W. Norton, New York, 1953.
82) 田代信維：不安と恐怖からみた神経症の考え方. 精神医学, 24: 246-262, 1982.
83) Taylor, J. A.: A personality scale of manifest anxiety. J Abnorm Soc Psychol, 48: 285-290, 1953.
84) 寺崎正治：情緒語の経験的定義に関する研究. 日本心理学会第38回大会発表論文集, pp. 1196, 1974.
85) Thomson, R.: The concept of fear. In: Sluckin, W. (ed): Fear in Animals and Man. Van Nostrand Reinhold Company, New York-Cincinati-Toronto-London-Melbourne, 1979.
86) Torgersen, S.: The nature and origin of common phobic fears. Brit J Psychiat, 134: 343-351, 1979.
87) 内山喜久雄：子どもは何を恐れているか. 児童心理, 4: 20-24, 1964.
88) Walton, P. and Mather, M. D.: The application of learning priciples to the treatment of obsessive compulsive states in the acute and chronic phases of illness. In: Eysenck, H. J. (ed): Experiments in Behavior Therapy. Pergamon Press, Oxford, 1964.
89) Wolpe, J.: Psychotherapy by reciprocal inhibition. Stanford Univ. Press, Stanford, 1958.
90) 山上敏子：行動療法における神経症症状とその「意味」. 季刊精神療法, 2 (1): 37-41, 1976.
91) 安河内五郎：ネコの視床下部刺激による情動反応について. 脳神経, 11: 673-677, 1959.
92) Zeeman, E. C. (1976)：カタストロフィ理論（村上陽一郎訳）. サイエンス, 6 (6): 41-59, 日本経済新聞社, 1976.

第4章 不安の再考

はじめに

　不安は基本的な感情の1つであるが，人口に膾炙した喜怒哀楽の感情には含まれない感情である。不安は安心の反対語で，言葉としてなかったわけではないが，汎用されるようになったのは主として昭和時代に入ってからである。西欧では，古くデンマークの哲学者キルケゴール Kierkegaard, S. (1844)[9] が"不安の概念"で不安の意義を提示している。また精神医学の領域に初めて不安を導入したのは Freud, S. (1895)[2] といわれている。そこで，不安とは何かを前章とは別の次元から改めて考えてみることにする[20-22]。

1. 不安の意義と定義

　不安は不快な感情であり，恐怖と結びつきやすく歓迎されるものではない。しかし人のこころに不安が起こらなくなったら，その人は本当に幸せだろうか。明日への不安がなければ，予期されるはずの災難への備えを怠り，それを避けるための努力をすることもないであろう。当然そこには不幸が待ち構えている。
　Kierkegaard[9] は"不安は人間が自由に直面したときに起こるもので，人間の知恵をもってすれば，そこには無限の可能性と創造性がある"という。不安は自己発展に大切なものであることを指摘した。そして"その人（の考えや行動）が独創的であればあるほど，彼の味わう不安はますます深くなる"という。
　感情は，大別して情動 emotion と気分 mood とに分けられる。情動とは，外界からの刺激を5つの感覚受容器で受け，知覚神経により伝達され，脳幹，大脳皮質，大脳辺縁系さらには視床下部に達して発動される急激かつ一過性の感情反応である。他方，気分は外界刺激で誘発されるが，体内環境に依存し，体液性伝達（内在オピオイドの放出などが想定されている）によって引き起こされる感情で，ゆっくりと発現し，持続的経過をたどり，ゆるやかに消失する。精神医学で問題になる情動には喜び，悲しみ，怒り，恐怖，不安，パニック（恐慌）があり，気分には爽快気分（躁状態）と抑うつ気分とがある。すなわち不安は情動の1つである。不安によく似た情動で，恐怖がある。
　精神分析の創始者 Freud, S. (1917)[4] は，不安には明らかな脅威の対象がなく，恐怖には対象がある点で区別されるとした。しかし，行動心理学者ヘッブ Hebb (1946)[6] は，"恐怖には脅威の対象があり，逃避の手段が確定した状態をいうが，不安は対象の有無よりも，

置かれた状況でどのように対処してよいのか決めかねる状況で起こる"としている。すなわち前章でも述べたように，不安は脅威にさらされていることが知覚できても，対処すべき手段の持ち合わせのない状態といえる。この状況はKierkegaard[9]のいう自由で無限の可能性と創造性を秘めた状態と同じものと受けとめることができる。

2. 不安の位置づけ

　不安は不快感を伴う情動の1つで，先にも触れたように，対象が観念的であったり，対象があっても対処方法が決まっていないときに起こる感情であるが，対象が眼前にはっきりしたり，対処方法が決まれば，消失または別の感情に変わるものである。

　たとえば対象が有害で加害的なものであることが判明すると**恐怖**の対象となり，逃避するか，回避することになる。対象が生命を脅かすものであると判明したが，その対処様式が決まらないと不安から，また直接恐怖から破局（**パニック**，恐慌）状態へと変わる。

　不安と**恐怖**と**パニック**（恐慌）と**怒り**との区別は前章の表3-1に示すように，脅威の対象，対処様式の有無，解決方法の確定，不確定などで区別されるが，突然に生命を脅かす状況（たとえば天災）が身に迫ると，人は破局状態（カタストロフィ）となり，一過性の無言無動（仮死反応）か方向性を失った無目的暴発的行動（パニック状態）を引き起こす[19]。また対象が明らかになると，「窮鼠猫を噛む」たとえのように**恐怖**から**怒り**攻撃行動に急変することもある。身内の不慮の事故や病状の急変をきき，その消息から不安を隠しえない

が，その死去をきくと不安は**悲しみ**に変わり，やがて**抑うつ**に変わる。デートの約束の時間に恋人がこないと，はじめは事故にでも遭遇したのではと心配し，不安を覚えるが，そのうち自分が動けない苛立ち（**焦燥**）や約束時間を無視した相手に**怒り**を感じるようになる。競技大会で自分の出番は終わったが，今ひとつ実力が出せなかったと感じると，入賞発表前に不安か**焦燥**感を感じ，結果が予想外に悪いと賞を逸した喪失体験として強い**悲しみ**を覚える。考えの切替えができず，結果ばかりにこだわっていると**抑うつ**状態となり寝込むことになる。

　不安を中心に感情相互の関連をみると，図4-1のようになる。**怒り**や**恐怖**には対象物があり，**悲しみ**や**抑うつ**には対象が喪失している。悲しみは喪失直後に起こる感情で，**抑うつ**はさらに遅れて起こる感情である。**焦燥**では明確な対象があり，対処方法も決まっているが，現状ではどうすることもできないか，観念上の対象で実存しないためにどうすることもできない欲求不満状況にある。**パニック**（恐慌）では，対象が明確化し**恐怖**としてとらえられるか，対象喪失が起こると無力感におそわれ**抑うつ**状態となる。このように**焦燥**や**パニック**では，対象がある場合とない場合があるが，いずれの場合も対処方法が未確定状態にある。

　これらの感情は，いずれも不快感，不快な感情を伴う。不安な事柄が解決すると一安心というように，不安と対峙される感情は「安心」である。図4-2に不安の六角形に対照的な安心の六角形を考えてみた[22]。恐怖は，誰もが嫌う不快な感情であるが，**恐怖心**を裏返すと**好奇心**がみえてくる。例えば，お祭りな

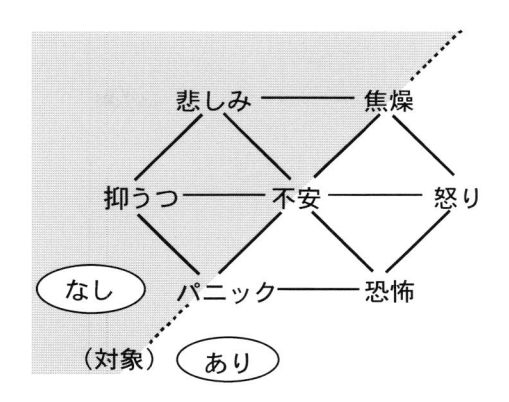

図 4-1 不安を中心とした不快感情の相互関係（田代，1992）[21]
実線は相互に移行しうることを示している。

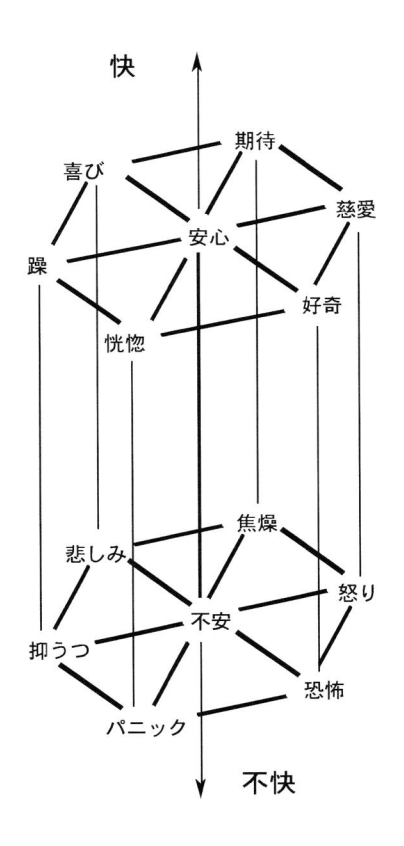

図 4-2 感情の六角柱（田代，1997）[22]
上部の六角形は快感情を下部の六角形は不快感情を示す。
実線は感情が相互に変化しうることを意味する。

どの興行でみるお化け屋敷は，怖いと思いながら**好奇心**にかられ，金を払って見に行く。両者は感情が対峙するだけでなく，行動も正反対となり，逃げるか，積極的に接近する（図4-3）。**怒り**と**慈愛**も同様に対峙した感情である。例えば，我が子が可愛くないという人はいない。諺にいわく「可愛さ余って憎さ百倍」，可愛いがゆえに叱る。不登校になった子どもを親は，その子の行く先を思い，心配のあまりに叱咤激励する。しかし，その裏には**怒り**がある。なんでうちの子は，こんなに出来が悪いのか，遊んでばかりいるのか，意気地がないのかと内心で知らない間に思っている。家庭内暴力や乳幼児虐待は身内で起こる現象で，他人同士が暴力を振るうケンカとは異なった感情がそこにはある。

期待は，大きければ大きいほど，また結果が明らかになる時が近づけば近づくほど**焦燥**感が強まる。例えば，大学受験で第一志望校の合格発表を待っていたり，急用で乗物を待っているとき誰もが経験することである。いずれの場合も行動は待機状態であるが，イライラかソワソワの違いがある。**パニック**（恐慌）では，突然に起こった緊急事態である（不快感を伴っている）ことはわかっていながら，その状況がよく認知できず，そのため判断や行動の決断がつかないときに起こる感情である。それと対峙する**恍惚**状態は，まったく緊急を要しない事態（安心状態）におかれて，何もしなくてよく，何ら行動目標を必要としないときに起こる感情である。例えば，突然の事故で乗っていたバスが谷底に落ちていく瞬間の生死の瀬戸際に直面したとき，生き残りたいと思うパニック状態が起こる一方で，すべてを天に任せるしかない放心状態にもなりうる。**躁**と**抑うつ**は気分であり，経過がゆっくりしているので，両者は別もののようにみえるが，躁うつ病にみるように同一人物に，同じようなストレス（刺激）で，躁とうつのいずれかの感情が起こることは，よく

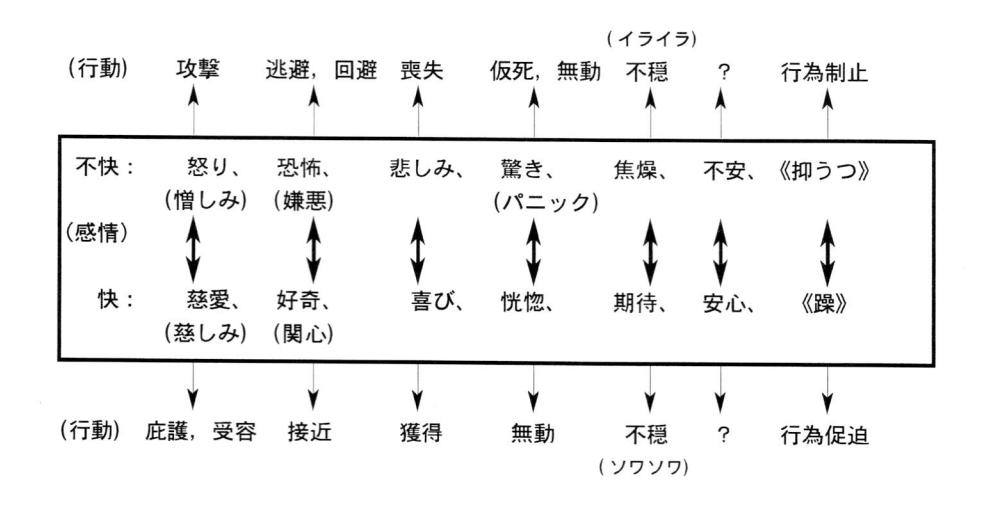

（行動）	攻撃	逃避，回避	喪失	仮死，無動	（イライラ）不穏	?	行為制止
不快：	怒り，(憎しみ)	恐怖，(嫌悪)	悲しみ	驚き，(パニック)	焦燥	不安	《抑うつ》
（感情）	↕	↕	↕	↕	↕	↕	↕
快：	慈愛，(慈しみ)	好奇，(関心)	喜び	恍惚	期待	安心	《躁》
（行動）	庇護，受容	接近	獲得	無動	不穏(ソワソワ)	?	行為促迫

図 **4-3** 感情と行動の二面性

知られた事実である。

不安は，これらの感情と近縁関係にあり，Hebb[6]が述べているように対象があることもあり，観念上の対象で現存しない場合もあるが，いずれの場合も，その対処方法が未決定に置かれて起こる感情が不安であるといえる。

3. 不安の種類

この項では，改めて脳の情報処理機能から不安の成り立ちを考えてみることにする。

スピールバーガー Spielberger（1966）[17]は，不安を認知心理学的立場からとらえ，従来より問題にされていた状態不安 state anxiety と特性不安 trait anxiety の理論的位置づけを行った。第3章の図3-2に示すように，周囲の環境や体内からの刺激を受けた個体が反応として行動するまでの過程に，刺激の意味を判断し評価する"認知的評定"という機能系を設定し，その認知的評定に基づいて，問題なければそのまま情報が行動過程に伝達されるが，問題がある場合には"状態不安"として自覚され，その不安状態を回避し減少させるために，学習された防衛機制の力をかりて行動化する。"特性不安"は認知的評定に影響を与え，個人差とも関係し，不安状態への"陥りやすさ"を規定する。すなわち"特性不安"は評定に影響を与え，"状態不安"は評定の結果出現するもので，自律神経系の活性化状態を随伴し，防衛機制に働きかけて不安を軽減させる。

神経症者は，とくに"不安に陥りやすい素質"を持っていることは，すでに Freud（1895）[2]によって指摘されているが，彼は特別の名称を付けなかった。その後，多くの精神療法家たちによって，神経症にみられる性格特徴には，いろいろな名称が付けられている[20]（表4-1）。それぞれ異なる立場から述べたものであるが，素質（体質的因子）を主とする考えと，環境（後天的学習）を主とする考えと，△印で示すように立場を明確にしていないものなどがある。

Freud（1917）[4]は，素質（体質的因子）を軽視するわけではないが，それ以上に後天性の幼児期体験（学習）が"不安への陥りやすさ"に大きな役割をなしていると力説している。彼の流れをくむアドラー Adler, A.[1]やホーナイ Horney, K.[8]も環境因説を唱えている。Spielberger[17]の特性不安も素質に加え後天性

表 4-1 不安への陥りやすさ（田代，1984）[20]

報告者（年）	名称	素質	環境
Spielberger, C. D.（1966）	特性不安	○	○
Adler, A.（1923）	劣等感	—	○
森田正馬（1928）	ヒポコンドリー性基調	○	—
Horney, K.（1936）	基本的不安	—	○
Schultz, J. H.（1953）	反応準備状態	○	○
Eysenck, H. J.（1959）	内向性傾向と不安定傾向の強い人	△	—
Wolpe, J.（1958）	条件づけられやすい人	△	—

の体験や観察といった学習が関与したものである。Freud とほぼ同時代に生きた森田正馬（1928）[10]は，Freud とは逆に"不安への陥りやすさ"として先天性素質説を強調した。下田光造が"ヒポコンドリー性基調"には後天性の要因もあると意見したとき，一時は認めたものの，それでも先天性のものであると反論したという逸話がある。"不安への陥りやすさ"は素質か環境か，永年論争されてきたが，いずれも正しいとみるのが自然のようである。

Kierkegaard（1844）[9]は，150 年前すでに不安を"主観的不安"と"客観的不安"の 2 種類に区別している。主観的不安とはアダムが禁断の木の実を取ったときのように，行動以前には何もないが，行動を起こした結果"感じるもの"で，高所から深淵をのぞいたときに起こる"めまい"と同じで，無限のものを有限視しようとするために起こるものと似ているという。他方，客観的不安は善悪を区別できなかった"無知"なるものから起こる主観的不安に対して，禁断の木の実を取ることによって獲得された，善悪を区別できる"知"なるものによって起こるという。この説明から理解できることの一つは，主観的不安は生得性の機能がもたらす不安であるのに対し，客観的不安は生後の体験や観察による学習がもたらす不安である。

May（1950）[12]によると，不安をもたらす"脅かしの価値観"を決めるのは"学習"によるが，不安の"強さや型"は個々人の"条件づけ"学習に依存しているという。またその不安を"起こす能力"は"生得性のもの"であるという。Hebb（1966）[7]によると，動物にみられる恐怖は，その動物の知的水準と密接に関係しており，学習が"恐怖の価値観"を決め，恐怖の程度は"条件づけ"学習により，"恐怖する能力"は生得性のものであるという。

神経症にみる無意識の心理を洞察した Freud（1926）[5]は，先にも述べたように，後天性の生育史を大切にした。そこにみられる不安には 2 種類があるという。1 つは外傷体験から生じるが，自我の無力さ体験として条件づけられ，反射的，受動的に起こる"自動性不安 automatic anxiety"（信号探査感情）と，自らが自力で行動するようになると，この自動性不安から救出してくれるはずの"母親"が不在のために新たに起こる不安で，この不安は自我の防衛を働かせる（問題解決を迫る）信号，すなわち動因となるものと考えられており，これは不安信号説と呼ばれている。この"母親不在の不安"は"信号となる不安"とも呼ばれ，Spielberger の状態不安に近似する。

中尾弘之（1969）[13]は，脳機能からみた行動学的立場から前章の図 3-1 に示すように，"不安は情動中枢（視床下部）を中心に，誘発刺激によって不安が形成されていく過程と，不安が発動する過程と，不安が解消される過程の 3 過程が脳内に機能系として存在する"との仮説をたて，不安はどの過程が障害されても生ずるとしている。そして障害部位別に 4 つの不安をあげている。このうち条件反射性不安と葛藤性不安は"学習"が関与するものであるが，不安発動過程でみられる低閾値性不安と原発性不安は先天性機能によるものである。

以上述べてきた不安の種類をまとめると表 4-2 のようになる[21]。Kierkegaard の主観的不

表 4-2　各種不安の相互関係（田代，1992）[21]

Kierkegaard, S.（1844）	Freud, S.（1926）	中尾弘之（1969）	Spielberger, C. D.（1966）
主観的不安 ………………………………		低閾値性不安 原発性不安	……… 特性不安
客観的不安 …………	自動性不安 …………	条件反射性不安	
	信号となる不安 ………	葛藤性不安 …………………	状態不安
	（不安信号説）		（動因と身体反応）

安は生得性の不安を起こす能力であり，中尾の低閾値性不安と原発性不安を含むものである。また Kierkegaard の客観的不安は学習によるものであり，Freud の自動性不安と信号となる不安とに分けられる。"自動性不安"は生後条件づけされるものであり，May のいう不安の強さや型に関係し，中尾の条件反射性不安と同じとみることができる。"信号となる不安"は問題解決のための原動力となるもので，それは脅かしの価値観と深く関わる。また Freud（1926）[5] は，"信号となる不安"が起こる場合として次のような不安を挙げている。すなわち，①衝動不安，②分離不安，③去勢不安，④超自我不安，などがある。これらは後述する欲求と関連する不安である。ソンプソン Thompson（1979）[23] は，"恐怖の対象を'処理する能力'の自己評価は，恐怖を決める重要な要因である"という。恐怖を不安に置き換えてみると，"不安をもたらす脅かしの価値観は，保持する評価尺度とその解決に対する処理能力により異なる"と理解できよう。これは中尾の葛藤性不安に相当する。

Spielberger の特性不安は認知的評定に大きな影響力をもつものであり，生得性のものだけでなく生後獲得した条件反射性不安をも含む概念である。状態不安は問題解決を促し防衛機制に働きかけて不安状態の解消をもたらすことから"信号となる不安"に近似しており，葛藤性不安とも機能面からみて近縁のものと理解される。

4. 不安と欲求

外界の刺激によって不安が起こる場合，刺激をどのように判断し，評価するかによって個々人によって不安の程度が異なり，それぞれ異なる反応をすることは日常よく見かける。この個人差は Spielberger の説に従うと特性不安による差ということになる（図 3-2）。生じた不安は内的刺激を喚起する。内的刺激には意思，感情，生物的欲求などがあげられていて認知的評定を刺激するが，それ以上のことは言及されていない。

Freud（1926）[5] によると，ヒトの"こころ"は自我，エス，超自我の三構成成分よりなり，不安は自我から起こるが，エスから起こる衝動が自我にとって危険なものであると，不安を信号として発し，自我が衝動を抑圧するという仮説を立てている。Freud（1915）[3] のい

う衝動は身体内源泉のものであるが，対象（目標）をもち，"こころ"を刺激して"一定の方向に駆り立てる"（衝迫）性質をもっているという。この衝動の概念を次のように定義している。"衝動とは，精神的なものと身体的なものとの境界概念であり，肉体内部に由来して精神の中に到達する刺激の心的代表者である"という。このように衝動は，何かを求めて止まない欲動，欲望，願望などを代表する欲求の源とみても，定義は異なるが，機能的には大差のないものといえよう。

欲求の分類には種々のものがあるが，マズロー Maslow, A. H.（1943）[11]が"人間の動機"にまとめた"欲求"は，最も簡潔で理にかなった分類と考えられる。彼の研究によると，人間の欲求は大きく5つに分けられ，それらはピラミッド型の階層的構造をなしていて（図3-4），低次の欲求が満たされると，次により高次の欲求が生ずるとした。健全な精神であれば，さらに高次の欲求へと進み，人間の最高峰の欲求：自己実現を求めるという。しかし，現実生活にあってヒトは1つの欲求に留まることはなく，2～3の欲求が同時に存在し，相互に関連し合って個人特有の欲求体系が作られているという。また低次の欲求が満たされなくても高次の欲求を模索することもあるという。例えば，病気や身体の不自由さがあっても自己実現している人がいる。

不安の喚起源として3種類の"外的刺激"があることはすでに述べたが，刺激を受けた生体の刺激に対する判断や評価は，既存の体験や観察による学習によって大きな影響を受ける。その判断や評価の根底には内的刺激（願望，欲望，欲動などの欲求）が潜んでいる。たとえば原因不明の高熱や痛みは人々を不安に陥れる。それは生理的欲求が脅かされるからである。原因がわかり，その対処手段や治療法がわかると安心する。オイルショックで経済的見通しが立たなくなったとき，不安のあまりに物を買いだめするのは安全の欲求が脅かされるためである。見知らぬ国へ行くと不安を感じるのは，安全の欲求のほかに愛情の欲求が脅かされるからである。外国で見知らぬ人々から歓待されると最高の喜びを感じる。大学の入試を受けたものの合格発表まで不安でいたたまれないのは，自我尊厳の欲求（自己への自信，または他者からの承認の欲求）が脅かされているからである。

確かに外的刺激で"こころ"は動揺し，不安を抱くが，同じ刺激でも個々人によって差がある。Spielberger[17]は，それを特性不安によるものとしている。これには条件づけがからむが，個々人の持つ内的刺激（意思，感情，欲求）の違い，言い換えると個々人の価値観の違いも個人差をもたらすと理解することもできる。

とくに欲求の問題は，不安が中核症状をなす神経症の研究材料として重要なものとなっている。表4-3にはMaslow[11]の5つの欲求分類を基本に，多くの研究者がみた欲求の種類を振り分けてみた。Freudは神経症にみられる欲求を，研究の初期には性欲に限定したため，AdlerやJungが意見の相違から離れていった。Adler（1923）[1]やHorney（1936）[8]は個人を取り巻く環境とのかかわり合いを重視した欲求もあることを強調した。サリバン Sullivan, H. S.（1953）[18]によると，神経症の行動は身体的満足と社会的安全を希求したものであるという。前者は個人の身体的生命保持と安定を求めるもので，Maslowの生理的

表 4-3　人間の欲求（田代，1984[20] を一部変更）

Maslow, A. H.（1943）	生理的欲求	安全の欲求	愛情の欲求	自我尊厳の欲求	自己実現の欲求
Freud, S.（1917）	性　欲	—	—	—	—
Adler, A.（1923）	身体的資質願望		—	社会的地位願望	
森田正馬*（1928）	—	生存欲	—	自我確立欲	理想人への志向性
Horney, K.（1936）	—	—	愛の渇望	—	—
Sullivan, H. S.（1953）	身体的満足		社　会　的　安　全		
Schultz, J. H.（1953）	健康	世界観**	幸福，安定	独立性と自由	自己展開

＊「生の欲望」の具体的な解釈（大原健士郎，1969）を引用。
＊＊世界観とは死，年齢，老化，無常さなどに対する調和した精神的世界の確保をいう。

欲求と安全の欲求とよく符合する。また後者は対人関係の中で得られる欲求であり，具体的には Maslow のいう愛情の欲求，自我尊厳の欲求，自己実現の欲求などを含むものと考えられる。森田正馬（1928）[10]は，神経症にみられる"死の恐怖"は"生の欲望"の裏返しであるとして，行動化への根底に欲求があることを指摘している。シュルツ Schultz, J. H.（1953）[16]は人間が抱く存在価値（欲求）には基本的に6つあり，彼も低次のものから高次のものまでが存在するとした。この存在価値は，おおよそ Maslow の欲求階層に準じたものになっているが，表 4-3 では Maslow の分類に無理にあわせてみた。彼のいう"幸福"とは個人的実践理性に基づくもので，仕事や享楽が何ら支障なく達成されていることをいう。また"安定"とは集団の中での実践理性の働きによって，共同生活に支障なく安心していられることをいう。これら幸福と安定は Maslow の分類に従うと，安全および愛情の欲求にまたがるものと理解される。

Freud（1926）[5]は，"信号となる不安"が起こる4つの状況を挙げているが，欲求が自我により容認されない危機に直面するときに起こる，"衝動不安"は Maslow の欲求からみると，生理的欲求や安全の欲求が脅かされるときで，"分離不安"は愛情の欲求と深く関係し，"去勢不安"は自我尊厳の欲求と関連し，"超自我不安"は自我尊厳や自己実現の欲求の脅かしと深くかかわるものと推定される。Freud によると，これらの不安は精神的発達段階にあって万人が幼少時期に体験する不安である。

人間は一般に低次の欲求が満たされると，より高次の欲求を求めるようになるが，例外のないものはなく，身体障害があっても，それを乗り越えて，高次の欲求を模索し，精神的に立派な人がいる。したがって，ある欲求が満たされないからといって，それがすぐ不安と結びつくものではない（この場合，満たされない欲求がどのように納得されているのか，その防衛機制を知る必要がある）。どの欲求に高い価値観を置いているかによって，不安の原因となる外的脅威も異なると Schultz（1953）[16]は言う。また低次の欲求の挫折に悩むと神経症になりやすく，高次の欲求を志向するものは悩むことはあっても神経症にならないと Schultz は考えている。

5. 正常不安と病的不安

　現実の諸問題に直面して，その問題が未解決のままで，決定できずにいると不安が起こる。この不安を"正常不安"とか"現実不安"とFreud（1895）[2]は呼んでいる。それに対して，病的不安には，神経症性不安（Freud, 1895）[2]とか精神障害にみられる精神病性不安などがある。前者は現実不安の原因を無視したり，それから逃れたりしたとき，挫折という「こころ」の傷を受けるだけでなく，原因が解決していないので不安は持続し"信号となる不安"として何らかの解消を求めて，その対象となる症状を探すことになる。当然のことながら，結果として起こる症状や仮想のものへの心配は解決の方法がなく，新たな不安を呼ぶことになる。後者は，たとえば精神分裂病での妄想や幻聴に基づく不安やうつ病にみる微小妄想に基づく不安などをいう。神経症性不安や精神病性不安は，ともに客観性のない観念的仮想対象への不安であることから，病的な不安と呼ばれる。

　客観性のない仮想の対象は，学習によって得られたものであり，同様に条件づけ学習された条件反射性不安は，不安が偶然に生じたと同じ状況を想起するだけで起こることから予期不安と呼びうる。予期不安は正常不安だけでなく，病的不安にもなりうる。たとえば電車に乗っていて突然パニック発作の症状が出現したとき，また乗車中に発作が起こるのではと思うことは正常不安の範囲の予期不安で，その不安は発作を克服し目的地まで電車でいける方法を考えつかせる。このように正常（現実）不安は，①現実問題に直面したとき，自分を危険から守ったり，回避させたりする働きをもつ。また②問題解決のため新しい情報を収集させたり，③予想される事態を想定させ，新しい解決方法を促す。これはKierkegaardがいう自由に直面したときに起こる不安で，無限の可能性と創造性を引き出す原動力でもある。しかし"乗物が発作を起こす"という間違った学習を確立させ，乗物を避ける誤った防衛機制を働かせるようになった予期不安は，提起された解決すべき問題から逃避させる。すなわち，①解決困難な現実の問題をさけ，②安易な解決法を探すよう働きかけて，③結果として起こった症状とか，現実にない仮想の対象をつくって心配させる。この不安を病的不安と呼んでいる。予期不安（自動性不安）を救ってくれるはずの"母親"の不在で起こる"信号となる不安"として働くようになった予期不安は病的不安となる可能性を秘めている。条件づけされた病的予期不安は精神療法の対象となる。

文　献

1) Adler, A.: Theorie und Praxis der Individual Psychologie 2 Aufl., Murchen, 1923 − Adler, A.: The Practice and Theory of Individual Psychology. Kegan Paul and Trench Trubner, London, 1946.
2) Freud, S.: Über die Berechtigung von der Neurasthenie einen bestimmten symptomenkomplex als "Angstneurose" abzutrennen. S. Fischer Verlag GmbH, Frankfurt am Main, 1895（加藤正明訳：不安神経症という特定症候群を神経衰弱から分離する理由について．不安の問題，pp. 1-32, 日本教文社，東京，1977）.
3) Freud, S.: Trieb und Triebschicksale. S. Fischer Verlag, Frankfurt am Main, 1915（小此木啓吾訳：本能とその運命．フロイト著作集 6, pp. 59-77, 人文書院，京都，1970）.
4) Freud, S.: Vorlesungen zur Einführung in die Psychoanalyse. S. Fischer Verlag, Frankfurt am Main, 1917（井林恒郎，馬場謙一訳：精神分析入

5) Freud, S.: Hemmung, Symptom und Angst. Internationale Psychoanalytischer Verlag, Leipzig, Wien, 1926（加藤正明訳：制止，症状，不安．不安の問題，pp. 183-285, 日本教文社，東京，1977）．
6) Hebb, D. O.: On the nature of fear. Psychol Rev, 53: 239-268, 1946.
7) Hebb, D. O.: A Textbook of Psychology. W. B. Sounders, Philadelphia, 1966.
8) Horney, K.: Culture and neurosis. Am Social Rev, 1: 221-249, 1936.
9) Kierkegaard, S.（氷上英廣，熊沢義宣訳）：不安の概念／序文ばかり．白水社，東京，1978．
10) 森田正馬（1928）：神経質の本能と療法（河合博，現代語訳）．白揚社，東京，1960．
11) Maslow, A. H.: A theory of human motivation. Psychol Rev, 50: 370-392, 1943.
12) May, R.: Meaning of Anxiety. The Ronald Press Company, New York, 1950（小野泰博訳：不安の人間学．誠信書房，東京，1963）．
13) 中尾弘之：不安の神経心理学的構造．精神身体医学，9: 299-304, 1969．
14) 中尾弘之：不安の脳機構．不安の精神医学（桜井図南男編），pp. 34-41, 医学書院，東京，1969．
15) 中尾弘之：情動よりみた脳幹情動系と辺縁系の関係．精神身体医学，14: 394-399, 1974．
16) Schultz, J. H.: Arzt und Neurose. Georg Thieme Verlag, Stuttgart, 1953（太田幸雄，笠原嘉訳：ノイローゼ，みすず書房，東京，1957）．
17) Spielberger, C. D.: Theory and research on anxiety. In: Spielberger, C. D. (ed): Anxiety and Behavior, pp. 3-20, Academic Press, New York, 1966.
18) Sullivan, H. S.: The Interpersonal Theory of Psychiatry. W. W. Norton, New York, 1953.
19) 田代信維：不安と恐怖からみた神経症の考え方．精神医学，24: 246-262, 1982．
20) 田代信維：不安の起源と不安の意義．教育と医学，32: 448-456, 1984．
21) 田代信維：不安－その起源と意義．臨床精神医学，21: 479-487, 1992．
22) 田代信維：不安－その起源と意義．笠原嘉，北山修，加賀乙彦，田代信維，河合隼雄：こころの病い―不安と文化，pp. 109-147, 岩波書店，東京，1997．
23) Thompson, R.: The concept of fear. In: Sluckin, W. E. (ed): Fear in Animals and Man. pp. 1-6, Van Nostrand Reinhold Company, New York, 1979.

第5章 不安の脳神経機構

1. 不安と学習

　不安は自己の身体的や社会的欲求が脅かされているときに起こる不快な感情（情動）で，さらに警戒心をたかめ，注意・集中を促し，さらなる情報の収集や問題解決のための防衛機制を働かせる役割をもっている。以上のことを第3章と第4章で述べてきた。この章では，脳内のどの神経機構が不安に関与しているのかについて考えてみる。

　中尾（1974）[37] は多くの情動研究から，情動が関与する部位として「視床下部・脳幹系」と「大脳辺縁系」があり，大脳辺縁系はさらに側頭極・扁桃体系と中隔・海馬系（Papezの回路）に分けられるという。ネコでは視床下部の電気刺激で，種々の情動行動（怒り，恐れ，不穏，探索など）が出現するが[32,36]，不穏行動のみが「プレート押し」という通電のスイッチを切るための新しい学習をする[32,33,36]。学習が確かなものになると，通電後スイッチを切るまでの行動が速やかになり，不穏な行動がみられなくなることから，不穏行動は対象が未確定な不安状態に似ており，対象となるプレートを押すという対処行動の確立で不安が解消すると推定している[35]。さらに中尾[37]は，扁桃体を破壊しても，視床下部には情動の発動能力が保たれる[9,34]，また前帯状回や中隔の破壊で反応の順序や時間的順序などの統合能力が障害される（Barkerら，1966）[4] ことや彼の多くの研究結果[36]を総合して，側頭極・扁桃体は情報の入力系で情動形成過程に関与し，視床下部・脳幹系は情動発動に，また中隔・海馬系は対象を認知し，その処理方法を習得するまでの情動解消過程に関与しているという。図3-1の不安の種類と対比するとわかるように，どの過程が障害されても不安が起こることになる。

　不安にはKierkegaard[24] やMay[30] がすでに指摘しているように，学習が関与するものと，しないものとがある。中尾（1969a）[34] は脳行動学の立場から，外界刺激（S）と反応（R）の間の主体（0）の代わりに機能的仲介変数の動因（D）を置き，各々の中間に学習機能が存在するとして，次のような式を考えた。

$$S-(L_1) \rightarrow D-(L_2) \rightarrow R$$

そしてL_1の学習は条件づけ学習であり，L_2の学習は問題解決学習である。ちなみに古典的条件づけ学習は$S-(L_1)-D \rightarrow R$であり，道具的条件づけ学習は$S-(L_1) \rightarrow D-(L_2) \rightarrow R$で示される。Dは報酬か罰，快か不快をもたらすものであるので，2つの学習過程があり，L_1学習は主として側頭極・扁桃体系が関与し，L_2学習は主として中隔・海馬

系が関与することが示唆されている[35]。

学習とは，一般に知識の集積や体験の繰り返しによって得られた「行動の変容」をいう。従って学習は，知識と体験に基づく記憶とその再生から成り立っている。学習には3種類のものがある。第1は，よく知られたパブロフ Pavlov, I. P.（1927）[43]が発見した「レスポンデント（古典的）条件づけ」で，イヌに餌として肉片（本能的に備えた行動誘発刺激：無条件刺激）を与えると，イヌの口から唾液が出てくるが（無条件反射），肉片と同時にメトロノームの音（条件刺激）を与えることを繰り返し体験させると，メトロノームの音を聴いただけで唾液が出てくる（条件反射）ようになる。今日では，この条件反射は古典的条件づけ学習と呼ばれている。

2つ目は，「オペラント（道具的）条件づけ」で，ソーンダイク Thorndike, E. L.（1911）[51]が用いた問題箱がある。ネコは実験箱内にあるロープ（手掛り）と，それを"引っ張る"こと（特定の行動）によって戸が開いて，外にある"餌"を食べることができる。スキナー Skinner, B. F.（1938）[48]は，より簡便な方法として，実験箱内にレバーを装着し，空腹ラットが探索の途中に偶然そのレバーに触れると餌が出てくるようにした。レバーを押す（自発的行動, operant behavior）と餌が出ることを学習する。このように，ある特定の行動（反応）をしたときのみ報酬（正の強化刺激）か罰（負の強化刺激）を与えると，動物は身体反応（行動や内臓活動：その背景に欲求が潜んでいる）と強化刺激（欲求を呼び醒ます刺激）との関係を学習する。すなわち，報酬の獲得行動または嫌悪（罰）刺激からの逃避，回避行動など，いわゆる"問題解決型の行動"を学習する。学習装置には，前述のように随時反応できるものと，ランプ点燈時のみや開始時を管理されたT型走路や迷路を用いて終着点に餌を置いて学習させる方法などもある。中尾[32, 33, 36]が発案したネコの脳内（視床下部前核と背側縦束）の直接刺激で起こる不快感情（不安，恐怖）を用いた逃避学習行動（スイッチ切り学習）やOlds[40]の脳内（内側前脳束）の直接刺激で起こる快感情を用いたレバー押し反応（脳内自己刺激）がある。

第3の方法として，弁別学習，学習態度形成法，逆転学習法，遅延学習法，交替反応法，多様サイン学習，見透し学習など，記憶や状況判断能力をみる，餌を動因とした学習法がある[47]。

ある1つの問題解決行動の学習では不安発生によって脳内の多くの神経系が働き，必要な情報が集められ，前頭前野で統合されるが，接近か回避か攻撃か逃走かの行動の方向づけは情動中枢である視床下部の働きによる。Gray（1982）[15]によると，生体が脅威にさらされたとき，中脳の青斑核や延髄の縫線核から覚醒系入力の亢進を受けた中隔・海馬系は視床下部機能である動因（欲動）へ抑制系として作動し，軽率な行動を抑制する。いま1つの中隔・海馬系の機能をGray（1987）[16]は要約して，海馬の機能には「環境における現実の情報」と「現時点における予測」とが一致するかどうかを確認する働きがあるという。その比較器機能の部位として，コンピュータ情報処理機能回路の知識を援用して海馬支脚を考えた。内嗅皮質（嗅内野）から直接海馬支脚へ送られてくる"現実の情報"と内嗅皮質から歯状回，CA3，CA1を経て海馬支脚へ送られてくる"作動可能化信号"とが入

第5章　不安の脳神経機構

力信号として作動するときのみ比較器が機能すると考えた。歯状回とCA3との間にゲートがあり，縫線核や青斑核からのニューロンがゲートを調整している（図5-1）。

現実の情報は内嗅皮質（嗅内野）から海馬支脚へ直接入力されるが，他方現時点における予測はいったん海馬支脚を出た信号が視床下部乳頭体，視床前腹側部（視床前核）および帯状皮質（帯状回）を経て再び海馬支脚に戻ってくる環状神経回路（Papezの回路）によって発生するとGray[16]はいう。

現実情報と予測とが一致するかどうかが問題になるとき，その状態を精神医学用語で心的葛藤という。このGrayの考えは，これらの情報間の不一致のために行動決定ができないときに起こる不安を葛藤性不安と呼んでいる中尾（1969a）[34]の仮説をよく説明する。またGray（1987）[16]によると中隔・海馬系には，現実の情報と予測とが一致すると活動"停止モード"が機能し，行動の制御は他の脳機能

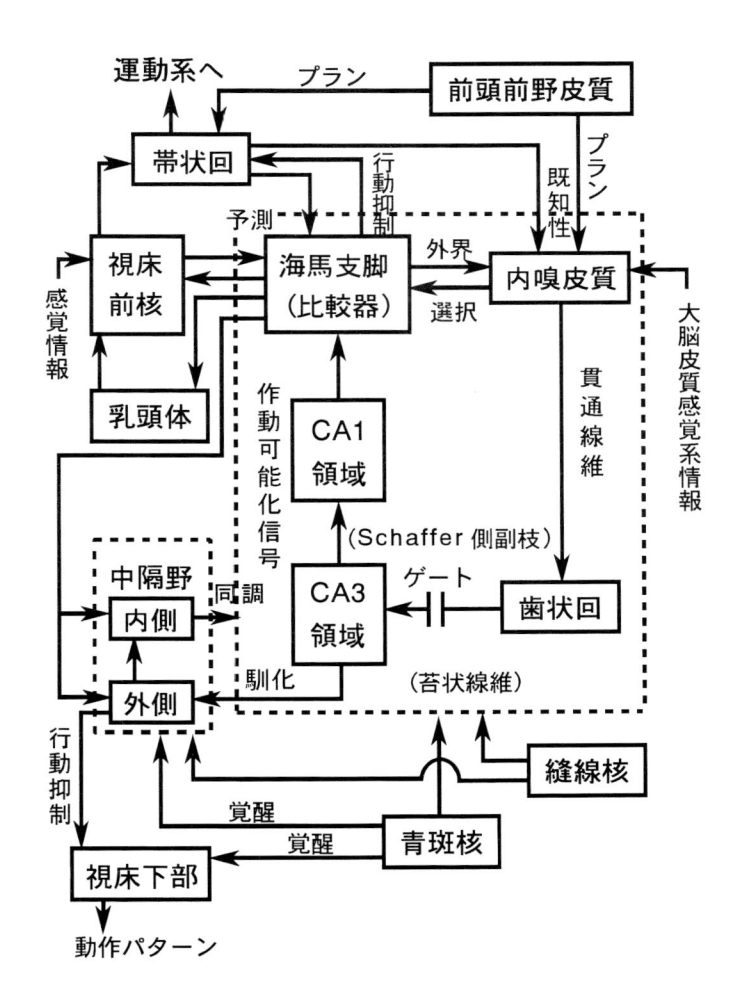

図 5-1　Gray（1987）[16] の不安発生学説

部位（特定されない）に委ねるが，しかし一致しない場合には，行動を直接制御する"制御モード"の作動で視床下部の発動を抑制的に機能するという"2つの機能"があり，抗不安薬はこの中隔・海馬系がもつ行動抑制系の機能を抑制し，中隔や海馬の破壊で機能が消失した状態（脱抑制状態）と同じ効果をもつと説明している[15]。メック Meck, W. H.ら（1984）[31]によると，海馬損傷ラットは，「中断期間を設ける条件づけ学習」で一時期行動を停止する"ストップ方略"がとれず，先行学習行動の維持が困難で"リセット方略"をとる。すなわち単純課題においても時間的調整機能に障害が起こるという。

上記3者の仮説を組み合わせると，次のように不安と葛藤が説明される。まず現実と予測（理想，予定）とが一致しないと，中隔・海馬系が作動して，とりあえず予測と連動する従来の行動（習慣的反応）を抑制（停止）させる"制御モード"が機能し，価値評価を行なう扁桃体から情動発動中枢（視床下部）への情報伝達を事前に阻止する。この状態は，行動決定がなされないので「不安状態」ということになる。すなわち，不安を発動させる視床下部前核が活動して新しい解決手段を模索することになる。以上の仮説に立つと抗不安薬は中隔・海馬系がもつ行動抑制系の機能を抑制することで，"制御モード"が働かなくなり，"停止モード"が作動して，リセット方略をとり，解決方法の正誤を問わず行動化させ，すなわち神経症にみられる抑制が解除され，不安状態は解消される。

強迫性障害にみるように，学習で習慣化された強迫行為の治療には，抗不安薬は効果なく，抗うつ薬が著効する。これは，海馬の歯状回からCA3への苔状線維を活性化する線維核からの5-HTの働きを強化することで，習慣化した行為を抑制し，"制御モード"が可動した状態となるので不安が再発するが，"停止モード"が阻止されるので新しい対応策を認知行動療法で"学習し直す"ことができる。このように一応の説明ができても，"停止モード"や"制御モード"がどのようなものかは，まだわかっていない。

2. 学習と大脳辺縁系

身体内外の情報は，知覚受容体である五感（視覚，聴覚，味覚，嗅覚，触覚）の受容体から入力されるが，直接大脳辺縁系（扁桃体）へ入力される嗅覚を除いて，新皮質の後頭葉か側頭葉か頭頂葉のいわゆる各「知覚中枢」へ入力される。人間にあって最も発達した視覚はその情報が後頭葉の視覚中枢から頭頂葉（where pathway）と側頭葉（what pathway）へと2分される[25]。特に側頭葉に入力された情報は，要素的に分析されて，個別化され，その特徴を特定するが，その情報は，さらに2分される[20]。図5-2にみるように1つは，嗅内野から海馬へとゆく系と，今1つは側頭極梨状前回から扁桃体へゆく系とがある[22]。

扁桃体の機能的役割は，情動形成過程に関与して[9,18]，体内情報を受容する視床下部と情報の交換を行うが，情動の表出は視床下部，中脳を経由して行われる。扁桃体は機能的に，大きく皮質内側核群と外側核群に分けられ，前者は視床下部の攻撃行動，性行動，摂食行動などに促進的に作用するが，後者は排斥，逃走や衝動抑制に対して促進的に関与する[12,22]。また扁桃体は古典的条件づけに関与し[2]，表

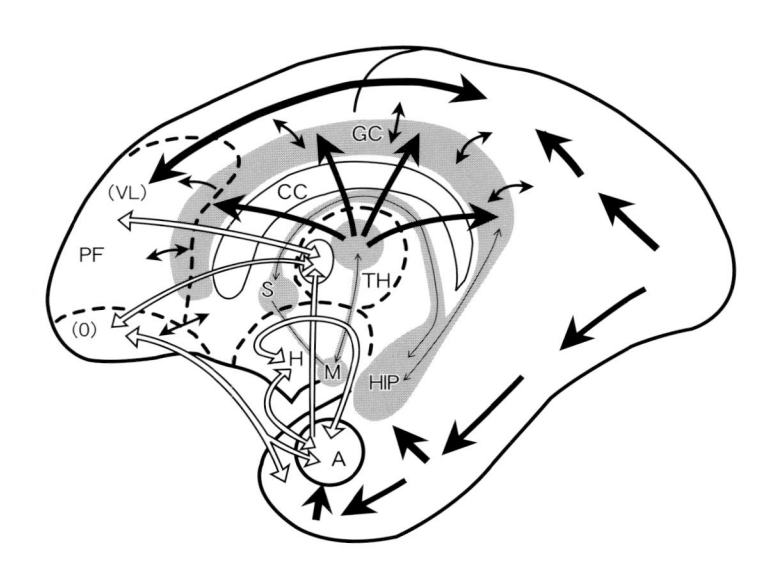

図 5-2 視覚情報の流れ
中隔・海馬系（黒）と扁桃体・脳幹系（白）の脳部位と情報伝達経路。
A: 扁桃体，CC: 脳梁，GC: 帯状回，H: 視床下部，HIP: 海馬，M: 乳頭体，
O: 眼窩部，PF: 前頭前野，TH: 視床，S: 中隔，VL: 背外側部。
TH 内の白丸は視床背内側核を，また黒丸は視床前核を示す。

情の識別にも関与する[1]，といわれている。近年，情動興奮を伴う情報は記憶の再生率が高く，また右側扁桃体のグルコース代謝率が高いほど，記憶再生率がよいという"情動記憶"が話題になっている[7,8]。ところで，扁桃体からの神経解剖学的線維連絡をみると図5-2にみるように，①視床下部へは分界条と腹側遠心路があり[20,22]，②側坐核や淡蒼球などの大脳基底核群への線維連絡がある[2,19]。また③視床背内側核へ行く一方向性の線維連絡があり[3,38]，さらに④扁桃体は密に前頭前野と線維連絡がある[2,13]ことがわかっている（図5-2, 3）。

海馬は，大脳辺縁系の他の部位とだけでなく，新皮質，大脳基底核などと密接に結びついているが，自律神経系への影響が少なく，行動に及ぼす効果が弱いことで扁桃体機能と大きく異なる[18]。しかし，精神面（情動や気分が関与する問題を抱えたとき）か行動面（いずれの行動をとるか思慮するとき）で変化を求められるときの働きに海馬はその機能を発揮する[18]。すなわち，海馬は特別な"新規な要求"が課せられたとき重要な働きをする。例えば，①状況が不安定で変化しているとき，②報酬スケジュールが変更させられたとき，③環境手掛りの評価に十分な機会が与えられないときなどに機能を発揮する。この精神的状況は「不安状態」にみられる現象でもある。海馬の機能に障害があると，状況での観察や思慮に費やされる時間が短縮し，すぐに行動化される。その結果として判断や決断にあやまりが多くなる。すなわち「短絡反

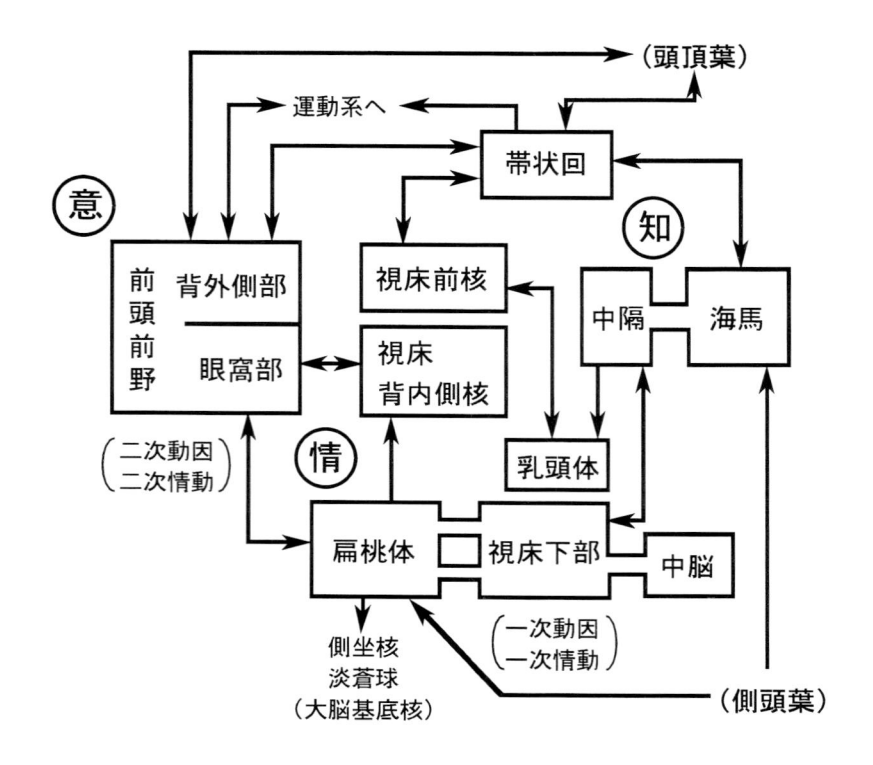

図 5-3　外界情報の流れと脳神経回路網
　　　　知，情，意は，それらの機能部位を示す。

応」や習慣化された行動を起こしやすくなる。強迫行為にみるように習慣となった反応を捨てることができない，いわゆる「健忘の欠如」と言われる言動が多くなる。換言すると，この機能障害では，思慮分別に欠け，既存の観念に固執しやすく，いわゆる頑固になる。

　ガブリエル Gabriel, M.ら（1980）[14]によると，前頭前野を含む新皮質は予見する機能をもち，海馬（古皮質）は抑制性機能を発揮することで，新しい行動を認可するという（行動関門機能仮説）。前田 Maeda, H.ら（1978）[26]は，海馬由来の神経線維よりなる外側中隔は扁桃体が機能しているときのみ，視床下部腹内側核へ抑制的に作用し，怒り攻撃行動を抑制するという。アイザックソン Isaacson, R. L.（1982）[18]が言うように，海馬の機能的役割の1つには，予期しない事態が起きたとき，従来の習慣的反応防衛機制を抑制して，新しい手段を模索させる働きがある。

3. 扁桃体と海馬の機能的差異

　扁桃体と海馬の機能的な違いは，ケスナー Kesner, R. P.（1992）[23]によると，扁桃体の電気刺激や破壊によって，ラットが放射状迷路学習や空間的位置記憶の能力に支障をきたすことはないが，欲求阻止されたときの不満効果がみられなくなり，味嫌悪学習も困難とな

る。逆に海馬の破壊や電気刺激で，ラットは放射状迷路の遂行や空間的位置の記憶機能が妨げられる。認知機能面からみると，海馬は"認知脳地図"をつくる働き[39]や作業記憶として"手掛り"の認知に働く[41]など，空間的な記憶の再生に関与している。このことは，海馬は空間認知機能に関わる頭頂葉機能と深くかかわっていることが推測される。頭頂葉の線維連絡は帯状回を介して海馬へと至る[22]（図5-2, 3）。

ダグラス Douglas, R. J.ら（1969）[11]やミシュキン Mishkin ら[42,49]は，海馬の損傷で対象物と場所との関連性の記憶が障害されるが，扁桃体の損傷では対象物が報酬をもたらすかどうかの関連性の記憶が障害されるという。Kesner（1992）[23]によると，扁桃体の機能は，感情と時間的前後の体内文脈情報とをデータベースとして，作業記憶系やエピソード記憶系にコード化するが，場所や身体反応や感覚知覚などはコード化しない。これらは海馬の機能であろうという。また扁桃体は，感情情報をコード化したり，処理することはなく，むしろ，それは前頭前野眼窩部の機能によるものであろうと考えている。フィリップとルドゥー Phillips & LeDoux（1992）[45]によると，恐怖条件づけ学習にあって，海馬は文脈テストや文脈的認知に関与し，扁桃体は刺激を価値評価し，意味認知（意味づけ）する働きに重要な役割を担っている。

4. 前頭前野と大脳辺縁系

扁桃体や海馬は，前頭前野機能と連動して働いているようにみえる。前頭前野の損傷で起こる精神症状は，「前額脳症状」と「眼窩脳症状」に大別されるが，前者では発動性の欠如を主症状とし，すべての面で遅鈍となる。重度のものは，無動無言症となる。軽度のものでも質問への反応に保続がみられる。後者では，自我障害，社会的自我障害，多幸ふざけ症，小児の退行や反社会的行為などの高等感情が関与する人格面に障害がみられる[13,27]。

サルの前頭前野は，解剖学的，生理学的にみて，背外側部と眼窩部に大別されている。またサルの前頭前野が損傷を受けると，①Go, No-Go課題（弓状周辺部），②遅延反応（主溝周辺部），③逆転学習課題（外側部），④空間的順序課題（外側前頭皮質），と⑤視覚認知課題（腹内側部・眼窩部）の学習障害が起こる[46]。背外側部は，帯状回，視床前核および中隔・海馬系（いわゆる Papez の回路）と線維連絡が密である[22]。この部位の損傷によって予見に絡む認知機能障害がみられ，その結果として学習能力が低下する。

眼窩部損傷では，情動が絡む状況にそぐわない行動障害がみられる。例えば，攻撃行動が減り，嫌悪，逃避行動が増え，事なかれ主義的行動が起こり易くなる[13]。前頭前野眼窩部と情動の関係は，昔から関心の高いところである。前頭前野眼窩部は報酬の予期予測に関与し，扁桃体は報酬の価値評価に関与するのではないかと推測されている[21]。ローゼンキルデ Rosenkilde, C. E.（1979）[46]は，眼窩部には「動因にかかわる評価」と「目的達成のための努力」を変調させる機能があるという"動因変調仮説"をたてた。これは学習や経験から得られた知的要素を含む欲動や欲望を成熟させるために働く機能とみることができる。近年，ダマシオ Damasio, A. R.（1995）[10]によると，情動には生来的に発現する"一次

情動"と生後体験学習や知識によって起こるようになる"二次情動"とがあるが、この二次情動は，意識にのぼる物事や事象に"意味づけ"がされて起こるもので，前頭前野眼窩部と扁桃体と視床下部が絡む機能と考えられている（図5-3）。この二次情動は価値観が絡む欲動や欲望と関係していることから，学習における予期不安や予期恐怖など，オペラント条件づけ学習の影の立役者となる情動とも言えそうである。

5. 二次情動と二次動因

条件づけ学習では，一般にその行動の原動力となるものを動因とよんでいる。実験心理学では，この動因には少なくとも2種類あるとハル Hull, C. L.（1943）[17]はいう。Pavlovの条件反射にみるような本能的，生理的欲求状態にみる，食物，性，空気，水，温度調節，睡眠，痛覚などによる動因だけでなく，先行学習によって成立した受容器・効果器結合（学習された動因）のなかから選択的に，ある結合を強める場合もあることを指摘した。例えば，一度電撃を受けて恐怖体験を獲得したネコは，条件刺激を提示するだけで電撃が与えられる前に回避行動を行う。これは，前者にみる本能的な"一次動因"に対して，学習された動因"二次動因"であり，その恐怖の解消が強化として働くために回避条件づけ学習が可能となる。

例えば，扁桃体が破壊されると，ネコは危険な状況での能動的回避行動を学習できないが，訓練後に破壊しても（扁桃体の機能がなくても），学習した行動は再現できる。すなわち記憶が保持されていた。逆に前頭前野眼窩部を訓練後に破壊すると学習行動の再現は不可能であった[6,7]。前頭前野眼窩部に障害があると，危険を予期することの困難さのために回避できないことが推定された。危険の評定か危険の予期かいずれの機能が障害されたのかが問題となる。

前頭前野眼窩部と扁桃体の両方に損傷があるサルは，対象や場所の弁別逆転学習が困難であるが，前頭前野眼窩部損傷だけでは逆転学習の早期に失敗が多く，ひとたび学習行動を獲得すると正常に近づく，すなわち予期が障害されるが，扁桃体損傷サルは，逆転学習の後期に失敗が多くなる。これは学習態度形成が障害されるためと考えられている[21]。すなわち，扁桃体損傷で報酬の意味をもつ信号の学習能力（評価，評定）が阻害されていることが関係する[10]。

先に述べたように動因には"情動と本能"とがあるが，Hull[17]やDamasio[10]のいう二次動因や二次情動は，同じものをそれぞれの研究の立場の違いから述べたものと考えても大きな矛盾はなさそうである。Rosenkilde（1979）[46]が，既に述べているように，前頭前野眼窩部は動因変調（価値評価変動と目的達成にかかわる努力の変更）に関与していると言えそうである。

扁桃体は，受動的回避実験や恐怖条件づけ実験から，不安や恐怖と関係が深いといわれている（植木ら，1992）[52]。そのほか中脳中心灰白質，背側縫線核，青斑核，前頭葉皮質などが不安に関係の深い脳部位とされている[48]。背側縫線核や青斑核などは，覚醒系機能として，直接的調整に関与するニューロンであるが，この章の中心課題でないので割愛した。

これまで述べてきたことを一覧表にまと

表 5-1 扁桃体と海馬の機能的役割分担
（局所の刺激と損傷の結果からの推定）

扁桃体	海馬
・情動形成過程に関与 ・古典的条件づけに関与 ・自律神経系や行動に直接影響を与える ・報酬関連記憶に関与 　（価値評価，意味づけ） ・表情の識別，欲求不満，味嫌悪学習に関与 ・情動記憶に関与 ・感情，体内変動の文脈情報をデータベースとして作業やエピソード記憶系にコード化する。ただし感情情報のコード化や処理をしない。	・情動解消過程に関与 ・オペラント条件づけに関与 ・自律神経系や行動に直接影響を与えない ・新しい状況での観察や思慮に関与 　（習慣的反応を抑制し，新しい手段の模索：不安状態） ・空間認知関連記憶に関与（認知脳地図，作業記憶の「手掛り」認知） ・場所，身体反応，感覚知覚などをコード化する ・文脈テストや文脈認知に関与

注）詳細は本文参照

表 5-2 前頭前野の 2 大統合機能
（局所の刺激と損傷の結果からの推定）

背外側部	眼窩部
（前額脳症状） 発動性の欠如 思考，行動の遅鈍化 無動無言症 保続	（眼窩脳症状） 自我障害 社会的自我障害 多幸ふざけ症 小児的退行 反社会的行為 高等感情の欠如
（Papez の回路と連絡が密） ・予見・認知（プラン）機能に関与 ・学習能力に関与	（扁桃体・視床下部および視床背内側核と連絡が密） ・動因変調に関与 　（動因にかかわる評価と目的達成のための努力） ・報酬の予期予測に関与 　（二次動因，二次情動：状況への情動反応に関与）

注）カッコ内の症状はヒトの脳損傷でみられる現象

め，表 5-1 に大脳辺縁系の双璧をなす扁桃体と海馬の機能を羅列してみた。多くの研究者の意見を集約すると，扁桃体は認知された情報の評価と意味づけ（認知的評定）に関与するもので，視床下部・脳幹と密接な連絡をもち，自律神経系や行動に大きな影響力をもつ。他方海馬は，自律神経系や行動に直接影響を与えることはないが，新規な状況に直面した

ときに作動を開始する。そして，これまでの習慣的行動を抑え，また作業記憶の「手がかり」をみつけ，空間認知に関連した記憶を駆使して新しい行動を講じるなど局面を打開するときに海馬は作動する。

しかし，これら両者は単独で機能するのではなく，前述したように前頭前野の統合機能（表5-2にまとめてみた）によって情報は収斂し，1つの結論（意思決定）を導き出すとするのが妥当であろう。言い換えると，中隔・海馬系を中心とするPapezの回路と前頭前野背外側部では「知」の機能が可動し，扁桃体・視床下部（中脳）を中心とした視床背内側核と前頭前野眼窩部を結ぶ回路では「情」の機能が可動する。前頭前野の背外側部と眼窩部とは，海馬および扁桃体からの知と情の2大情報入力を受けて，両者を統合し，意思決定をなす「意」の機能にかかわっていると推定される（図5-3）。

6. 条件づけと不安

これまでの研究をまとめてみると図5-3のような神経回路がみえてくる。例えば後頭葉に入力された視覚情報は側頭葉と頭頂葉の2方向に分かれて広がる。側頭葉へ進んだ情報は要素性に分析され，その特徴が把握されるが，その情報は，さらに嗅内野を通って海馬へ行く情報と梨状前野から扁桃体へ行く情報に分かれる。海馬へ行った情報は，Papezの回路を回り記憶と照合されて，それが何であるかが認知される。他方扁桃体へ行った情報は，認知的評定を受けて視床下部・中脳へ行き，接近（外側視床下部）か逃走・攻撃（内側視床下部）かの行動を決定するが，いずれとも決めかねる情報は，海馬での認知で現実と予測が一致しない"心的葛藤"のときで，扁桃体でも評価が決定できないので，その情報は視床下部前核（背側縦束を通り中脳中心灰白質を含む系）[33,37]に入る。すなわち"不安"（一次情動）を発動させ，情報収集のための不穏行動と身体的対応状態（自律神経系，内分泌系，および免疫系の活性化）を促進させる[50]。そして，新しい対象に対して海馬を中心とする認知機能と扁桃体を中心とする価値評価機能を稼働させ，視床前核と視床背内側核を介して前頭前野によって情報は統合されると考えられる。高等な動物ほど後頭葉，側頭葉，頭頂葉，および前頭葉の新皮質が発達し，特に前頭前野には脳に入力された情報の総合機能があり，報酬の予期や予期感情の認知もできるとされている[13,27,46]。

以上のことを機能的に説明しなおすと，図5-4のようになる。例えば肉片が近くにあると，その臭いは鼻にある嗅覚受容体で知覚され，直接扁桃体へ入力され，そこで評価を受け，視床下部の摂食中枢（外側核）を刺激して，反射性に唾液が出るが，さらにそれがどこにあるのか，嗅ぎ回り情報収集を促すことになる。肉片は海馬で認知されるがすぐには手に入らないところにあったり，近くに強敵がいると，前頭前野に情報は行き，その獲得方法を考えることになるが，最終的に評定された情報は，点線の経路で意思決定され，行動化され，同時に視床下部へも情報が送られ，意図的合目的な身体反応と情動を引き起こす。大脳辺縁系（海馬，扁桃体）から視床下部への情報は反射性の身体反応となって現われるが[15,16]，前頭前野から視床下部へ行く情報は，意図的行動に必要な身体反応を促すこ

とが，Maki [28] や牧ら [29] の電気刺激や化学刺激による研究から想定されている．

試行錯誤を繰り返したのち，肉片を手に入れる．その肉片（認知）はおいしくない（評価）と，食欲（本能欲求，快感）は消失し，それ以上の行動は中止され，その場を去る．その後は，同じ臭いの肉片には見向かなくなる．それは学習された動因（二次動因）による制御によると考えられる [6,7,17]．それはまた，Rosenkilde [46] の言う前頭前野の動因変調作用によるものとも考えられる．

ところで，ヒトの「こころ」（精神）は，知・情・意の3機能が統合されて初めて役割をはたす．そのいずれが機能しなくても「こころ」は障害を受ける．例えば，入力された情報を記憶と照合できなくなり，認知機能が低下すると健忘や痴呆が起こる．感情機能が低下や麻痺すると，抑うつ状態，離人症や感情鈍麻となる．認知，記憶や感情の機能が働いても，それらを統合し，意思決定をする前頭前野の機能に支障があると，情報の全体的な把握が悪く，洞察力に欠け，言動にまとまりがなくなり，行きあたりばったりの行動や的はずれ応答などが起こり，意欲の低下が目立ってくる．このように3つの機能は三位一体として動くことにより「こころ」は機能する．

この精神回路モデルから，Pavlovの「古典的条件づけ」を考えてみる．肉片を見せ，同時にメトロノームを聴かせると，これらの情報は海馬と扁桃体へ，それぞれ入力され視床下部の摂食中枢を刺激し，唾液が出てくる．肉片とメトロノームが学習され，同一視（認知）されるようになると，音だけで唾液が出てくる．音が"意味するもの"を条件づけさ

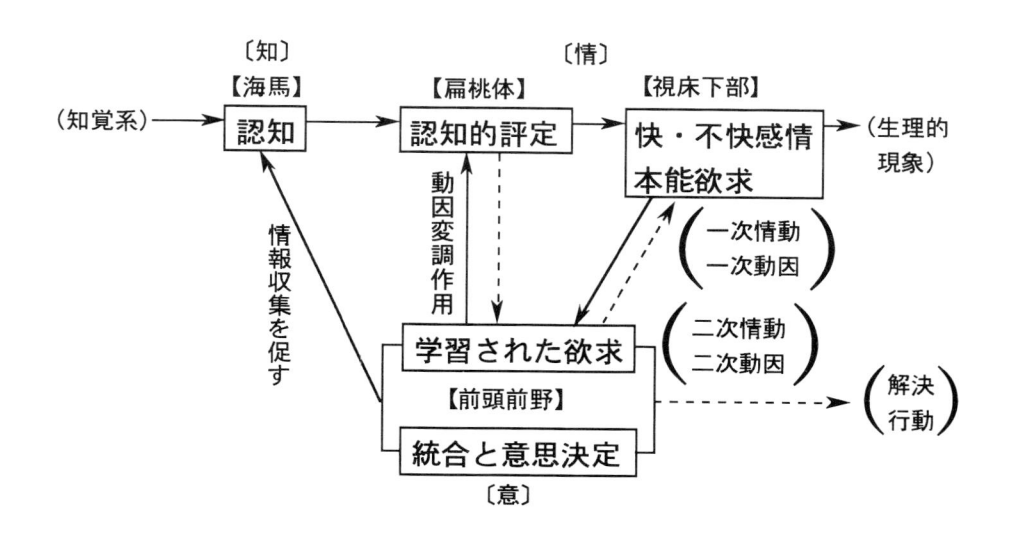

図 5-4　知覚された情報の流れ図
　　【　】内に主たる脳機能部位を示した．
　　実線は主たる情報処理過程を示す．最終評定で意思決定されるときは点線の経路が働く．

れるからである（中尾のいう L_1）。それは図5-4でみると，前頭前野が関与していない回路で終っている。

次にスキナー箱での実験にみる「道具的条件づけ」について考えてみる。まず実験箱内に空腹のラットをいれると，偶然にレバーに触れて餌が出てくるが，その後数回の経験で，「レバー押し」と「餌」との関係を学習する。ここでもレバーと餌の情報は海馬と扁桃体の両方の機能が働くことによってレバーをみると餌を思い出す学習（L_1）すなわち，両者は等価のものとしての認知が成立する。このときは，レバーと餌との2つの事柄が区別（認知）されており，さらにレバーを"押す行動"によってのみ餌が出てくるという問題解決型学習をする（中尾のいう L_2）。図5-4から推定すると，この学習は前頭前野の働きによって可能となる。餌を食べたいという欲求（一次動因）があって，レバーをみて餌が出てくることを予期して（L_1）餌を取り出す方法を模索させる欲求（二次動因）が働いてレバーを押す（L_2）。レバーを押しても餌が出てこなくなるとレバー押しをやめる（二次動因はなくなり，条件づけ L_1 も消去される）。赤ランプ点灯時かブザーの音が鳴っているときのみレバーを押すと餌が出てくることを学習したラットは，ある限られた時間内という条件つきでレバー（L_1）を押せば餌が出てくる（L_2）連想という，L_1 と L_2 の学習を稼働させていることになる。ひとたび学習された行動や反応は，破壊実験結果にみるように海馬，扁桃体がなくても再現される。

「'あつもの'に懲りて，'なます'を吹く」のは，スープが熱いこと（不快なこと）を予期した行動である。すなわち，ここでは不快から逃れようとする二次動因が働いて問題（悩み）を解決させる新しい行動，すなわち食べる前に吹いて冷やすという行動が学習されている。この学習は前頭前野と運動系（行動）との間に新しい関係ができた結果とみることができる。1つの「防衛機制」であり，パターン化されると前頭前野を情報が通過する時間は短く，すぐ運動系へと伝達され，ほぼ反射的な行動として反応するようになる。人間にあっては，乳幼児期の知的能力の向上と体験を通して，その人なりの防衛機制を身につける。これは，大脳辺縁系と運動関連神経核とは解剖学的に直接線維連絡があるので，その系路を利用しているのかもしれない。

状況に変化が起こったり，価値評価が変わる事態が起こったとき，改めて海馬や扁桃体は活性化され，新しい学習を行うに必要な機能を発揮するのであろう。すなわち，不安と葛藤が起こったとき活性化することを意味する。このとき前頭前野の機能は創造性を発揮する上で大きな役割を担っているといえる。

7. 不安の解消と脳機能

日常生活にあっての悩みは，問題解決の方法に間違いがあってのことである。理想に固執したり，現実を悲観的にみたりしていることにある。正しい問題解決のためには，すなわち正常不安を（病的不安にせず）解消するためには，現実と予測（理想，予定，期待，願望）とを一致させる必要がある。そのことに関して，これまで述べてきた脳機能から，以下に"病的不安の解消"，すなわち治療（薬物療法と精神療法の基本）について考えてみる。

まず大前提として，現実は変更が不可能である。この基本に則って物事を処理することが不安解消に大切である。

① 情報が不十分なことが原因となる不安の場合は，予見や認知機能を高め，さらに予測を現実に近づけることが必要である。それには，前頭前野（前額脳）を働かせ，注意力を高めて，海馬の機能を促進させる必要がある。これには海馬のゲートに作用する 5-HT ニューロンの働きを活発にさせることが要求される。このことで不安状態は強まるが，現実に目を向け，注意を集中して情報をできるだけ多く収集することで，予測を現実に近づける努力が実る。そのことは創造性を豊かなものにする。

② 理想や期待が高すぎて起こる不安の場合は，理想を現実と妥協させるために，理想を変更させる必要がある。その理想は二次動因である欲求によるものであるので，この欲求を現実に妥協させる必要が出てくる。そのためには，前頭前野の動因変調機能を作動させ，まず第1に動因にかかわる"評価機能を変調させる"，すなわち扁桃体に働きかけ，評価基準を変える必要がある。例えば，100点満点のテストで30点とれたとすると，一般には落胆する。それは，とれなかった－70点（虚）に目が向くためである。とれた30点（実）に目を向け，良しとする（これが事実であり，しかたがないとする）ことがまずもって必要である。さらに加えて次回に"目的を達成させるための努力をおしまない"二次動因が問題解決への最良の方法である。そのことで期待を大志に変え，欲求を現実に妥協させることができる。即座に変更が不可能な場合は，不安をやわらげる抗不安薬の使用で時間をかせぐとよい。

③ 条件づけで反射性に起こる予期不安や恐怖は，条件づけ学習によって確立した罰（欲求の脅かし）を予期予測させる前頭前野の眼窩部の働き（二次動因）であり，事態が起これば対応できないとの評定（扁桃体の働き）による。そのことが逃避や回避を促す。予期不安や恐怖の対象への評価を現実的なものにする必要がある。それには現実の対象は，条件づけされた過去の出来事を再現させるものでないことを"体験的再学習"によって扁桃体の評価機能を変更修正する必要がある。

そのためには，ⅰ）森田のいう「恐怖突入」や行動療法でのフラディングや暴露妨害法が必要となる。ⅱ）そのとき補助として抗うつ薬や抗不安薬の使用は新しい行動を促進させる効果がある。ⅲ）そのことで新しい評価基準を扁桃体に学習させるか，または眼窩部の二次動因の水準を下げることが必要となる。ⅳ）その結果として現実に適応した行動がとれるようになる。ⅴ）このとき理想（期待）と現実的予想（事実）とを区別する訓練（前頭前野と海馬の機能による）が必要となる。いずれを起点（基準）にするかで，予期される結果の判定が大きく変わるが，この働きは，森田がいう「生の欲望」か「死の恐怖」が起こる分岐点ともなる。

同じ不安でも正常不安でなく，まちがった対応をさせる病的不安と神経症性症状への"とらわれ"については第8章で論じる。

文　献

1) Adolphs, R., Tranel, D., Damasio, H., et al.: Impaired recognition of emotion in facial expression following bilateral damage to the human amygdala. Nature, 372: 669-672, 1994.

2) Aggleton, J. P. (ed): The Amygdala: Neurological Aspects of Emotion, Memory, and Mental Dysfunction. Wiley-Liss, New York, 1992.

3) Akert, K.: Comparatory anatomy of frontal cortex and thalamofrontal connections: In: Warren, J. M. and Akert, K. (eds): The Frontal Granular Cortex and Behavior. pp. 372-396, McGraw-Hill, New York, 1964.

4) Barker, D. J. and Thomas, G. J.: Effects of regional ablation of midline cortex on alternation learning by rats. Physiol Behav, 1: 313-317, 1966.

5) Brady, J. V.: The paleocortex and behavioral motivation. In: Harlow, H. F. and Woolsey, C. N. (eds): Biological and Biochemical Bases of Behavior. pp. 193-235, The University of Wisconsin Press, Madison, 1958.

6) Brady, J. V. and Nauta, W. J. H.: Subcortical mechanisms in emotional behavior: Affective changes following septal forebrain lesions in the albino rat. J Comp Physiol Psychol, 46: 339-346, 1953.

7) Cahill, L., Babinsky, R., Markowitsch, H. J., et al.: The amygdala and emotional memory. Nature, 377: 295-296, 1995.

8) Cahill, L., Haier, R. J., Fallon, J., et al.: Amygdala activity at encoding correlated with long-term, free recall of emotional information. Proc Natl Acad USA, 93: 8016-8021, 1996.

9) Clemente, C. D. and Chase, M. H.: Neurological substrates of aggressive behavior. Am Rev Physiol, 35: 329-335, 1973.

10) Damasio, A. R.: Descartes' Error-Emotion, Reason and the Human Brain. Avon Books, New York, 1995.

11) Douglas, R. J. and Prinbram, K. H.: Distraction and habituation in monkeys with limbic lesions. J Comp Physiol Psychol, 69: 473-780, 1969.

12) Fonberg, E.: Control of emotional behavior through the hypothalamus and amygdaloid complex. In: Physiology, Emotion and Psychosomatic Illness. CIBA Foundation Symposium 8, pp. 131-137, Elsevia Excepta Medica, Amsterdam, 1972.

13) Fuster, J. M.: Anatomy, Physiology, and Neuropsychology of the Frontal Lobe. Raven Press, New York, 1980.

14) Gabriel, M., Foster, K. and Orona, E.: Unit activity in cingulate cortex and anteroventral thalamus during acquisition and overtraining of discriminative avoidance behavior in rabbit. In: Thompson, R. F., Hicks, L. H. and Shvyrkov, V. B. (eds): Neural Mechanisms of Goal-directed Behavior. pp. 303-315, Academic Press, New York, 1980.

15) Gray, J. A.: The Neuropsychology of Anxiety: An Enquiry into the Functions of the Septo-Hippocampal System. Oxford Science Publications, London, 1982.

16) Gray, J. A.: The Psychology of Fear and Stress, second edition, Cambridge University Press, London (1987)（八木欽治訳：ストレスと脳．朝倉書店，東京，1991）．

17) Hull, C. L.: Principles of Behavior. Appleton-Century, New York, 1943.

18) Isaacson, R. L.: The Limbic System, second edition. Plenum Press, New York-London, 1982（田代信維監訳：大脳辺縁系と学習．共立出版，東京，1986）．

19) Ishikawa, I., Kawamura, S., and Tanaka, O.: An experimental study on the efferent connections of the amygdaloid complex in the cat. Acta Med Okayama, 23: 519-539, 1969.

20) 岩井栄一：脳－学習・記憶のメカニズム．朝倉書店，東京，1984．

21) Jones, B. and Mishkin, M.: Limbic lesions and the problem of stimulus-reinforcement association. Exp Neurol, 36: 362-377, 1972.

22) Kahle, W., Leohardt, H. and Platzer, W.: Taschenatlas der Anatomie für Studium und Praxis. Band 3: Nervensystem und Sinnesorgane. Georg Thieme Verlag, München, 1976（越智淳三訳：解剖学アトラスⅢ：神経系と感覚器．文光堂，東京，1984）．

23) Kesner, R. P.: Learning and memory in rat with an emphasis on the role of the amygdala. In: Aggleton, J. P. (ed): The Amygdala: Neurobiological Aspects of Emotion, Memory, and Mental Dysfunction. pp. 379-399, Wiley-Liss, New York, 1992.

24) Kierkegaard, S. (1844), 氷上英廣, 熊沢義宣訳：不安の概念／序文ばかり，白水社，東京，1978．

25) Kuypers, H. G. J. M., Szwarcbart, M. K., Mishkin, M., et al.: Occipitotemporal corticocortical connections in the rhesus monkey. Exp Neurol, 11: 245-262, 1965.

26) Maeda, H., and Nakao, H.: Effect of sequential destruction of amygdala and septum on hypothalamic rage in cats. In: Ito, M., Tsukahara, N., Kubota, K. and Yagi, K. (eds), Integrative Control of Functions of the Brain Vol. 1, pp. 370-372, Kodansha, Tokyo, 1978.

27) 前田久雄，平田健太郎，向野英介：情動行動における前頭前野の役割に関する文献的考察．九神精医，27: 267-275, 1981．

28) Maki, S.: Effects of electrical or chemical stimulation of the prefrontal cortex on arrhythmias induced in cats by electrical stimulation of the anteromedial hypothalamus. Fukuoka Acta Medica, 82: 86-99,

29) 牧聡，田代信維，中尾弘之：ネコ前視床下部性不整脈の前頭前野同時刺激による変化．Neurosciences, 14: 222-224, 1988.
30) May, R.: Meaning of Anxiety. The Ronald Press Company, New York, 1950（小野泰博訳：不安の人間学．誠信書房，東京，1963）．
31) Meck, W. H., Church, R. M. and Olton, D. S.: Hippocampus, time and memory. Behav Neurosci, 98: 3-22, 1984.
32) Nakao, H.: Emotional behavior produced by hypothalamic stimulation. Am J Physiol, 194: 411-418, 1958.
33) 中尾弘之：ネコ脳幹刺激によるスイッチ切り行動の意義．九州神経精神医学，12: 288-292, 1966.
34) 中尾弘之：不安の神経心理学的構造．精神身体医学，9: 299-304, 1969a.
35) 中尾弘之：不安の脳機構．不安の精神医学（桜井図南男編），pp. 34-41, 医学書院，東京，1969b.
36) Nakao, H.: Brain Stimulation and Learning − Switch-off Behavior. VEB Gustav Fischer Verlag, Jena, 1971.
37) 中尾弘之：情動よりみた脳幹情動系と辺縁系の関係．精神身体医学，14: 394-397, 1974.
38) Niimi, K., Matsuoka, H., Aisaka, T. and Okada, Y.: Thalamic afferents to the prefrontal cortex in the cat traced with horseradish perxidase. J Hirnforsch, 22: 105-125, 1981.
39) O'Keefe, J. and Nadel, L.: The Hippocampus as a Cognitive Map. Clarendon Press, Oxford, 1978.
40) Olds, J. and Milner, P.: Positive reinforcement produced by electrical stimulation of septal area other regions of rat brain. J Comp Physiol Psychol, 47: 419-427, 1954.
41) Olton, D. W. and Feustle, W. A.: Hippocampal function required for nonspatial working memory. Exp Brain Res, 41: 380-389, 1981.
42) Parkinson, J. K., Murray, E. A. and Mishkin, M.: A selective mnemonic role for the hippocampus in monkeys: Memory for the location of objects. J Neurosci, 8: 4159-4167, 1988.
43) Pavlov, I. P.: Conditioned Reflexes (Translated by G.V. Anrep). Oxford University Press, London, 1927（林髞訳：条件反射学．三省堂，1937）．
44) Peperides, M.: Comparative architectomic analysis of human and the macaque frontal cortex. In: Boller, F. and Grafman, J. (eds): Handbook of Neuropsychology Vol. 6, pp. 17-58, Elsevier, Amsterdam, 1994.
45) Phillips, R. G. and LeDoux, J. E.: Differential contribution of amygdala and hippocampus to cued and contextual fear conditioning. Behav Neurosci, 106: 274-285, 1992.
46) Rosenkilde, C. E.: Functional heterogeneity of the prefrontal cortex in the monkey: A review. Behav Neural Biol, 25: 301-345, 1979.
47) 佐藤方哉：学習行動−道具的条件づけ（1），フリーオペラント．八木冕編：心理学研究法5, 6 動物実験Ⅱ．pp. 117-142, 東京大学出版会，東京，1975.
48) Skinner, B. F.: The Behavior of Organisms: An Experimental Analysis. pp. 19-21, Appleton-Century, New York, 1938.
49) Spiegler, B. J. and Mishkin, M.: Evidence for the sequential participation of inferior temporal cortex and amygdala in the acquisition of stimulus-reward associations. Behav Brain Res, 3: 303-317, 1981.
50) 田代信維編：情動とストレスの神経科学．九州大学出版会，福岡，2002.
51) Thorndike, E. L.: Animal Intelligence: Experimental Studies. Macmillan, New York, 1911.
52) 植木昭和，片岡泰文：不安の脳神経機構．臨床精神医学，21: 651-659, 1992.

第6章 心の構造

　いわゆる神経症といわれる疾患は，これまで多くの研究によって導き出された結論によると，"不安"と"葛藤"が問題とされている。これらは「こころ」という機能で起こっていることには違いないが，「こころ」はどのような仕組みになっているのか，この章で心の構造について考えてみたい。

1. フロイトの心

　心の葛藤がどうして起こるのか。最初にその課題を取りあげたのは Freud, S. (1856-1939) である。彼は神経症の心の悩み（心因）を分析してゆく中で，「こころ」のもつ働きについて，いろいろな角度から説明を試みている。研究の初期には，精神現象を意識のレベルから意識的，前意識的，無意識的なものに分けて考える局所論的観点からみてきたが[11]，後年「こころ」をエス，自我，超自我の3要素に大別する構造論から考察し，人格の中核に自我を置き，図6-1のような心の構造を提示した[10]。自我は元来エスから派生し，発達したものであるが，超自我は後天性に生育史の中で育成され，とくに両親からの影響が大き

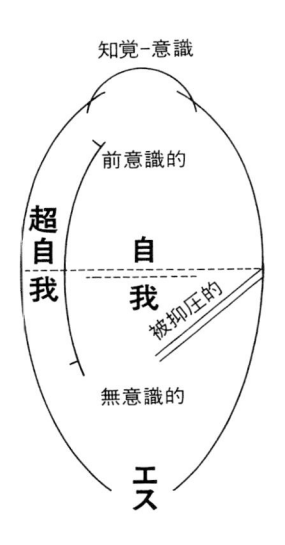

図 6-1　フロイトの描いた「こころ」の構造（Freud）[10]

いとしている。その主たる働きとして，自己監視，良心による裁判，自我理想の基礎形成などがある。また，エスは無意識の領域にあり，暗く近寄り難い部分であり，無秩序で沸き立つ興奮にみちたもので，どのような組織ももたず，価値判断，善悪，道徳をもたず，ただ快感原則に従って衝動を満足させるよう働きかけるものとされている。このようなエスと超自我に挟まれた自我は，次のような機能：現実機能，適応機能，防衛機能，統合機能，自律的機能などをもっている[11,12]。

「現実機能」とは，現実感，正確な認知と正しい判断，現実検討能力などを指し，「適応機能」とは，外界とのかかわりで，行動の選択とその実行によって，自己実現してゆく能力をいう。

「防衛機能」とは，精神内界，つまりエスと超自我との間にある自我が三者間の調整を図る働きをいう。たとえば，欲望や衝動を満たそうとするエスの要求を超自我が禁止しようとする。その"葛藤"を自我が現実的にみて危険や不合理と判断したとき，自我はエスを抑え，適切な処理により，エスと超自我を納得させ，精神内界を安定させる働きをいう。それに失敗すると，神経症症状を呈し，不適応な行動が出現することになる。

「統合機能」とは，精神内界を秩序立てたり，位置づけたりして，全体として平衡を保ち，自他の区別（自我境界）を確定させる。この統合機能に障害があると，自分の側面や属性が自分のものとして理解できず，神経症症状を異物視したり，二重人格体験をしたり，統合失調症にみる「させられ体験」などの障害をみることになる。

「自律的機能」とは，人が成長し，新しい知識や行動や身体運動を身につけていく能力，思考力，判断力，言語表現力などを発達させる能力，また創作する能力などをいう。

すなわち，この機能は前述の4つの機能を活用して，真の自己実現に役立たせる自我機能をいう。

2. ユングの心

Freud, S. と親交があり，後年独自の分野を開いた Jung, C. G.（1875-1961）が描いた「こころ」の世界がある[1,28]。彼は夢やファンタジーを手掛りとして「こころ」の構成を理解しようとした。Jung の考えによると，「こころ」は意識されるものと無意識に内蔵されるものからなっていて，意識されるものは物事の選択と決定をする「エゴ（自我）」，自分の「こころ」の"隠れみの"である「ペルソナ（仮面）」と「行動」である。無意識を知る唯一の方法は，時に漏れ出てくる夢とファンタジーから推測することである。従って「こころ」の葛藤を知るには，この2つの現象の分析によることになる。Jung のいう無意識の世界は個人的無意識「シャドウ（影）」と「集合的無意識」とからなり，シャドウには8つのタイプの性癖があり，集合的無意識には「こころ」のイメージの典型にして普遍的な「アーキタイプ（元型）」があるという。これら Jung の考える「こころ」を図式にしてみた（図6-2）。

Jung のいう「ペルソナ」とは，人が成長するに従って自分と他人とを区別するようになるが，対人関係の複雑な社会を上手に生き抜くために，他人との距離の取り方，自分の感情をむき出しにして自分を傷つけたり，他人

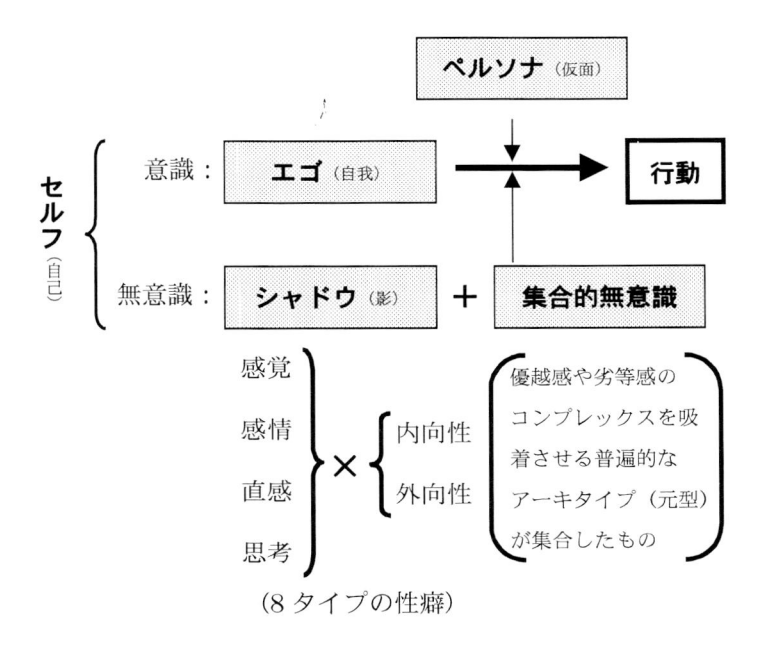

図 6-2 ユングの「セルフ（自己）の構成」（田代 1993）[32]

表 6-1 ユングの男性の「こころ」と女性の「こころ」（秋山，1982[1]より作成）

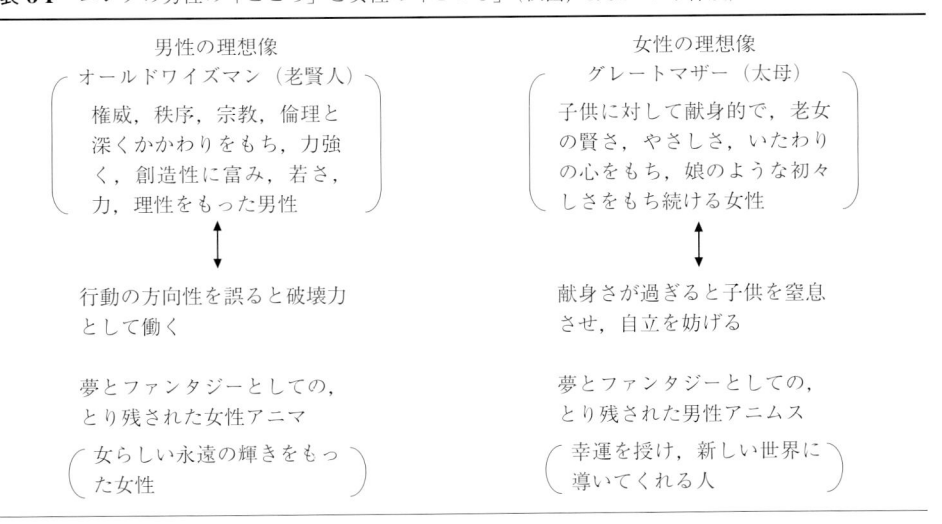

男性の理想像 オールドワイズマン（老賢人）	女性の理想像 グレートマザー（太母）
権威，秩序，宗教，倫理と深くかかわりをもち，力強く，創造性に富み，若さ，力，理性をもった男性	子供に対して献身的で，老女の賢さ，やさしさ，いたわりの心をもち，娘のような初々しさをもち続ける女性
↕	↕
行動の方向性を誤ると破壊力として働く	献身さが過ぎると子供を窒息させ，自立を妨げる
夢とファンタジーとしての，とり残された女性アニマ	夢とファンタジーとしての，とり残された男性アニムス
女らしい永遠の輝きをもった女性	幸運を授け，新しい世界に導いてくれる人

を傷つけたりしないための作法や技術，また考え方など，精神的発達の過程で獲得された一種の防衛手段をいう。彼はまた，表 6-1 に示すように男性と女性は基本的に異なる「こころ」を持っていると考える。男性には，オールドワイズマン（老賢人）になることが理

想像として存在するが，深層には取り残された女らしさが，夢やファンタジーの中で，永遠の輝きをもった女性として浮かびあがってくるという。このイメージの源泉はアニマと呼ばれている。他方，女性にあっては，グレートマザー（太母）を理想像とするが，一方で深層に取り残された男らしさがアニムスとして存在する。

Jung（1935）[17]は，「こころ」の全体を意味するセルフ（自己）の理想，すなわち"理想の人間の「こころ」"をマンダラと呼んだ。それはチベット仏教の曼陀羅に似たもので，円型をなし秩序ある幾何学的模様のイメージをしたものである。

ユング派の治療[17]は，主として夢分析によるが，夢は本来"展望的な機能をもったもの"であり，分析の目標は"自己実現を目指す"もので，治療の過程は，その人らしさへの個別化の過程と考えている。

3. マックリーンの心

脳解剖学者で脳の機能を深く考察したマックリーン MacLean, P. D.（1970）[20]によると，脳は進化論的にみて，また温血動物の脳波や考古学的，神経学的，行動学的見地からみて，その特徴として3つの系から成り立っているとした。それは，原始爬虫類脳（Rhombencephalon：R-複合体），旧哺乳類脳と新哺乳類脳よりなる三位一体の脳である。図6-3 にみるように，R-複合体は脳神経系の中核をなし，その上層に大脳辺縁系が，そして最上層に新皮質（大脳皮質連合野）がある。

R-複合体は，原始的な学習や原始的な記憶に基づいた一定の型の行動（生命を維持し，種を保存するために必要な基本的な行動）に

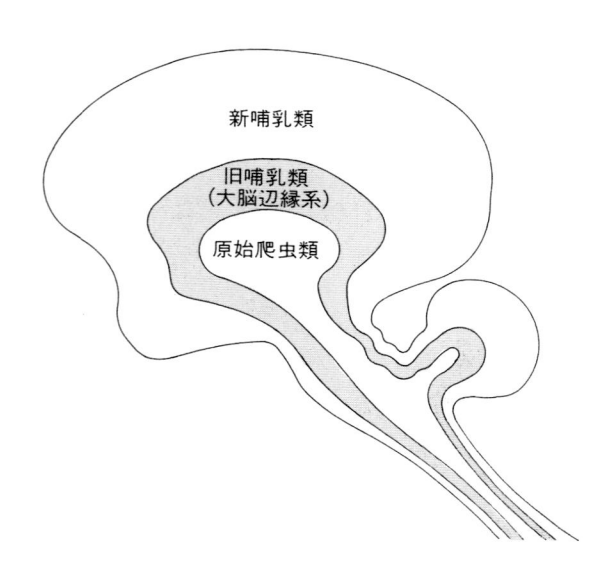

図 6-3　進化の過程で人間が受け継いだ生物学的遺産の一部となっている脳の3つの主要タイプの階層構造（Restak, 1979[26]より引用）

関与する。例えば，縄張り形成，餌あさり，餌の貯蔵，巣づくり，うなり声，挨拶，集団形成などがある。このR-複合体は，動物の種により固有の行動がみられるが，その行動の貯蔵庫の一部と考えられている。

　大脳辺縁系は，R-複合体を取り囲んでいる一連の脳組織で，"脳幹の帽子"とも例えられる。この辺縁系は，動物が「環境に，より上手に適応できる」ように働く機能を備えている。一部は食欲や性欲に関係した本能行動に影響を与え，また情動や気分などの感情にも関与し，より複雑な対応ができるよう機能する。特記すべきは，この辺縁系は外界からの情報と内界からの情報をうまく結合させる役目を担っている（うまく結合させることができないとき，不安や葛藤が起こるのかも知れない）。辺縁系は，一般にR-複合体の機能を抑制することで調整しているらしく，辺縁系の破壊によって，しばしば原始的行動が乱発される。例えば，両側の側頭葉と辺縁系を破壊されたクリューバ・ビューシー症候群 Klüber-Bucy Syndrom [18] は有名である。

　大脳辺縁系に「てんかん」の焦点があると，発作時に快感を感じたり，急に不快で腹立たしくなったりする感情が起こったり，初めての場所なのに以前に来た経験があるような気がする既知体験や，逆に自分の親がすっかり別人にみえたり，普段見慣れているはずの景色が別世界のようにみえたりする認知と記憶の間の照合に異変が起こることがある[20]。

　大脳辺縁系の研究によって，動物の脳の発達には2つの意味があることが判明した。1つは，大脳辺縁系の名付けの親であるMacLean[20]の言葉によれば「下等哺乳類における"大脳皮質の成立"は，爬虫類の脳に"思考の帽子"をかぶせ，ステレオタイプの行動から意志ある行動へ解放した」ことである。今1つの発見は，"大脳辺縁系の成立"によって，動物や人間の行動に"記銘"と"情動"が導入され，そのことによって個体が統制のある一連の行動がとれるようになったことである。他方，起こる情動の個体差によって，個性的な行動をとるようになった。そこには，新しいものを創造していく可能性が秘められている。興味あるものは記憶に残りやすく[4,5]，物事の多くは感情によって価値評価されることなど，誰しも経験することである。すなわち，理性と感情，感情と行動を結ぶ"接点"が大脳辺縁系にあるといえる。

　このように大脳辺縁系は新皮質と脳幹の双方に密な線維連絡があることから，MacLean, P. D.（1949）[19] は，視床下部が情動表出の効果発現機構であるとした上で，情動体験は大脳皮質が関与するとし，大脳辺縁系に情動形成と解消の役をあてた。また①扁桃体を中心とした前頭・側頭部回路は「自己の生存」のために働き（M1），②海馬，中隔，帯状回を中心とした回路は，巣づくり，生殖，出産の準備行為に関与する「種属の存続」のために働き（M2），③視床下部を中心とした視床前部と視床内側部，帯状回を結ぶ回路は「社会的性的行動 sociosexual behavior」に必要な部位（M3）とした。特に，第3番目の回路は爬虫類にはなく，脊椎動物でも高等なものほどよく発達している。

　脳神経回路網（図5-3）をさらに情動の形成，発動，および表出からみると，図6-4のようになる。知覚系に入力された情報は認知心理学的にみると，まず「記憶系」と照合され，そのものが何かを「認知」するが，多く

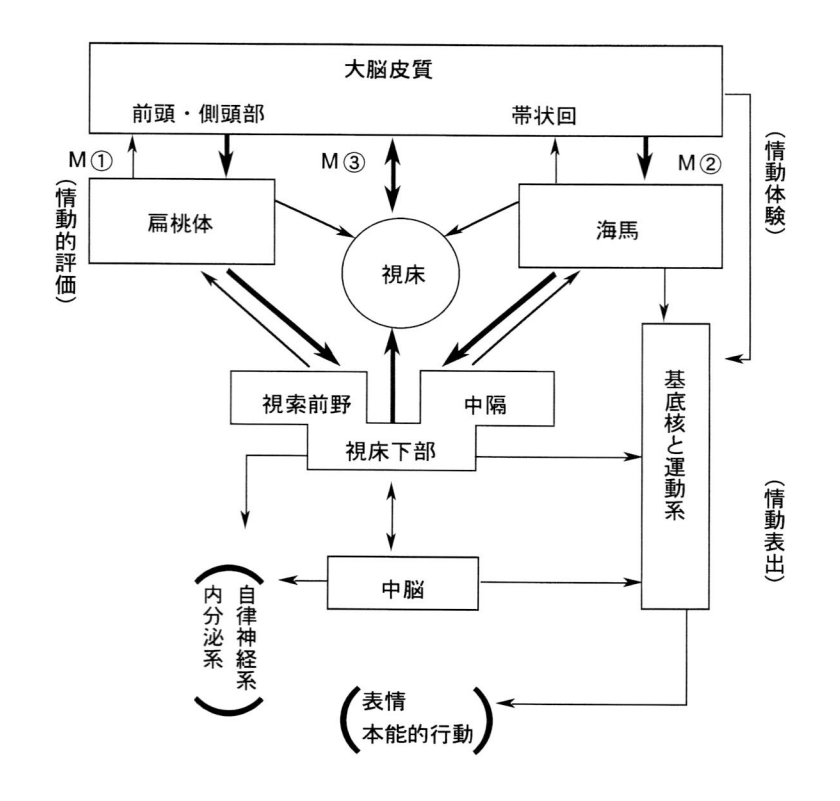

図 6-4 脳神経回路と情動の 3 側面
感覚入力に対する「情動的評価」は視床下部と扁桃体で決定され,「情動体験」
は視床下部−中隔・海馬系−大脳皮質で起こり,「情動表出」は視床下部・中脳,
前頭前野と運動系が関与する.
M①, M②, M③は本文参照.

の場合同時にそのものの価値も「評価」される（認知的評定）. 情動（感情）の成立過程からみると"情動的評価"機能としてとらえられる. 評価は多くの場合, その時に起こる「欲求」の種類や強さによって変化するが, 内的に起こる欲求と外的刺激によって起こる欲求がある. その認知や評価がはっきり決まらないときには"不安"感情が起こるが, 対象が明らかとなると, 恐怖や怒りの「情動」が起こる. そこで, 初めて主観的な"情動体験"として自覚される. これらの情動は, 自律神経系や内分泌系といった身体的変化とも直接的な関連をもつことがわかっている[6]. 表情や姿勢も生来性に組み込まれた装置によって, ステレオタイプの怒りや恐怖の「表情」が起こり,「姿勢」もそれにかなった態度が自ずと表出されることは, 動物実験でよく調べられている[14, 24]. これを"情動表出"という. 欲求は, 図 6-5 に矢印で示すように, 認知や評価に大きな影響力をもっている. 例えば自動車を運転しているとき, 信号灯には注意が行っても, 電柱には関心は向かない. 満腹したサルは好きなバナナにも見向かない. 追いつめられたネズミは, 突然ネコへ向かっ

第6章 心の構造

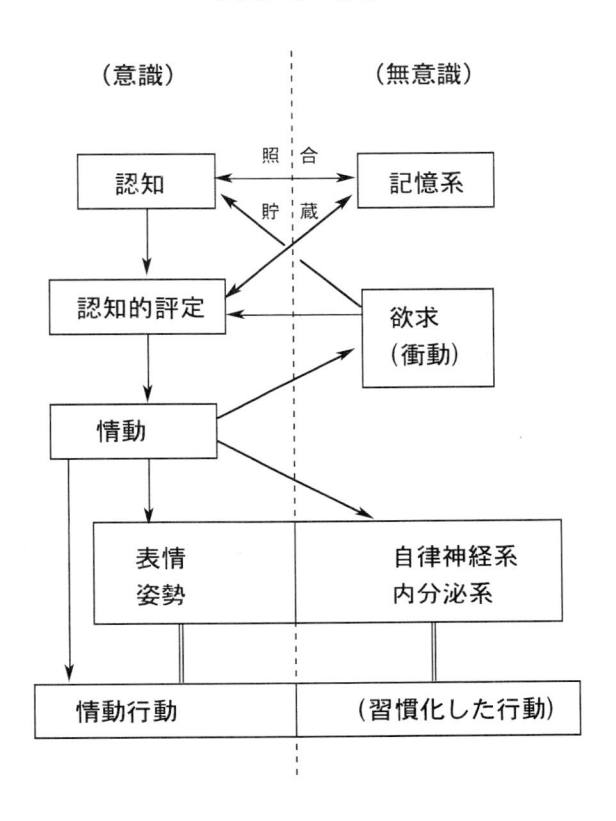

```
    (意識)           ¦      (無意識)
                    ¦
                照 合
        ┌──────┐ ←────→ ┌──────┐
        │ 認知 │         │記憶系│
        └──────┘ 貯 蔵  └──────┘
            │   ←────       ↑
            ↓                │
        ┌────────┐ ←──── ┌──────┐
        │認知的評定│       │ 欲求 │
        └────────┘ ────→ │(衝動)│
            │              └──────┘
            ↓         ↗
        ┌──────┐ ────
        │ 情動 │
        └──────┘
         │    │
         ↓    ↓
      ┌─────┬──────────┐
      │表情 │ 自律神経系│
      │姿勢 │ 内分泌系 │
      └─────┴──────────┘
         │        ‖
         ↓        ‖
      ┌────────┬──────────────┐
      │情動行動│(習慣化した行動)│
      └────────┴──────────────┘
```

図 6-5　情動形成過程と情動行動
　　　　右側の機能は意識されにくい。欲求には本能的欲求
　　　　と社会的欲求がある。

て恐怖から怒り攻撃行動へ変わる。すなわち欲求によって異なる評価と異なる情動が起こる。表情や姿勢は「情動の態度」として表出され，そして適当な対象をみつけて「情動行動」が起こり，完了する。

4. 精神機構モデル

　第5章でみてきたように大脳辺縁系は，大脳新皮質，特に前頭前野と視床下部・脳幹との中間にあり，MacLean[19]のいうように情報の仲介役をしているようにみえる。特に精神医学分野からみると，中隔・海馬系を含むPapezの回路は，知的機能を作動させるときに必要とされており，認知や予測に関与する[13,15,19]。扁桃体・視床背内側核・前頭前野眼窩部を結ぶ回路は，情動の形成と予期情動形成に重要な役割を担っているようにみえる。前頭前野・眼窩部から直接視床下部外側部[7,25]や脳幹[2,33]へも線維連絡があることなども，その密接な関わりが予想される。視床下部と脳幹には，生物が生存するために必要な基本的な機能が内蔵されていて，ステレオタイプの反射的行動が起こることは既によく知られたことである[3,19]。

　このようにみると，大脳辺縁系の機能は2

つに大別され，前章で述べたように海馬は情報を知性に変え，扁桃体は情報を情動（感情）に変える変換器といえる。2つの情報は前頭前野で統合され，快をもたらすものへは接近し，不快をもたらすものからは遠ざかる行動（攻撃，回避，逃走）が決定されると推測される。またそれらを稼働させる原動力（動因）は視床下部と脳幹にあることも前章で述べた。以上のことを総括すると，「こころ」の機能単位である知，情，意は図6-6のようになる。これらは三位一体として働く。

　この機能を脳神経回路網（図5-3）と情動発動からみた図6-4とを重ね合わせてみると，例えば，後頭葉の視覚中枢に入った情報は側頭葉と頭頂葉へ行くが，側頭葉から中隔・海馬系へ入力された情報はPapezの回路で，ある特定のものとして知的「認知」され，同じ情報が同時に扁桃体へ入力されて「認知的評定」を受けるという"同時並列した情報処理"を受けて前頭前野で統合され，認知とその評価が成立するのではないだろうか。評価が決定し，起こる最終的な情動は中隔・海馬系からの抑制解除により，視床下部と脳幹から表出される。さらに，ここで問題になるのは，その情報処理の原動力となる欲求である。一次動因は視床下部と脳幹にあるが，学習によってもたらされる二次動因（学習された欲求）の発動部位は，前頭前野眼窩部にあるとするのが妥当であろう（図5-3）。

　スピールバーガー Spielberger, C.D.（1966）[27]は，認知心理学的立場から不安には特性と状態の2つの特徴があることを明らかにしたが，彼の理論は不安の発生に主眼があって，「こころ」の動きを説明するには十分なものではなかった（図3-2）。田代ら（1987）[31]は，これまで述べてきた脳神経解剖学，脳生理学および神経心理学の知識を参考にして図6-7に示すような精神機構モデルを考えた。これは，図5-4での前頭前野の2つの大きな機能を便宜上分離して表記したものである。そして，このモデルが臨床症例でも使用に耐えられるものかどうか，その検証をこれまで行ってきたが，このモデルは図6-5ともよく符合する。

　ここで，欲求（二次動因）としてマズロー Maslow, A. H.（1943）[21]が発見した人間の動

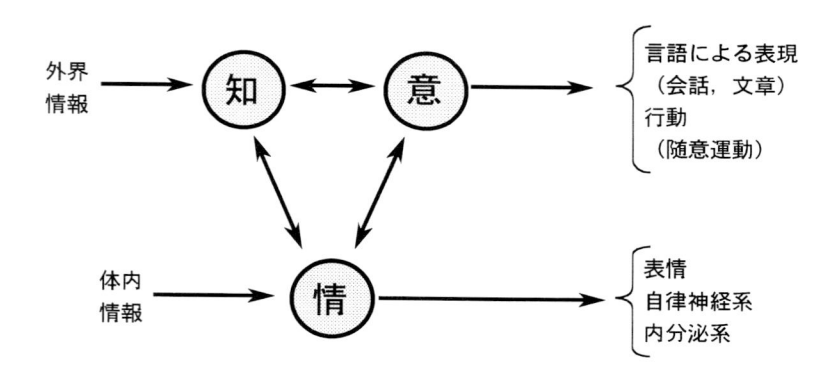

図 6-6　知情意の関係（田代，1986）[30]

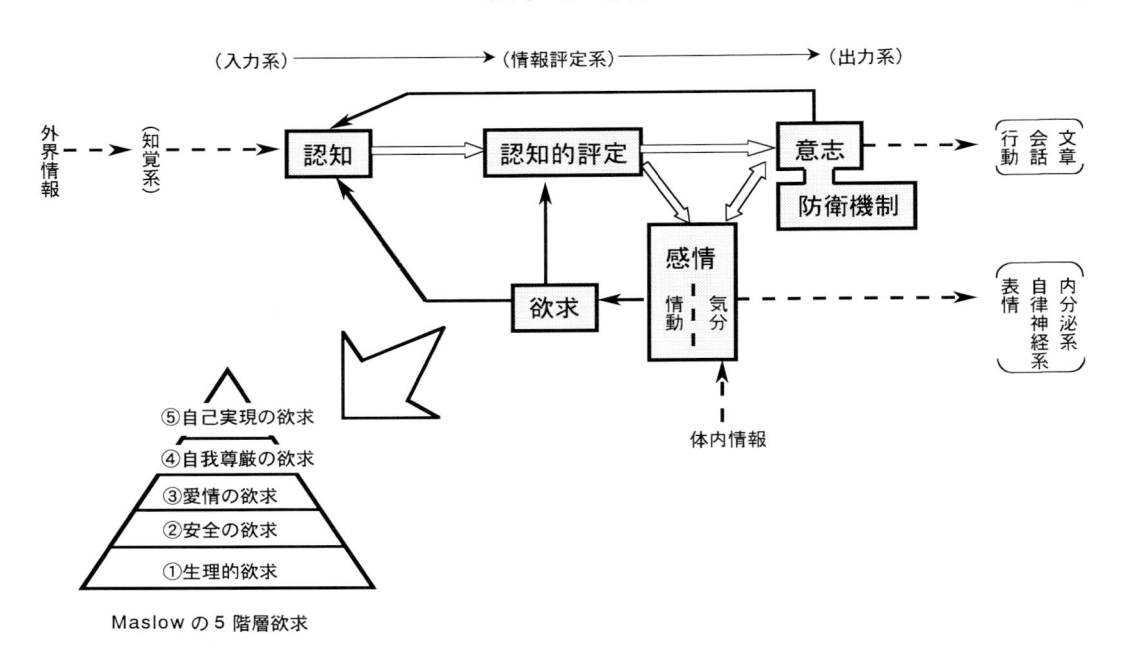

図 6-7　精神機構モデルと Maslow の欲求階層（田代ら，1987）[31]
矢印は情報の主たる流れの方向を示す。

機となる5つの基本的欲求を援用した。彼の説によると，最も基本的な，そして最も重要な欲求は①生理的欲求であるという。この欲求は，個体が「生きる」に必要な欲求であり，食欲，性欲，呼吸欲，睡眠欲など本能的欲求である。これらの機能の中枢は視床下部と脳幹にあるが，その欲求が充足されないと感じたとき（意識にのぼったとき）に問題となる。②安全の欲求とは個体が生きる上での環境や状況が安定していることを求める欲求である。気温，気候が安定しており，安心しておれる「居場所」があり，生きるために必要な経済的安定などを求める欲求である。これらが得られると人とのコミュニケーションを求める③愛情欲求が現われる。これは生後まもなく出現する。特に母子関係で言語以前のコミュニケーションが精神分析では重要視され

ている。その次に④自我尊厳の欲求がある。これは自己への承認の欲求であるが，自分で承認するか，周囲の人が承認するかの2つの欲求に分けることがある。前者は，自信と劣等感に関係するものであり，後者は，賞賛と誹謗（中傷）に関するものである。その上位に出現する⑤自己実現の欲求がある。これは人間の動機として最高峰の欲求であると Maslow はいう。簡略に言うと，自己の能力，才能を十分に発揮しているときにその充足感を味わうという。神経症の研究者たちも，似た内容の欲求について述べており，その関係については既に表 4-3 に示した。

以上に述べた Maslow [21] の欲求の①，②は Sullivan [29] のいう身体的満足欲求と，また欲求③，④，⑤は社会的安全欲求とみることもできる。これらの欲求は本能的なものとはい

え，意識にのぼってきた欲求であり，学習によって獲得された欲求であるところをみると，前頭前野眼窩部が主要拠点といえそうである。すなわち，Maslowのいう基本的欲求は二次動因であり，そこで起こる情動は二次情動ということになる。

意思決定は前頭前野で行われると一般に考えられており，防衛機制は学習された反射性の言動とされ，意志の代弁者でもあるので隣り合わせに配置した。情動は特定の刺激に対する一過性の反応としての感情であるが，気分は繰り返される弱い刺激によって起こる感情で，これらは脳の情報処理機能全体にわたって作用する。躁気分では情報処理機能は速くなり，楽天的判断がなされるのに対して，「うつ」気分では処理機能は全体的に遅くなり，悲観的判断がなされる。感情と関連してステレオタイプの表情，自律神経系反応や内分泌反応などの身体的反応が起こる。

5. 認知科学の心（メンタル・モデル）

外界の事象を認知面から理解しようとする認知科学がある。Craik, K. (1943)[8]が『説明とは何か』というタイトルの著書のなかで，「人間の脳は，外界で起こる出来事を内的モデルに翻訳し，記号を操作し表現することで推論を行い，行動に変換し，また記号と外界の出来事との相関を認識する」と述べている。

今日のコンピュータの発明につながる発想をした Johnson-Laird, P. N. (1990)[16] によると，認知科学にみるメンタル・モデルは次のようなものである。例えば，「台所のストーブの前にテーブルがある」という表現で，光景がみえなくても，その配置を思い描くことができる。

推論にかかわるメンタル・モデルでの理論の第1のクラスは，推論が論理式のような規則に依存する。

(1) もしも患者が膀胱炎であるなら，
　そして，
〔(2) ペニシリンに対してアレルギーがあるなら〕
(3) ペニシリンを与えよ。

という命題があるとすると，推論において文脈を正当化するためには前提が偽である（もしくは，結果が真である）ときには，条件文は常に真として扱われるので，前提が真なら結論も真でなければならないと考える。

このような演繹的推論だけでなく，帰納的推論も同様に扱う。

理論の第2のクラスは，内容の重要性を直接認める。

x が犬であるなら，x は動物である。

このような規則を駆動することで，専門的な知識を具体化し，医療診断や化学分析などで賢明な判断を下す手助けとなるコンピュータ・プログラムをつくるのに用いられている。

理論の第3のクラスは，どのような推論規則も用いないが，推論がメンタル・モデルの操作に依存する。三段論法によるメンタル・モデルでは，前提として，

すべての運動選手は浮浪者でない。
ある事務員は浮浪者である。

その妥当な結論は，

ある事務員は運動選手でない。

である。しかし，大抵の人々は，

すべての運動選手は事務員でない。
すべての事務員は運動選手でない。

第6章 心の構造

どんな結論も導けない。
などと回答する。

メンタル・モデルの内容の多くは省略するが，このモデルはコンピュータの発展とともに進展している認知の領域を扱ったモデルである。

「こころ」を認知から理解しようとする試みがある。三宅（1992）[23]によると，「意識する内容」は脳内の現象であり，わからないので，「意識する事象」を扱う。例えば，赤い夕焼けの「見え」という意識事象は，目を閉じると「見え」は消失するが，物理現象としての夕焼けは消滅するわけではない。意識事象は（主体に属する事象であるが）外界に生起する物理的事象が反映されて成立することが少なくない。従って，意識事象とは"主体が「知るという働き」の結果"として成立する。この意識事象は大脳の内部に成立し，神経回路の活動による。

意識が情報処理の枠組みの中で，どのような位置を占めるのかは必ずしも明らかでないが，特に意識が必要とされるのは，新しい状況や難しい問題を解決しなければならない状況であり，習慣的な行動をするときには必要とされない。思考は意識の世界をよりよく知るための"心の活動"である。「知る」という働き（意識事象）が成立するためには，あらかじめ「限定される可能性の集合」が存在していなければならない。この集合とは「情報」に対応するもので，知ることによって成立する"構造"が「情報」ということになる。意識を理解するためには，心のような高次の機能単位を問題にすることが重要であろうと三宅[23]はいう。

人間の心は，先にも述べたように感情と思考と行動を扱わないとその理解は不十分となる。メンタル・モデルは，これらをまとめて説明するものではないことがわかる。

脳での情報処理は，松本（1999）[22]によると次の3つの機能で行われるという。①脳にアルゴリズムがまず固定（記憶）される。②脳が入力情報を得ると，脳から出力するだけの"価値"があるか即座に判断され，価値があるとなると，その入力情報は"検索情報"となって脳が既に獲得しているアルゴリズムのどれかが選択され，出力される。③脳から出力されると，その用いられたアルゴリズムは変更される。すなわち，脳はダイナミックな表引きテーブル（ルックアップ・テーブル）である。さらに④学習アルゴリズムは，出力依存性だけでなく，時間情報を連合させることから，予測や予見することができる。⑤脳が獲得したアルゴリズムによる予測と入力情報からの「意味づけ」とが一致すると，上記の脳の認知プロセスは了解（納得）という"感情"をもって収束する。

以上の情報処理プロセスは，第5章で述べた前頭前野，大脳辺縁系と視床下部・脳幹との間でみる情報の流れと基本的な面でよく似ている。

文　献

1) 秋山さと子：心ってなに？　ほるぷ出版，東京，1982.
2) Arnsten, A. F. T. and Goldman, R. P. S.: Selective prefrontal cortical projections to the region of the locus ceruleus and raphe nuclei in the rhesus monkey. Brain Res, 306: 9-18, 1984.
3) Bard, P.: A diencephalic mechanism for the expression of rage with special reference to the sympathetic nervous system. Am J Physiol, 84: 490-515, 1928.
4) Cahill, L., Babinsky, R., Markowitsch, H. J., et al.: The amygdala and emotional memory. Nature, 377:

295-296, 1995.

5) Cahill, L., Haier, R. J., Fallon, J., et al.: Amygdala activity at encoding correlated with long term, free recall of emotional information. Proc Natl Acad USA, 93: 8016-8021, 1996.

6) Cannon, W. B.: Bodily Changes in Pain, Hunger, Fear, Rage. Branford, Boston, 1953.

7) Cavada, C. and Suarez, S. F.: Topographical organization of the cortical afferent connections of the prefrontal cortex in the cat. J Comp Neurol, 242: 293-324, 1985.

8) Craik, K.: The Nature of Explanation. Cambridge Univ. Press, Cambridge, Engl., 1943.

9) Freud, S. (1915): Die Verdrängung（加藤正明訳：抑圧・フロイト不安の問題，フロイト選集改訂版，第10巻. pp. 107-121, 日本教文社, 東京, 1969).

10) Freud, S. (1932): Neue Folge der Vorlesungen zur Einführung in die Psycho-Analyse（右沢平作訳：続精神分析入門, フロイト選集3巻, pp. 121-168, 東京, 1983).

11) Freud, S. (1933): Vorlesungen zur Einführung in die Psychoanalyse. Gesammelte Werke Bd. XI, Imago Publishing, London, 1940 (S, Fischer Verlag GmbH, Frankfurt am Main)（懸田克躬，高橋義孝訳：フロイト著作集1. 精神分析入門（正・続）. 人文書院, 京都, 1983).

12) Freud, S. (1940): Abriss der Psychoanalyse（小比木啓吾訳：精神分析概説. 井村恒郎他編：フロイト著作集9. pp. 156-209, 人文書院, 東京, 1983).

13) Gray, J. A.: The Psychology of Fear and Stress. Second edition, Cambridge University Press, London, 1987（八木欽治訳：ストレスと脳, 朝倉書店, 東京, 1991).

14) Hess, W. R.: Das Zwischenhirn: Syndrome, Lokalaisation, Funktionen. Benno Schwabe, Basel, 1949.

15) Isaacson, R. L.: The limbic System, second edition. Plenum Press, New York-London, 1982（田代信維監訳：大脳辺縁系と学習. 共立出版, 東京, 1986).

16) Johnson-Laird, P. N.: Mental models. In: Posner MI (ed): Foundation of Cognitive Science. pp. 469-499, The MIT Press, Boston, 1990（伊庭斉志訳：メンタルモデル. 安西祐一郎他編：認知科学ハンドブック. pp. 84-103, 共立出版, 東京, 1992).

17) Jung, C. G.: Analytical Psychology: Its Theory and Practice. Walter Verlag AG, Schweiz, 1935（小川捷之訳：ユング分析心理学, みすず書房, 東京, 1976).

18) Klüber, H. and Bucy, P. C.: "Psychic blindness" and other symptoms following bilateral temporal lobectomy in rhesus monkeys. Am J Physiol, 119: 352-353, 1937.

19) MacLean, P. D.: Psychosomatic disease and "visceral brain": Recent developments bearing on the Papez's theory of emotion. Psychosom Med, 11: 338-353, 1949.

20) MacLean, P. D.: The triune brain, emotion, and scientific bias. In: Schmitt, F. O. (ed): The Neurosciences, Second Study Program. pp. 336-349, Rockefeller Univ. Press, New York, 1970.

21) Maslow, A. H.: A theory and human motivation. Psychol Rev, 50: 570-396, 1943.

22) 松本元：情動情報処理の神経機構. 濱中淑彦, 倉知正佳編：脳と行動（臨床精神医学講座21）. pp. 171-184, 中山書店, 東京, 1999.

23) 三宅芳雄：概観；心の基本的特徴の解明. 安西祐一郎他編：認知科学ハンドブック. pp. 135-143, 共立出版, 東京, 1992.

24) Nakao, H.: Emotional behavior produced by hypothalamic stimulation. Am J Physiol, 194: 411-418, 1958.

25) Nauta, W. J. H.: Neural associations of the amygdaloid complex in the monkey. Brain, 85: 505-520, 1962.

26) Restak, R. M.: The Brain: The Last Frontier. Doubleday & Company, New York, 1979（河合十郎訳：脳の人間学, 新曜社, 東京, 1982).

27) Spielberger, C. D.: Theory and research on anxiety. In: Spielberger, C. D. (ed): Anxiety and Behavior. pp. 3-20, Academic Press, New York, 1966.

28) Stein, M.: Jung's Map of The Soul: An Introduction. Carus Publ Comp, 1998（入江良平訳：ユング・心の地図, 青土社, 東京, 1999).

29) Sullivan, H. S.: The Interpersonal Theory of Psychiatry. W. W. Norton, New York, 1953.

30) 田代信維：精神分裂病. 松浦啓一, 中尾弘之, 小嶋正治編：脳の機能とポジトロンCT. pp. 143-150, 秀潤社, 東京, 1986.

31) 田代信維, 玉井光, 中尾弘之：新しい外来森田療法の理論的側面. 九州神経精神医学, 33（3-4): 411-417, 1987.

32) 田代信維：脳と「こころ」の関係. 田代信維編著：脳―その構造と機能. pp. 161-180, 世界保健通信社, 大阪, 1993.

33) Terreberry, R. R. and Neafoey, E. J.: The rat medial frontal cortex projects directly to autonomic regions of the brainstem. Brain Res Bull, 19: 639-649, 1987.

第7章 神経症性障害と身体表現性障害

はじめに

WHOによって1978年につくられたICD-9は診断では表7-1に示すように分類され、広く世界で愛用されていたが、この疾患分類は診断のための手引きではなく、疾患と死亡率の統計学的報告のための便宜的なものであった。疾患の状態像が記載されているが、それ以上のものでなく、臨床的に、有用な診断手引きとはいいがたいものであった(Jablensky, 1985)[4]。診断基準があいまいなため疾患研究を行うにあたって信頼性に欠ける問題があり、アメリカの精神医学会は、統計学的に信頼度を高める目的でDSM-Ⅲ (Diagnostic and Statistical Manual of Mental Disorders, 3rd Edition)[1]を1980年につくった。その後改訂を重ね、1994年にはDSM-Ⅳ[3]が出版された。ICD-10[7]を主軸にICD-9とDSM-Ⅳとの関係を表7-1に神経症に限って対応させてみた。厳密に言うと定義でいろいろと違いがあるので概観するにとどめるが、時代を反映してパニック障害と身体表現性障害を中心とする身体化や疼痛性障害など、身体症状にかかわる障害が従来の分類に加えて、事細かに分類されている。DSM-Ⅳでは抑うつ神経症は気分障害の気分変調性障害へ、また神経衰弱が消えている。ICD-10では一応の型として残されているが、定義があいまいなので使用にあたっては、ガイドラインをふまえて独自の判断基準を明らかにすべきであると注意書きがなされている。

1. 症状と診断基準

これらの新しい診断基準の特徴は、操作的診断とし、従来の経験に基づく診断を廃止したところにある。不安障害の基本症状が網羅されている全般性不安障害は、ICD-10によると、表7-2の症状にみるように自律神経系(心臓血管系、消化器系、呼吸器系)機能の違和感、運動性筋緊張にかかわる症状と、精神的緊張感(予期不安、予期恐怖、知的機能の障害感などを含む)があげられている。加えて全身的な症状や警戒心にからむ精神的身体的な過敏症状などがある。

疾患の起こり方の特徴として、以下のような違いがあげられる。
① それらの症状が突然予期なく起こったり【パニック障害】、また予期不安に付随して起こる【全般性不安障害】。
② 特定の状況(広場、一人旅、人前、会合)で起こったり【広場恐怖症、社会恐怖症】、または特定のもの(雷、ヘビ)

表 7-1　ICD-10 診断分類を主軸にみた ICD-9[6] と DSM-Ⅳ[3] の比較

ICD-9 Mental Disorders (WHO, 1978)		ICD-10 Mental and Behavioral Disorders (WHO, 1993)		DSM-Ⅳ (APA, 1994)	
神経症性障害（人格障害および非精神病性精神障害）(300-316)		F 40-F 48 神経症性障害，（ストレス関連性障害）および身体表現性障害			
300	Neurotic Disorders　神経症			Anxiety Disorders　不安障害	
300.2	Phobic State　恐怖症	F 40	Phobic Anxiety Disorders（恐怖症性不安障害）	300.01	広場恐怖を伴わないパニック障害
		F 40.0	広場恐怖症		
		F 40.00	パニック障害を伴わないもの	300.22	パニック障害の既往歴のない広場恐怖
		F 40.01	パニック障害を伴うもの	300.21	広場恐怖を伴うパニック障害
		F 40.1	社会恐怖症	300.23	社会恐怖（社会不安障害）
		F 40.2	特定の（個別的）恐怖症	300.29	特定の恐怖症（単一恐怖）
		F 41	Other Anxiety Disorders（他の不安障害）		
300.0	Anxiety States　不安神経症	F 41.1	全般性不安障害	300.02	全般性不安障害〔小児の過剰不安障害を含む〕
300.0	Neurotic Depression　抑うつ神経症	F 41.2	混合性不安抑うつ障害		
300.3	Obsessive-Compulsive Disorders　強迫神経症	F 42	Obsessive-Compulsive Disorder（強迫性障害）	300.03	強迫性障害
		（F 43	Reaction to Severe Stress, and Adjustment Disorders：重度ストレス反応および適応障害）	（309.81	外傷後ストレス障害
				308.03	急性ストレス障害
				309.xx	適応障害）
300.1	Hysteria　ヒステリー	F 44	Dissociative [Conversion] Disorders（解離性【転換性】障害）	Dissociative Disorders　解離性障害	
		F 44.0	解離性健忘	300.12	解離性健忘
		F 44.1	解離性遁走	300.13	解離性遁走
		F 44.2	解離性昏迷		
		F 44.3	トランスおよび憑依障害		
		F 44.4	解離性運動障害	（300.11	転換性障害）
		F 44.5	解離性ケイレン		
		F 44.6	解離性知覚麻痺（無感覚）および知覚（感覚）脱出		
		F 44.7	混合性解離性（転換性）障害		
		F 44.8	他の解離性（転換性）障害		
		F 44.80	ガンザー症候群		
		F 44.81	多重人格障害	300.14	解離性同一性障害
		F 44.82	小児期あるいは青年期にみられる一過性解離性（転換性）障害		
		F 44.88	他の特定の解離性（転換性）障害		
		F 44.9	解離性（転換性）障害，特定不能のもの	300.15	特定不能の解離性障害
		F 45	Somatoform Disorders（身体表現性障害）	Somatoform Disorders　身体表現性障害	
		F 45.0	身体化障害	300.81	身体化障害
		F 45.1	鑑別不能身体表現性障害	300.81	鑑別不能身体表現性障害
300.7	Hypochondriasis　心気症	F 45.2	心気障害	300.07	心気症
		F 45.3	身体表現性自律神経機能不全		
		F 45.4	持続性身体表現性疼痛障害	300.xx	疼痛性障害
		F 45.8	他の身体表現性障害		
		F 48	Other Neurotic Disorders（他の神経症性障害）		
300.5	Neurasthenia　神経衰弱	F 48.0	神経衰弱		
300.6	Depersonalization Syndrome　離人症候群	F 48.1	離人・現実感喪失症候群	（300.06	離人症性障害）
				300.xx	虚偽性障害
300.8	Other Neurotic States			300.07	身体醜形障害
300.9	Unspecified				

表 7-2 全般性不安障害の診断のためのガイドライン（ICD-10 より引用）

A. 日常の出来事や問題について，少なくとも 6 ヵ月間持続する，顕著な緊張，不安や心配の感情があること
B. 次のうち少なくとも 4 項が存在し，そのうち少なくとも 1 項は項目
　　（1）～（4）項のいずれかであること

自律神経性の刺激による症状

（1）動悸，または強く脈打つ，または脈が速くなる
（2）発汗
（3）振戦または震え
（4）口渇（薬物や脱水によらないこと）

胸部，腹部に関する症状

（5）呼吸困難感
（6）窒息感
（7）胸部の疼痛や不快感
（8）嘔気や腹部の苦悶（例：胃をかき回される感じ）

精神状態に関する症状

（9）めまい感，フラフラする，気が遠くなる，頭がグラグラする感じ
（10）物事に現実味がない感じ（現実感喪失），あるいは自分自身が遠く離れて「現実にここにいる感じがしない」（離人症）
（11）自制ができなくなる，気が狂いそうだ，あるいは気を失うという恐れ
（12）死ぬのではないかという恐怖感

全身的な症状

（13）紅潮または寒気
（14）シビレ感またはチクチクする痛みの感覚

運動性緊張の症状

（15）筋緊張，もしくは痛みや疼痛
（16）落ち着きのなさ，リラックスできないこと
（17）感情の高ぶり，イライラ感，精神的な緊張感
（18）喉のつかえた感じ，嚥下困難感

他の非特異的症状

（19）些細な驚きや驚かされることに対しての過剰な反応
（20）心配や不安のために，集中できなかったり，ぼんやりする
（21）持続的な易刺激性
（22）心配のための入眠困難

C. この障害は，パニック障害，恐怖症性不安障害，強迫性障害，あるいは心気障害の診断基準を満たさないこと
D. **主要な除外基準**：この不安障害は，甲状腺機能亢進症，器質性精神障害のような身体障害，あるいはアンフェタミン様物質の過剰摂取やベンゾジアゼピン系薬物の離脱といった精神作用物質に関する障害によるものではないこと

表 7-3　人格障害の分類（DSM-Ⅳ）

A群 人格障害　Cluster A Personality Disorders
- 301.0　妄想性人格障害
  Paranoid Personality Disorder
- 301.20　分裂病質人格障害
  Schizoid Personality Disorder
- 301.22　分裂病型人格障害
  Schizotypal Personality Disorder

B群 人格障害　Cluster B Personality Disorders
- 301.7　反社会性人格障害
  Antisocial Personality Disorder
- 301.83　境界性人格障害
  Borderline Personality Disorder
- 301.50　演技性人格障害
  Histrionic Personality Disorder
- 301.81　自己愛性人格障害
  Narcissistic Personality Disorder

C群 人格障害　Cluster C Personality Disorders
- 301.82　回避性人格障害
  Avoidant Personality Disorder
- 301.6　依存性人格障害
  Dependent Personality Disorder
- 301.4　強迫性人格障害
  Obsessive-Compulsive Personality Disorder
- 301.9　特定不能の人格障害
  Personality Disorder Not Otherwise Specified

詳細については，DSM-Ⅳを参照のこと

で起こる【特定の恐怖症】。
③　予期不安に伴って，または伴わずに特定の行為や観念が起こる【強迫性障害】。
④　ストレスフルな出来事や問題や要求などの後に，明らかな時間的関連があって，解離性や転換性の症状が起こる【解離性または転換性障害】。
⑤　身体的愁訴をもって不安を訴える【身体表現性障害】。

以上の特徴に加えて，
○いずれもこれらの症状（疾患）によって日常生活が制限されていることを特徴とする。
○症状が，解離性（転換性）障害やパニック障害を除いて2週間，多くは6ヵ月以上持続する。【身体化障害】では2年以上に及ぶ。

注）【適応障害】では，心理社会的ストレス因を体験して1ヵ月以内に起こり，2年を越えない。【ストレス障害】では並はずれた破局的なストレスがあって1ヵ月以内に起こり，【外傷後ストレス障害】

ではフラッシュバックは6ヵ月以内に起こる。

2. 二大診断基準の特徴

DSM-ⅣがICD-10と異なるところは、パニック障害を完全に独立した疾患として分け、広場恐怖を伴うか、伴わないかでみている。また解離性障害と転換性障害はヒステリーの診断がされた時代とは異なり、完全に独立した2つの疾患群として考えられていることである。従って、離人症性障害を含め、二大診断基準間にはまだ意見の一致をみない大きな問題点を残している。表7-1にあってDSM-Ⅳでは転換性障害は身体表現性障害群に、また離人症性障害は、解離性障害群に分離されているがICD-10との照合のために（ ）に入れて表示してみた。DSM-Ⅳでは、多軸診断を特徴としており、第1軸で臨床疾患と疾患に準ずるほどに大きな問題（悩み）とみなされる「臨床的関与の対象となることのある他の状態」、例えば重篤な心理的要因、服薬による重篤な副作用、生活に影響を与えるような対人関係問題、虐待や無視、難病、成人の反社会的行動、死別反応、その他学業上、職業上の問題で重篤なものなどがあげられる。第2軸には、人格障害（表7-3）か精神遅滞がある場合、第3軸には一般身体疾患があり、それが精神疾患を修飾している場合、第4軸では、心理社会的および環境的問題があり、ストレス因（表7-4）となっているものがある場合に記載し、そして第5軸は日常生活上の機能の全体的評定（GAF）を記載することになっている。このように1人の人物を精神疾患と関連して多面的にみようとする試みがなされている。

表7-4 心理社会的ストレスの強さ尺度（成人用）[2]

コード, 用語	ストレスの例	
	急激に起こった事象	持続的環境
1. なし	急激に起こった事象で、障害に関連性があると思われない	持続的環境で、障害に関連性があるとは思われない
2. 軽度	男（女）友達との破綻；入学または卒業；子供が家を離れる	家族間の喧嘩；仕事の不満；犯罪多発地域で居住
3. 中等度	結婚；別居；失職；退職；早流産	夫婦間の不和；深刻な経済的問題；上司とのトラブル；未婚の親となること
4. 重度	離婚；第1子の誕生	職なし状態；貧困
5. 極度	配偶者の死；重大な身体疾患の診断；婦女暴行の犠牲	自分または子供の重い慢性疾患；身体的または性的虐待の継続
6. 破局的	子供の死；配偶者の自殺；壊滅的な自然災害	人質としての拘束；強制収容キャンプの体験
0. 情報不十分、または状態不変		

表 7-5 代表的な防衛機制（心理学事典[5]より抜粋）

- **抑圧 repression**：自我にとって危険な衝動を抑え，それと結びついた記憶やイメージを意識から追放すること，また無意識に押しとどめておくこと。意識に迫ってくる不快なものを最初から排除することを一次的抑圧 primary repression とよび，抑圧された無意識内容が意識化されるのを防ぐことを後抑圧 repression proper という。

- **転換 conversion**：抑圧された欲求（衝動）が形をかえ，象徴的に身体の感覚や運動器官を介して症状として表現されること。

- **反動形成 reaction formation**：抑圧された欲求傾向と正反対の態度が表出される。たとえば，敵意が抑圧されて，ばか丁寧な親愛の態度をとること。

- **隔離 isolation**：当然起こるはずの感情，イメージ，観念を切り離し遠ざけること。

- **打ち消し undoing**：ある行為や感情が起こると，それを魔術的方法で消し去る行為や感情をもつこと。

- **投影（投射）projection**：自己の心で認め難い抑圧した感情が，ある外的な対象（他者や事物）に所属するとみなすこと。たとえば，ある他者に憎しみを抱いた者が，それには気づかず「相手が自分を憎んでいる」と思う。

- **同一化（同一視）identification**：とり入れ対象と似た存在になること。とり入れ introjection は，これよりプリミティブな機制をいい，対象が自分の一部となり，区別が失われている。

- **昇華 sublimation**：ある禁止された本能的欲求（性欲や攻撃欲）を抑えて社会的に受け入れられる形に変えて表現する。他の機制と異なり，欲求が抑圧されず，現実的適応したエネルギーとして発散される特殊な防衛とみなされている。合理化，知性化の機制も昇華ほどでないが，衝動のエネルギーが放出され，病的行動になりにくい。

- **置き換え displacement**：ある受け入れ難い感情や欲求を，より受け入れやすい関連ある対象に振り向けること。

- **合理化 rationalization**：自分の態度や行為に，道徳的な非難を受けないよう説明（言い訳）を与えること。

- **知性化 intellectualization**：感情や欲求をそのまま直接的，衝動的に出さず，理性的概念的な説明を与え，知的な態度で処理すること。

- **逃避 escape**：不安を起こす事柄や状況から，安全を求めて逃避（病気への逃避，空想への逃避）すること。

- **否認 denial**：現実の不快な事柄に対して無意識のうちに黙殺したり，記憶から消し去ること。欲求不満的な空想の中で英雄になったつもりで遊ぶ子供にみる，空想における否認 denial in fantasy などがある。

- **退行 regression**：現実の解決困難な問題に直面して幼児期の行動様式に退却し，避難すること。そのことによって，問題を直視せずにすみ，他者（親や医師）に問題の処理を委託すること。

3. 心　因

　従来，神経症は心因性疾患の代表とされ，その精神病理の解明と心の"わだかまり"の解消が精神療法の目的とされ，その診断にあって重要視されたが，新しい診断基準では，診断が主たるものとされ，心因については，"ストレス因"や"人格障害"が参考にされる程度になっている。心因は神経症の成因であり，治療上大切な問題であるが，診断と切り離して考慮されたところに新しい診断基準の意義がある。

4. 防衛機制

　いわゆる神経症にあって，心因と対をなす今1つ重要な課題は，その防衛のあり方である。この防衛の失敗が神経症の特徴でもあるとフロイト Freud, S. 以来，考えられている。フロイトは，ヒステリーにおける抑圧，転換や強迫神経症にみる隔離，反動形成，打ち消し，また恐怖症における投影，うつ病にみる取り入れ，同一視などを問題にした。参考のため表7-5に代表的な防衛機制を列挙してみた。

おわりに

　いわゆる神経症は，精神疾患にあって三大疾患の一つであるが，その病因については適応障害やストレス障害と異なり，まだ解明されたとは言いがたい。本疾患群は Freud, S. によって心因性疾患であることが明らかにされたが，その治療は薬物療法の出現で病状を早期に軽快させることが出来るようになったものの，精神療法からみると，その治療はまだ手探り状態で，慢性化するものと自然治癒するものとに2分されていると見るのが大方の意見であろう。

文　献

1) American Psychiatric Association: Diagnostic and Statistical Manual of Mental Disorders (3rd ed.). APA, Washington DC, 1980.
2) American Psychiatric Association: Quick Reference to the Diagnostic Criteria from DSM-III-R. APA, Washington DC, 1987（高橋三郎，花田耕一，藤縄昭訳；DSM-III-R, 精神障害の分類と診断の手引　第2版，医学書院，東京，1988）.
3) American Psychiatric Association: Diagnostic Criteria from DSM-IV. APA, Washington DC, 1994（高橋三郎，大野裕，染矢俊幸訳：DSM-IV　精神疾患の分類と診断の手引，医学書院，東京，1995）.
4) Jablensky, A.: Approaches to the definition and classification of anxiety and related disorders in European psychiatry. In: Tuma, A. H. and Maser, J. D. (eds.): Anxiety and the Anxiety Disorders, pp.735-758, Lawrence Erlbaum Associates, Hillsdale, 1985.
5) 越智浩一郎：防衛機制．藤永保他編：心理学事典（新版）．pp.758-760, 平凡社，東京，1981.
6) World Health Organization: International Classification of Disease-Clinical Modification (9th ed.). Edward Brothers, Ann Arbor, 1978.
7) World Health Organization: The ICD-10 Classification of Mental and Behavioral Disorders. Diagnostic criteria for research. 1993（中根允文，岡崎祐士，藤原妙子訳：ICD-10 精神および行動の障害．DCR 研究用診断基準．医学書院，東京，1994）.

第8章 現実欲求挫折と神経症性症状

1. ホーナイの基本的不安と基本的態度

　フロイト Freud, S.（1926）[11]は，不安が起こる原因に葛藤があるとし，葛藤の定義を行ったが，葛藤の具体的内容について深く触れることはなかった。精神分析を勉強したホーナイ Horney, K.（1945）[15]は，Freud の考えを「原初的な自己中心的欲動と，それを禁止しようとする良心との対立が，多様な葛藤の基本的な源泉である」と定義した上で，その対立は主要な葛藤ではあるが，神経症が進行する間に必然的に生じてくる"二次的な葛藤"に過ぎないのではないかという。

　彼女の考えによると，神経症的な人間は，願望それ自体が分裂しており，互いに相容れない方向をめざすために，何かを"一途に求める能力"が失われてしまっている。そして『葛藤は，その能力喪失をめぐって生じてくるものである』という。すなわち，神経症的な人間の基本的葛藤には，発生にかかわる基本的（根底）不安 basic anxiety があり，それは「"敵意"に満ちた外界に囲まれて，自分は"孤立"で"無力"である」という幼児の感情でもあるという。子どもは，自己の内部の弱さや恐れにもかかわらず，生育環境に働く特定の圧力に対抗する戦術を無意識のうちに作りあげる。そうすることによって，単に特定の術策だけでなく，人格の一部となる永続的な性格傾向をも発達させる。基本的不安から起こる（生活）態度には基本的に3種類のものがあるという。：第1の態度は，"無力感"から自己の無力さを受け入れ，他人に頼ろうとする「人々の方に動く」態度。第2の態度は，"敵意"から意識的，無意識的にあらゆる方法で反抗し，自己防衛と復讐のために強者となって他人を打ち負かしたいと望む「人々に対して動く」態度。そして第3の態度は，"孤独感"から所属することも戦うことも望まず，他人から離れ，自然や玩具や本や夢をつかって自分だけの世界を作りあげようとする「人々から離れる」態度である。

　以上の3つの基本的態度が，健常人にあっては，お互いに補足し合って全体として調和し，周囲の状況により適宜交代するけれども，完全に出来上がった神経症では，いずれの態度もみられるが，際だってどれか1つが目立っていて，柔軟性がなく，他の態度には排他的である。状況にふさわしいかどうかとは無関係に，神経症者は追従か，抗争か，孤立かのいずれかの方向へ追い立てられる。別の違った行動をとろうとすると，たちまちパニックに陥ると Horney はいう。さらに，この態度は人間関係の領域にとどまらず，次第に人

格全体に浸透してゆくと，Horney は考える。

このように Horney の考えは，互いに相容れない態度から生じた葛藤が神経症の核を構成し，この矛盾した態度から生じる葛藤こそが，各種の神経症を惹き起こす力動的中心であるとしている。換言すると，Horney の考えは，行動主義的で行動パターンを臨機応変に使い分けできず，間違った対応をするところが葛藤状態であり，神経症の行動特性とみている。日常生活での対人関係での"対応の仕方"に問題があるとした Horney の視点は，Freud の考える心的葛藤とは基点が大きく異なる。しかし，なぜ間違った行動パターンをとるかについては，基本的不安によるものとして，それ以上のことには触れられていない。それではコンピュータにプログラムされたロボットが立ち往生するのとかわらない。習慣的行動のプログラムの修正を行うだけでなく，日常生活で不適応状態に追いたてられた「思考の仕組み」も理解できれば，より早く思考の迷路から抜け出せる可能性がある。

2. 森田の精神拮抗作用

フロイトと同時代に生きた森田正馬[20]は，精神活動には，拮抗作用とか調節作用とも名づけることのできる現象があるとして次のように述べている。「ちょうど筋肉の運動が伸筋と屈筋によって互いに拮抗することで，腕を伸ばすときも曲げるときも，常に互いにその力を加減，調節して，緩急，強弱，大小など，その運動をなめらかに，すべりよくしている。もしこの拮抗作用がなかったら，その運動は，全く機械人形の運動と同じようになる。また両拮抗筋が同時に緊張すれば，腕は強直して動かなくなり，両筋の興奮がかたまれば，あるいは震え，ケイレンなどのいろいろな現象が起こる。一方が麻痺し，また強直すれば，腕は曲がり，または伸びたまま強直状態となる。精神の作用にも，まったく同様の機序が働いている。例えば，私たちが恐怖を起こせば，常に一方で，これを恐れまいとする反対の心が起こる。称賛を受けては必ずうしろめたい感情が湧き，物を買おうと思って，その無駄なことを反省するなど，いわゆる反対観念が起こる。この拮抗作用は，私たちの精神の自然現象であり，随意に支配されるべきものではない。」という。また「精神の拮抗作用が欠乏するときは，子どもや白痴のように"欲望"が起これば，"抑制の心"のない衝動行為となり，またこれが麻痺弛緩するときには，酔っぱらいや精神病者における軽率，無謀の言動となる。またこの"抑制の心"が強くなると，抑うつ症のように，話すことも，することも，まったくその自由を失うのである。また緊張型分裂病のように，あるいは錯乱興奮し，あるいは昏迷になるなどのことは，これを筋肉の間代性，または強直性のケイレンに比較することができる。あるいは，神経質の種々の苦悩や，精神活動の自由を失うことは，"欲望"と"抑制"との間における拮抗作用が増進することから起こるものである。」と述べている。すなわち，手足の筋肉は，伸筋と屈筋があって相互に作用が拮抗することで，例えば 100m が 10 秒で走れるように，正常な機能を有効に発揮する。そのように，精神にもお互いに拮抗する思考（観念や意思）が出現するとし，その「精神拮抗作用」のおかげで，柔軟な思考や臨機応変の対応ができるという。

第8章 現実欲求挫折と神経症性症状

以上のように精神には欲望の発動とそれを抑制しようとする作用，すなわち拮抗作用が存在するという。また精神の拮抗作用は最初の刺激や心の内に起こる発動が大きければ大きいほど，その拮抗の反動も大きくなると考えられている。

森田の"欲望"と"抑制の心"にみる「精神拮抗作用」の説明はFreud[11,12]の"衝動"と"良心"に似ており，森田はFreudの学説を引用し，仮説の補強を行っている。しかし，神経質にみる「思想の矛盾」の説明になると矛盾した説明になっている。すなわち，『神経質では，ある観念や意思に対して反対の観念や抑制の意思が起こり，種々の苦悩や精神活動の自由を失うけれども，これは欲望と抑制の心との間における拮抗作用が増強することから起こるものである』と説明している。ここに至って，神経質の悩みは，1つの観念や意思が"欲望"から起こり，反対の観念や意思が"抑制の心"から起こるという説明になっている。伸筋と屈筋は同質のもので内容が"相反する機能"のものであるが，"欲望"と"抑制の心"は同質のものではない。Freudのいう"衝動"と"良心"，また森田の"欲望"と"抑制の心"は同質のものとは考えられない。したがって，内容が対立するとしても同じ次元で論じることは，矛盾が生じる。

田代[28]は，行動や意思の根底にある"欲望"は悪者や悪玉ではなく，"良心"や"抑制の心"をもたらす「動因」となるものと考えた。すなわち，欲望は"邪心"や"扇動する心"を引き起こすだけでなく，"良心"や"抑制の心"をも引き起こすものと考えた。仮説として『欲望は"抑制の心"や"扇動する心"の根底にある次元の異なる異質のものである』とし，この考えに立脚して「精神拮抗作用」の説明を試みた，すなわち森田の仮説を一部修正したうえで考えた。

神経症性の行動を惹起させる情動（動因）は，第5章で述べた学習がからむ二次情動（動因）であると考えられるが，そこには意

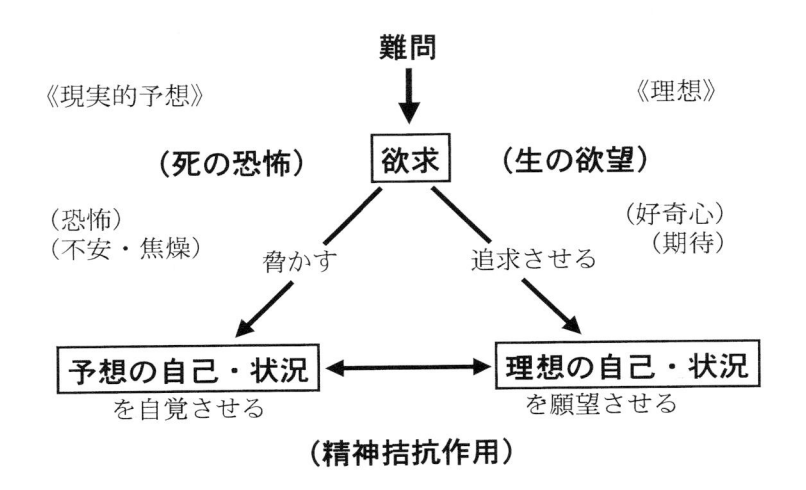

図8-1 精神拮抗作用を操る欲望（田代，2003）[28]

味づけされた動因（欲求）が潜んでいる。図8-1に示すように難問に直面してこの「欲求」が目を覚ます。換言すると現実（現存）の自己や置かれた状況に安心しておれない，また対処できないと思う心配や不安が「欲求」を脅かす。すなわち森田のいう「死の恐怖」が作動して自己を脅かし，その難問への対応を迫り，近い将来の予想の自己や状況への自覚が高まると考える。このとき同時に"より良く生きたい"と思う「生の欲望」が起こり，そして"理想的な自己や状況"を求める願望として姿を現すと仮定する。この仮説に立つと，「欲求」が刺激されて「観念や意思」が起こることになり，『「死の恐怖」や「生の欲望」といった欲求によって，ある観念・意思や反対の観念・意思が起こる』ということになり，「予想」と「理想」の自己や状況の対立の説明が矛盾することなく行える。また，難問とは「精神拮抗作用」で起こる予想と理想との隔たりが大きいものと定義する。

森田は，Horneyの考える行動とは異なり，欲求や観念において，互いに拮抗する機能が生得性に備わっていると考え，その拮抗作用が正常に働かなくなった状態が，いわゆる葛藤状態，すなわち「思想の矛盾」状態であるという。しかし，森田は，その「思想の矛盾」の治療にあたって個別的な，または特別の対応は行わず，また精神内界の詮索は一切しない。そこで，我々は，精神機構モデル[31]から神経症の心的葛藤状態が理解できないか，以下の各章で多くの検証を積み重ね調べてみた。

本章では，まず神経症に罹患した患者が，一見不合理にみえる症状を深刻に受けとめ，治療を求めてくるのはなぜか？ Freud[12]もJung[17]も症状の意味を理解しようとして夢判断を考えついた。その後の多くの研究者が挑戦しているが，夢のまた夢となっている。我々は敢えて，この疑問に精神機構モデル仮説に立脚して，挑戦を試みた。

3. ライフ・イベント

いわゆる神経症は神経症準備状態（不安になりやすい性格傾向）があって，あるとき神経症をもたらす結実因子（ライフ・イベント）に遭遇して発症すると一般に考えられている。これまで，どのようなライフ・イベントが発病にかかわるのか多くの研究がなされてきた。これまで健康と福祉にからむストレス概念の発展に伴ってライフ・イベントの重要性が質的に測定されてきた。最初にライフ・イベントのストレス尺度を考案したのは，ホルムスとラーヘ Holmes and Rahe（1967）[13]と言われている。3ヵ月から2年に及ぶ期間に起こったライフ・イベントに関する質問に答える自己記入評価法がある。その後ブラウンとハリス Brown and Harris（1978）[6]によって，半構造化面接によるライフ・イベントや現在かかえた難題を評価する尺度が発表された。信頼性は高まったが，便宜性に欠けていた。いろいろと欠点が修正され，ライフ・イベントのストレス評価が公平に一般化され，ある時点での評価を，近い将来の心理機能の予見に使用できるよう工夫されるようになった。これらの評価尺度は，重要なライフ・イベントをより正しく評価するために，一般の非特異的な次元の不快や不安との関係を調べたり[7]，広範囲の異なる問題を集約する試みがなされた[22]。例えば，広場恐怖の病因を調べたティアナン Tearnanら（1984）[32]は，大多

数の患者が，ストレスに曝されているか，明らかな悩みを抱えて発症していることを明らかにした。それらは，対人関係での拒絶や，親しい人の喪失，夫婦間の葛藤，または身体的要因，例えば，出産や手術などであった。

それに対して，社会状況下でのストレスと不安障害の因果関係についての調査がされていないという批判がある[21]。多くの研究で，ライフ・イベントが不安障害へ関与する比率や関連する逸話などが調べられているが，確定的なものがない。実証的な方法論と定義を明らかにした研究によると，広場恐怖では，対人関係の不和，身近な人物の死去，出産・流産・子宮摘除術などが高頻度にみられる[25, 26]。また構造化面接でパニック障害と診断され，半構造化面接でライフ・イベントが別のスタッフで調査され，正常対照群をマッチさせて調べたところ，パニック障害発症に過去1年間に有意なライフ・イベントがみられ，身近な人物の大病か死去に遭遇した者が多かった[9]という報告がある。

不安障害の亜型疾患間でのライフ・イベントの異同について調べた研究がなく，また病状の経過や治療との関係，治療効果の持続に関するライフ・イベントとの関係についての研究は見当たらない。

4. 症状への"とらわれ"と現実欲求挫折

不安障害には，その結実因子としてライフ・イベントがあることが推測されているが，前述のようにどのようなライフ・イベントがあるのかの調査に終始している。著者は，前述の精神機構モデル（第6章の図6-7）から推測して，起こる現実欲求は認知やその評価に影響を与えると考えた。すなわち，問題のライフ・イベントは，常に現実欲求を脅かすものではあるが，同じ出来事でも，人によって受けとめ方や評価が異なる。例えば，離婚にしても，両人とも悲しむとは言えない。身近な人の死でも，すべての人が皆同じように悲しむとは限らない事情もありうる。そこで著者らは，遭遇したライフ・イベントを不安障害の患者が，どのように受けとめているのか，患者が述べた言葉から，どのような欲求が挫折しているのかについて調べた[29, 30]。以下にその結果について述べてみたい。

訴える症状は一般に便宜上3つの役割に大別される。すなわち，①臨床診断に寄与する症状，②治療の対象となる症状，と③深層心理の理解に役立つ症状がある。この第3番目の研究に関しては，S. Freudに始まる精神分析による研究がある。Freudによると，心は超自我，自我とエスの3つの構成要素から成り，出現する症状は，エスから起こる衝動と超自我とに挟まれた自我が防衛に失敗することによるとした[12]。衝動は，初期の精神分析では性欲に起因するとしたが[10]，後期では，それ以外の衝動から起こる不安もありうると修正した[11]。しかし訴える症状と衝動の関係を明らかにすることはなかった。

いわゆる神経症の発症は，人生の途上で遭遇する出来事（ライフ・イベント）によって誘発される（引き金となる）と一般に考えられているが，ライフ・イベントは，それ以上に衝動との関係で関心をもたれることはなかった。例えばライフ・イベントが発病に関係するのは病前性格が重要なkey factorであるとか[33]，ライフ・イベントによって起こる悩

みの程度は，ある特定の神経症性障害との間を区別することができる[5]，などである。

しかし，ライフ・イベントで起こった社会的不利や不幸な事態では，何らかの現実生活での欲求（現実欲求）が挫折（阻止）されており，その挫折した現実欲求の種類が発症した神経症の病型によって異なることが著者らにより明らかにされた[16, 23, 34]。それでもなお，これらの"現実欲求の阻止（挫折）"と"訴える症状"との関係を調べた研究は，見当たらない。現実欲求は Freud のいう衝動と同一のものではなく，比較できないが，衝動の防衛の失敗が症状出現に関与するという Freud の仮説がある。それ故「現実欲求の挫折」と「訴える症状」とに何らかの関係があるのか，ないのか，または単なる気まぐれで症状を訴えるのか，を調べてみた[29, 30]。

1）対象と方法

九州大学医学部附属病院の精神科神経科の外来を受診した患者は，すべて診察前に，7項目よりなるアンケート質問紙（表8-1）に回答し，しかる後，外来医長による予診を受け，必要な諸検査の指示を受け，検査終了後，研修医（臨床経験2年）による診察を受け，主治医（臨床経験5年以上）によって本診察を受けるという3段階方式で診断が下される。アンケートにかかわる回答は，現病歴とともに本診察で再度詳細にわたって確認され，完璧なものとされる。今回の研究対象は，1985年4月から1987年3月までの間に来院した患者で前記2名の医師により，病名が一致し，面接治療を4回以上，治療期間3ヵ月以上の患者とした。本研究は，1987年の学会で発表したが[29]，当時診断基準，病名が変動的であったため，論文にすることを見送っていた。今回 DSM-IV 診断基準[4]に従った。

調査は，患者の外来カルテに記載されたすべての資料によった。主治医でない2名の医師によって個別に，1症例ごとにカルテの記載から，①主たる症状（主訴）②発病のきっかけとなった日常生活での出来事と現実生活上の悩みを調査した。

① 主訴については便宜上，表8-2に示すように次の3群に仕分けした。すなわち，A) 身体に関する訴え，B) 感情的・観念的訴え，C) 対人関係や仕事に関する訴え。

② 生活上の出来事と現実生活での悩み（未解決問題）のすべてをアンケートの回答と現病歴から抽出し，そこにみられる脅かされた現実欲求を A. H. Maslow の5つの基本的欲求（表8-3に示す）のいずれに該当するか

表8-1 アンケート項目

1）困っている症状（こと）はなんですか？
2）そのことが続くとどうなりそうですか？
3）その心配事の「きっかけ」はなんですか？
4）症状があることで，「思うようにいかないこと」がありますか？
5）「思うようにいかないこと」は，できればどのようにしたい（なりたい）ですか？
6）身の回り（職場，家庭や個人的に）のことで，最近悩んでいたことがありますか？
7）精神科の診療を受ける目的はなんですか？

表 8-2 主訴の 3 分類内容（田代ら，2001）[30]

A．身体的訴え
　　動悸，しびれ感，脱力感，吐気，腹部不快感，胸痛，窒息感
　　頭痛，不眠，ふらつき，食欲不振，など

B．感情的，観念的な訴え
　　ばく然とした不安，焦燥，恐怖感，死の恐怖
　　思考が鈍い，物忘れ，記憶力がにぶる，集中力がない
　　離人感，乗物恐怖，強迫観念，など

C．対人関係や仕事にかかわる訴え
　　仕事が手につかない，何ごとにも自信がもてない，赤面恐怖，視線恐怖
　　極度の対人恐怖，人中に入って行けない，人前で話せない，書痙，職場不適応

表 8-3 基本的欲求（A. H. Maslow, 1943/1970）の脅かし（田代ら，2001）[30]

1. 生理的欲求（the physiological needs）
　　個体の生存が脅かされるとの不安や恐怖をもたらす「身体症状や疾患」
　　また本能的欲求が脅かされる体験。

2. 安全の欲求（the safety needs）
　　個人の存在基盤（秩序や不変性）が揺らぐような体験。例えば，身近な人の死
　　や病気，極度の経済的不安定，退学や失業の心配など。

3. 愛情の欲求（the love needs）
　　個人が「帰属に価値を認めている場：家庭，職場，地域」での人からの阻害や
　　追放の体験。例えば家庭内不和，職場での孤独，転地，転勤後の孤独など。

4. 自我尊厳の欲求（the self-esteem needs）
　　自己への評価が失墜する体験。例えば，志望校への不合格，上司からの低い
　　評価，現実自己と理想自己とのギャップなど。

5. 自己実現の欲求（the needs for self-actualization）
　　自己能力を最大限に発揮しようとする欲求の挫折体験。例えば，完璧な
　　管理職を目指したが，業績不振であった。立派な教師であろうとしたが，
　　生徒が期待に応えなかった。良い嫁であろうとしたが，失敗に終わったなど。

を調べ，可能性のある欲求すべてを書きだした。その数例を参考のため表 8-4 に示した。しかる後，2 人の調査結果を照合し，意見が一致しなかった症例（7.3 %）については，合議決定とした。それでも，さらに客観性を維持するために，例えば 1 症例における訴えが，3 群にまたがり，また欲求が 3 段階にわたっている場合，症状と欲求の直接の関係はわからないので，あらゆる場合を考慮してその組み合せ数は 3 × 3 = 9 通りとした。

表 8-5 には対象者 137 名の疾病分布を，表 8-6 には年齢分布を示した。また最終学歴と男女比は，中学卒が 4 ／ 8，高校卒が 18 ／ 11，専門・短大卒が 16 ／ 20，大学卒以上が 32 ／ 28 であった。

表 8-4 主訴と脅かされた欲求（田代ら，2001）[30]

主訴	（組み分け）	きっかけ	脅かされた欲求
頭重	（A）	営業成績不振で減給され，	自我尊厳
手足がしびれる	（A）	車のローンが支払えない	安全
息がつまる	（A）		
頭痛	（A）	新しく来た院長から，ときおり	自己実現
不眠	（A）	注意を受ける。	自我尊厳
焦燥感	（B）	婦長としての責任を感じるし，また	安全
仕事に自信がない	（C）	解雇されるのではと心配している。	
やる気がしない	（B）	知人の紹介で結婚したが夫婦仲が	愛情
子供を育てられない	（C）	うまくいかない。	自己実現
		2歳の子が言うことをきかない。	
仕事がさばけない	（C）	汚職に関係し，	自己実現
頭痛，不眠	（A）	所長職を格下げされた。	自我尊厳

表 8-5 疾患分類（田代ら，2001）[30]

DSM-IV診断	男	女	計
不安障害	(55)	(53)	(108)
パニック障害	5	8	13
パニック障害＋広場恐怖	1	2	3
広場恐怖	0	2	2
特定の恐怖症	0	2	2
社会恐怖	5	2	7
強迫性障害	4	5	9
全般性不安障害	25	18	43
全般性不安障害＋うつ病性障害	15	14	29
身体表現性障害	(15)	(14)	(29)
転換性障害	8	10	18
疼痛性障害	4	1	5
心気症	3	3	6
計	(70)	(67)	(137)

2）結　果

　主たる訴えの種類と脅かされた欲求段階との組み合せは，1症例につき最小値 $1 \times 1 = 1$ から最大値 $3 \times 5 = 15$ 通りの組み合せがあるが，対象者137に対して367の組み合せ，すなわち1症例あたり平均2.7の組み合せが考えられた（表8-7）。またこれらの分類の仕分けは，3×5分割表で χ^2 検定を行った。その結果，$\chi_0^2 = 87.71 > \chi_8^2(0.01) = 20.09$ で挫折した欲求と主たる訴えとは，確率1％

表 8-6　年代別，男女別分布と平均年齢（田代ら，2001）[30]

	男	女	計
16 − 19 歳	3	4	7
20 − 29	22	16	38
30 − 39	23	22	45
40 − 49	9	10	19
50 − 59	8	9	17
60 〜	5	6	11
計	70	67	137
平均年齢	36.3	38.3	37.3
標準偏差	12.2	12.5	12.6

表 8-7　ひとりの症例につき，現実欲求と主訴を複数で対応させた場合（田代ら，2001）[30]

主訴＼欲求	生理的	安全	愛情	自我尊厳	自己実現	計
身体的	<u>23</u>	<u>63</u>	35	19	12	152
感情・観念的	6	35	<u>56</u>	<u>37</u>	12	146
仕事と対人関係	2	8	10	24	<u>25</u>	69
計	31	106	101	80	49	367

注）各欲求での最大数値に下線を引いた。

以下で有意の相関のあることが認められた。

身体症状の訴えをするものでは，「生理的や安全の欲求」が挫折したものが，感情的または観念的訴えをするものでは，「愛情や自我尊厳の欲求」が脅かされたものが，また仕事や対人間関係の訴えをするものでは，「自我尊厳や自己実現欲求」が脅かされているものが多かった。

自己実現や自我尊厳の欲求が脅かされているもので，身体的訴えをするものたちは，すべて頭痛か不眠を訴えるものたちであった。これら 2 項目の訴えは，他の身体的訴えと異なる特別の意味を秘めているのかも知れない。

生理的欲求（2 例）や安全欲求（8 例）が脅かされているもので仕事・対人関係の訴えをするものは，自我尊厳欲求も同時に脅かされていた。

3）考　察

（1）基本的欲求

今回援用した A. H. Maslow [18, 19] の提唱する 5 つの基本的欲求は，人間の動機として働くものであり，それらの欲求は優位順に階層的

構造を為すと仮定されている。我々の結果は彼の仮説を支持した。身体的症状を訴える場合は，低次元の欲求が日常生活で脅かされているものが多く，仕事や対人関係での悩みを訴えるものでは高次元の欲求が脅かされたものが多かった。

人間の欲求の種類については，多くの神経症研究者によって調べられている[1,14,24,27]。S. Freud[11]は，異なる精神的発達段階（stage）にあって，自我にとって危険な欲求，すなわち不安の源（source）があるという。出産は最初に体験する不安の経験であり，不安の源であり，感情のprototypeである。エスから起こる衝動がもたらす不安は，衝動不安という。精神的発達段階にあって対象からの愛情の喪失がもたらす不安は，分離不安とよばれる。さらに発達した段階に入ると，去勢不安や超自我不安などが起こるという。これらの不安の存在は，自我にとって危険をもたらす欲求（衝動）が背後に潜んでいることを意味する。Freudやその他の研究者による欲求がMaslowの基本的欲求とどのような関係にあるのかは明らかでないが，人間の心に数種類の欲求（衝動）が存在することは確かである。

このことは，Maslowが提唱する人間の基本的欲求が神経症患者（neurotic patients）の欲求と関連する可能性を秘めている。Maslow[18]自身も彼の仮説はJamesやDeweyの機能的学説に属するもので，Freud[12]やAdler[2]の精神的力動論とも融合しうると推測している。

(2) 症状と現実欲求

今回の研究では，訴える症状と現実生活上で脅かされた欲求（現実欲求）とは，あらゆる組み合せを考え，客観的にみることを試みた。従って正しくない組み合せも含まれている筈である。それにもかかわらず今回の研究で，訴える症状の内容はMaslowの5つの基本的欲求と高い相関をみた。このことは，訴える症状は単なる口から出任せ（行きあたりばったり）の気まぐれの発言ではなく，阻止された，または脅かされた現実欲求を代弁していることが示唆された。

いわゆる神経症者は，遭遇した現実問題（ライフ・イベント）をうまく処理できず，その結果として，多岐にわたる症状を訴え，また複数の欲求が脅かされていた。また満たされない，挫折した欲求と訴える症状内容との間にある一定の関係があることがわかった。このことは脅かされた現実欲求と等価の症状内容をみつけて訴えていることが示唆される。

今後，明らかにされるべきことは，身体的訴えと考えられている"頭痛と不眠"が「自己実現や自我尊厳の欲求」が脅かされている群でみられたことである。症例数が少ないので正しい理由はわからないが，頭痛や不眠は身体的訴えではあるが，その他の身体症状とは異なる意味内容をもっているのかも知れない。

(3) S. Freudの発想と我々の発想の違い

S. Freud[10,12]は，抑圧された本能的衝動（欲求）から症状が形成される過程を分析している。我々の研究は，症状の中でも，主たる訴えの症状と現実生活上で挫折した欲求（現実欲求）との関連性を調べたものである。我々の発想は，人間の動機にはA. H. Maslowの5つの基本的欲求があると仮定した上で，日常生活上での出来事（ライフ・イベント）で，

悩んでいる内容を欲求レベルの挫折（脅かし）としてみたものである。自我の葛藤がいかなるものかは我々にはわからない。従ってS. Freudのいう内的葛藤や心的葛藤との関係はなんら言及できない。

脅かされた欲求は，多くの症例で，2，3の欲求が同時に脅かされていた。なぜ多くの欲求が同時に連鎖反応的に脅かされるのか，今回の調査ではわからない。また挫折した欲求が幼少時期の心的外傷体験による欲求と関連したものかどうかもわからない。

(4) 治療への応用

今回の調査で明らかにされたことは，訴える症状（主訴）から，現実生活上で挫折した欲求（現実欲求）が初心者でも容易に推定できることである。従って治療の早期に現実生活で挫折した問題の中心課題に照準をあわせ，誘導的に聴き出すことができ，精神療法やカウンセリングを的確に行える可能性がある。例えば，治療した神経症を回顧してカルテから調べてみると，患者は挫折した，または脅かされた低次の欲求が解決される（満足させられる）と，より高次の欲求の充足を求めて行動するようになり，新たな悩みに直面するようになる[15, 31, 34]。従って低次の欲求の充足から治療をスタートさせるのがよかった症例であろう。挫折した欲求だけでなく，その悩みの原因が環境要因か性格要因かなども見えれば，治療対応が，より適切なものになるであろう。

(5) まとめ

今回の研究で以下のようなことが判明した。

① 症状（主訴）は，現実生活状況でのSOS信号である。

② 訴えの意味する内容は，現実生活上で脅かされている欲求と高い相関がみられる。

身体症状の訴えは「生理的欲求」や「安全の欲求」の挫折と，感情的や観念的訴えは「愛情の欲求」や「自我尊厳の欲求」の挫折と，また仕事上や対人関係の訴えは「自我尊厳の欲求」や「自己実現の欲求」の挫折と相関が高かった。

③ 患者の訴える症状から，満たされない現実欲求が予測できるので，その内容を誘導し聴き出しやすくなる。症状への対応は，精神療法で治療するかたわら，日常生活で挫折した諸問題に対して治療的カウンセリングを同時並行して行える可能性が高くなる。そのような意味で，この結果は治療上有益であることを示唆している。

④ 挫折した欲求は訴える症状（認知，認知的評定）に影響するという我々の精神機構モデルの仮説を支持した。

5. 病的不安と"とらわれ"

1) 自己否定

森田の考える"正常不安"は図8-2の左列に示すように，"予想（事実）"の自己や状況にあって，現実の難問を直視して，積極的な予防や創造性を発揮して新しい解決方法を試み，失敗を重ねて成功へと導く"原動力"となるものであり，"理想"の自己や状況に近づける働きをする[28]。すなわち，自己実現をもたらす不安と考えられている。同じ"正常不安"でも図8-2の中ほどに示すように，十分な配慮と対応を惜しんで，一時的で姑息的

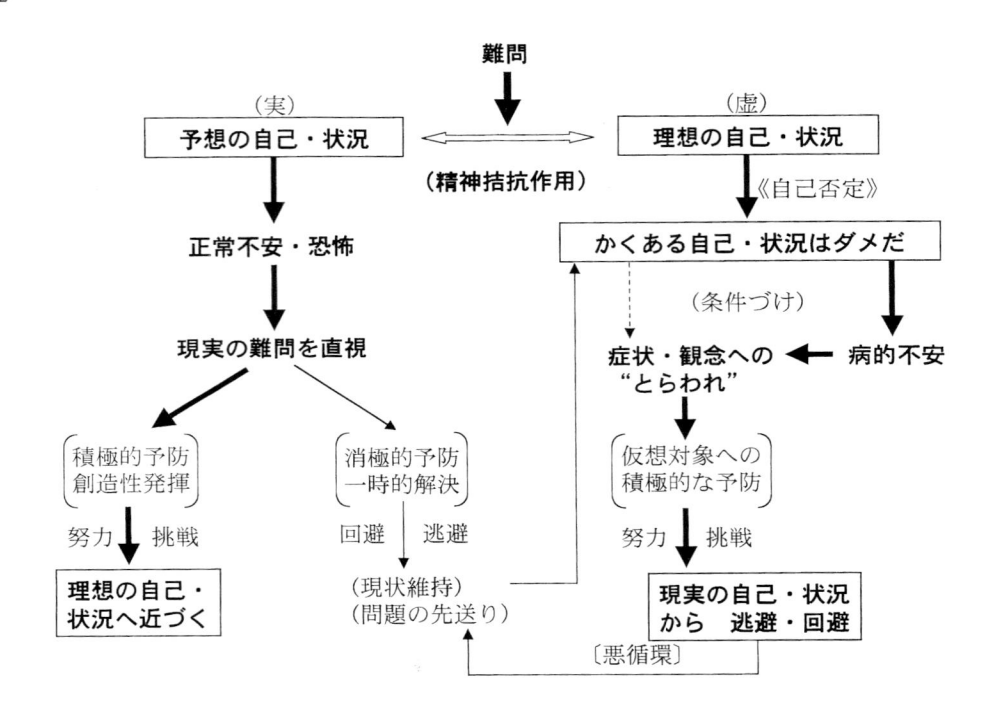

```
                              難問
                               ↓
         (実)                                    (虚)
    ┌──────────┐                          ┌──────────┐
    │ 予想の自己・状況 │ ⇔         ⇔         │ 理想の自己・状況 │
    └──────────┘    (精神拮抗作用)          └──────────┘
          ↓                                      ↓《自己否定》
                                          ┌──────────┐
      正常不安・恐怖                         │かくある自己・状況はダメだ│
                                          └──────────┘
          ↓                              (条件づけ)  ↓
                                   症状・観念への ← 病的不安
      現実の難問を直視                     "とらわれ"
       ↓      ↓                              ↓
   (積極的予防) (消極的予防)              (仮想対象への
   (創造性発揮) (一時的解決)               積極的な予防)
    努力 挑戦   回避 逃避                努力  挑戦
   ┌──────┐                            ┌──────────┐
   │理想の自己・│   (現状維持)              │現実の自己・状況│
   │状況へ近づく│   (問題の先送り)           │から 逃避・回避│
   └──────┘                            └──────────┘
                          〔悪循環〕
```

図 8-2 正常不安と病的不安の発生と "とらわれ"（田代, 2003）[28]
詳細は本文参照

な解決で終ったり，難問を回避したり，逃避して "現状維持" や "問題の先送り" をすると，難問がさらに難問となる可能性を残す。

森田のいう「精神拮抗作用」の働きで起こる "理想" の自己や状況を願望し，すなわち「生の欲望」に触発された "理想" を起点として，難問の解決方法を探ろうとすると，図 8-2 の右列にみるように "予想" の自己や状況を "容認することができず"，いわゆる「自己否定」から難問を解決しようと努力することになる[28]。完璧に解決できて当たり前で，多くの場合，不可能な目標であるため，落胆や不本意な結果に終る。その結果として不安緊張がさらに増強することになる。特に神経症にみる偏った価値観と完全欲に支配された「不安に陥り易い」性格傾向の持ち主に

とっては，不安緊張は必発のことである。その不安は，飽くなき完璧な解決を求めさせるため，完璧でないものは新たに起こった（条件づけされた）症状や観念の問題であり，その解決なしには完璧であり得ない（理想達成とはいえない）という新たな目標をたてることになる[28]。この "条件づけされた" 症状や観念の解決方法を探させ，その解決のための努力が始まる。すなわち，"条件づけ" された「症状や観念」に "とらわれ" ることになる。例えば，パニック障害では「電車やバスに乗れない自分はダメだ」とか，強迫性障害では「少しでも汚れたものは，徹底的にきれいになるまで洗わなければ，汚れている」という神経症性思考がみられる。現実の難問への解決の道は，現実の自己や状況からみると

現状維持であり，問題の先送りとなっており，悪循環の道をたどることになる。このときの問題解決を促す不安は，自己否定のうえに成り立った症状や観念を解決しようとする原動力であり，"症状や観念"に"とらわれ"た「病的不安」ということになる[28]。

2）"とらわれ"からの脱却

図8-2を，さらに対人恐怖（社会恐怖）を克服したH氏の体験記（Seikatuno Hakken 47 (5): 10-16, 2003）による具体例で説明すると，以下のようになる。H氏は，幼少の頃から友だち付き合いが苦手で，いつも人の顔色をうかがって，ビクビクする弱虫だった。大学卒業後，某会社に就職したが，職場のあり方になじめず，虚無感をおぼえ，転職した。新しい職場では上司に仕事のことで相談しても「自分で調べなさい」というだけで，一切詳しいことを教えてくれない。人と争うことが一番嫌いで，いつも我慢していた。自分なりに頑張ってはいるが，理想とはほど遠く，次第に周りの人も「自分のことを"駄目人間"と思っているに違いない」と（条件づけされた自己否定的な）考えをするようになった。初めは，職場の人々の視線が冷たく感じるだけだったのが，そのうち友人，家族，さらには通勤電車の中や街ですれ違う人までもが，自分を"異常な人"と"異物視"しているように思えてきた（病的不安を稼働させ，対象が汎化してきた）。人から「見られることの恐怖」に加えて，人を「見ることへの恐怖」も感じるようになった。

病院へ通い薬をのんだり，催眠療法やカウンセリングなど良くなるための救いを求めて走り回ったが，結局何をやっても治らなかった。こんな自分になったのは"親のせい"と，両親を責めてばかりいた。なかなか親を許すことができずに20年近くが過ぎた。そんなあるとき，森田理論を勉強している自助グループ（Seikatuno Hakken）の会合に参加した。そこでは，同じ悩みをもった仲間がいることを知って，永年孤独を感じていたH氏は症状へ立ち向かう大きな勇気が湧いてくるのを感じた。また安心できる「自分の居場所」ができたと感じた。

森田理論を学んでいくうちに，これまで全ての行動に対して自己否定的で「視線が怖くなければ，人とまともに付き合えるのに」と"自信のなさ"を，全て"視線恐怖のせい"にしていたことに気付いた。これまで，視線恐怖をなくせば，全てが"うまくいく"という思い（に「とらわれ」た病的不安）から，症状を取り除くことばかり考えていた。症状が「出た」，「出なかった」で一喜一憂する毎日だった。症状が出たので今回は失敗であったと自分の仕事の評価を"症状の有無"で決めていた。

体験記を発表した今でも，正直言って「人を見ること」も「人から見られること」も怖いし，この恐怖がなければいいのにと思うが，苦しかった当時よりは，無理矢理に症状を取り除こうとは思わなくなった（症状の不問）。症状が"あっても，なくても"，仕事上の"苦手とすることも"，必要なことに対しては，「自分で出来るところから少しずつ取り組んでいくことが大切なのだ」ということ（仕事本位，目的本位）を知った。失敗の経験を生かして今回も絶対にやり終えることができると，自分に何度も言い聞かせ（正常不安を駆使して）挑戦してきた。失敗した部分は，次

回に克服したいと思えるようになった。"苦手なこと"を最後までやり終えることが,すなわち「やれば,できる」という体験(不可能なことなしの体験)となり,"自信"となって,新しいことへ取り組むための原動力につながっているとH氏はいう。ここには,正常不安や恐怖を生かして,現実の難問を直視して努力し,挑戦している姿がある。

3)"とらわれ"とマインド・コントロール

ところで神経症患者は"条件づけられた症状や観念"に"とらわれ"ることが不合理だと理解しているにもかかわらず,その症状や観念を手放すことができずに悩んでいることは,日常診療にあっては,しばしば散見することである。なぜ彼らは,不合理とわかっていながら手放すことができないのであろうか。学習理論からは"条件づけ"によるので行動療法で学習のやり直しを行い解決する[8,35]。しかしながら,ある観念に"とらわれ"て強迫観念と強迫行為を繰り返し,薬物療法と行動療法の併用療法にも頑なに抵抗する強迫性障害も約40％にみられる[3]。この結果は条件づけされる以前の問題(悩み)の理解も必要であることを示唆している。

前述の「精神拮抗作用」にあって"理想"を追い求めるあまりに"自己否定"の立場から起こった("条件づけ"された)症状や観念をうまく解決しようとさせる不安は「病的不安」であるという仮説に立つと,この"とらわれ"はマインド・コントロールされていることによることが見えてくる。なぜマインド・コントロールかというと,先に述べたように(図8-1),より良く生きたいと思う「生の欲望」から「理想の自己・状況」が起こり,同時に「予想(事実)の自己・状況」を否定した結果から起こった不安が「症状や観念」に"とらわれ"ているので,"とらわれ"を捨てることは「生の欲望」をあきらめることを意味する。生の欲望と価値観と完全欲の強い神経症にとって「生の欲望」を手放すことは,自己の本心を捨てることであり,精神的な自殺行為に等しい。それ故手放すわけにはいかない。このように現実欲求が脅かされて起こった神経症性思考(症状や観念)は「生の欲望」から起こったものであるところに落とし穴があるともいえる。このマインド・コントロールから抜け出る方法を教えているのが森田療法だともいえる[28]。

文 献

1) Adler, A.: Theorie und Praxis der Individualpsychologie. 2 Aufl., Murchen, 1923 (The Practice and Theory of Individual Psychology. Kegan Paul and Trubner, London, 1946).
2) Adler, A.: Social Interest. Faber & Faber, London, 1938.
3) Alonson, P., Menchon, J. M., Pifarre, J. et al.: Long-term follow-up and predictors of clinical outcome in obsessive-compulsive patients treated with serotonin reuptake inhibitors and behavioral therapy. J Clin Psychiatry 62 (7) : 535-540, 2001.
4) American Psychiatry Association: Quick Reference to the Diagnostic Criteria from DSM-Ⅳ. APA, Washington DC, 1994(高橋三郎,大野裕,染矢俊幸訳:DSM-Ⅳ 精神疾患の分類と診断の手引.医学書院,東京,1995).
5) Barrett, J. E.: The relationship of life events to the onset of neurotic disorders. In: Barrett, J. E., Rose, R. M. and Klern, G. L. (eds): Stress and Mental Disorder. pp. 87-109, Raven Press, New York, 1979.
6) Brown, G. W. and Harris, T.: Social Origins of Depression. The Free Press, New York, 1978.
7) Depue, R. A. and Monroe, S. M.: Conceptualization and measurement of human disorders in life stress research. Psychol Bulletin, 99: 36-51, 1986.
8) Eysenk, H. J.: The learning theory model of neurosis; A new approach. Behav Res Ther 14: 251-267, 1976.

9) Faravelli, C.: Life events preceding the onset of panic disorder. J Affective Disorders, 9: 103-105, 1985.

10) Freud, S.: Über neurotische Erkrankungstypen,. 1912（加藤正明訳：神経症の発病の型．改訂版フロイト選集　第10巻，不安の問題．pp. 79-88, 日本教文社，東京，1969）．

11) Freud, S.: Hemmung, Symptom und Angst. Internationale Psychoanalytischer Verlag, Leipzig, Wien, 1926（加藤正明訳：制止，症状，不安．改訂版フロイト選集　第10巻，不安の問題．pp. 183-285, 日本教文社，東京，1969）．

12) Freud, S.: Neue Folge der Vorlesunger zur Einführung in die Psychoanalyse. Imago Publishing Co., London, 1932 (New Introductory Lecture on Psychoanalysis. W. W. Norton, New York, 1933. 古沢平作訳：改訂版フロイト選集　第3巻，続精神分析入門．日本教文社，東京，1969）．

13) Holmes, T. H. and Rahe, R. H.: The social readjustment rating scale. J Psychosom Res. 11: 213-218, 1967.

14) Horney, K.: New Ways in Psychoanalysis. Hogarth Press, London, 1939.

15) Horney, K.: Our Inner Conflicts: A constructive theory of neurosis. W. W. Norton, New York, 1945（我妻洋，佐々木譲訳：ホーナイ全集第5巻，心の葛藤．誠信書房，東京，1981）．

16) Ishikura, R. and Tashiro, N.: Frustration and fulfillment of needs in dissociative and conversion disorders. Psychiatry and Clinical Neurosciences, 56: 381-390, 2002.

17) Jung, C. G.: Analytical Psychology: Its theory and practice (Über Grundlangen der analytischen Psychologie. The Tavistock Lectures, 1935. Walter Verlag AG, Schweiz, 1968), Routledge & Kagan Paul, London, 1968（小川捷之訳：ユング分析心理学．みすず書房，東京，1976）．

18) Maslow, A. H.: A theory of human motivation. Psychol Rev, 50: 370-396, 1943.

19) Maslow, A. H.: Motivation and Personality (second edition). Harper & Row, New York, 1970（小口忠彦訳：人間性の心理学．産業能率大学出版部，東京，1987）．

20) 森田正馬：神経質の本態と療法．白揚社，東京，1960.

21) Rabkin, J. G.: Stress and psychiatric disorders. In: Goldberger, L. and Breznitz, S. (eds): Handbook of Stress: Theoretical and clinical aspects. pp. 566-584, the Free Press, New York, 1982.

22) Rabkin, J. G. and Struening, E.L.: Life events, stress, and illness. Science, 194: 1013-1020, 1976.

23) Saeki, Y.: Panic disorder and unsatisfied needs: Research on the psychological etiology of panic disorder. Kyushu Neuropsychiatry, 41: 221-235, 1995 (Abstract in English).

24) Schultz, J. H.: Arzt und Neurose. Georg Thieme Verlag, Stuttgart, 1953（太田幸雄，笠原嘉訳：ノイローゼ．みすず書房，東京，1957）．

25) Shafer, S.: Aspects of phobic illness — a study of 90 personal cases. Brit J Med Psychol, 49: 221-236, 1976.

26) Sheehan, D. V., Sheehan, K. E. and Minichiello, W. E.: Age of onset of phobic disorders: A reevaluation. Comprehensive Psychiatry, 22: 544-553, 1981.

27) Sullivan, H. S.: The Interpersonal Theory of Psychiatry. W. W. Norton, New York, 1953.

28) 田代信維：不安の克服からみた森田療法．日本森田療法学会雑誌，14: 1-7, 2003.

29) Tashiro, N. and Shimura, J.: An understanding of neuroses from the viewpoint of cognitive psychology. Jpn J Psychiatry and Neurology, 89 (11): 966, 1987 (in Japanese).

30) Tashiro, N. and Shimura, J.: Relationship between neurotic complaints and frustrated actual needs. Kyushu Neuropsychiatry, 47: 77-82, 2001 (Abstract in English).

31) Tashiro, N., Tamai, K. and Nakao, H.: A theoretical view of a modified Morita's psychotherapy with neurotic outpatients. Kyushu Neuropsychiatry, 33: 411-417, 1987 (Abstract in English).

32) Tearnan, B. H., Telch, M. J. and Keefe, P.: Etiology and onset of agoraphobia: A critical review. Comprehensive Psychiatry, 25: 51-62, 1984.

33) Tyrer, P.: Anxiety: A Multidisciplinary Review. Imperial College Press, London, 1999.

34) Umeno, K., Tamai, K. and Tashiro, N.: Cognitive analysis of mental recovery-process in patients with anthropophobia (social phobia) treated by Morita therapy. Clinical Psychiatry, 39: 1209-1216, 1997 (in Japanese).

35) Wolpe, J.: Psychotherapy by Reciprocal Inhibition. Standford Univ Press, Standford, 1958.

第9章 パニック障害と広場恐怖

はじめに

　前章でみたように神経症患者が訴える症状には，等価の欲求が絡んでいることがわかった。第6章にあげた精神機構モデルからみると，認知される諸現象が欲求によって大きく影響を受けることが想定されるが，神経症にあっては欲求が症状を選ぶことが推定される。神経症にみる「とらわれ」た欲求は，同じ事象に対して人により異なる価値観を抱かせることから，生育史の中で学習されたものと推測される。すなわち，本能的（一次）欲求に対して，この欲求は学習が絡む二次欲求に属するものといえそうである。

　ところで，我々の精神機構モデルが不安障害をはじめとする病的精神状態を説明しうるかどうか，これまで検証を続けてきた。神経症性障害の病的心理がどのように見えるのか，症例とあわせて，その一部を紹介し，臨床場面の理解に役立てたい。

1. パニック障害と広場恐怖

　今日のように社会情勢が急変するストレス状況にあって，パニック障害は急増している。以前は不安神経症にみる一部症状，不安発作として理解されていたパニック発作は，その治療薬として抗うつ薬が著効すること（Kleinら，1962）[28] から，その成因について多くの研究がなされるようになった。そのこともあって，1980年にはアメリカの精神医学はDSM-Ⅲ[3] で，パニック障害 panic disorder を独立疾患として登場させた。DSM-Ⅳ（1994）[5] による診断基準は，表9-1に示したが，パニック発作 panic attack は，誘因なく突然発現する症状で，強い恐怖または不快を感じ，10分以内にその頂点に達し，少なくとも数分間持続する。その後抑うつ気分が数分から数時間続くことがある。起こる症状は，自律神経系の過剰興奮と随意筋の緊張，それに伴う異常感覚，さらに心理面への影響である。ICD-10（1993）[64] のDCR研究用診断基準では，自律神経系の興奮による症状：（1）動悸，または強く脈打つ，あるいは脈が速くなる。（2）発汗。（3）振戦または震え。（4）口渇（薬物や脱水によらないこと）のうち少なくとも1項目と，その他胸部，腹部，精神状態に関する症状，および全身的な症状にあげられた項目から1つ以上が起こるとされている。

　パニック発作とからんで，広場恐怖 agoraphobia が日常生活の行動を狭めるため治療上大きな問題となる。広場恐怖は，DSM-Ⅳではパニック発作が起こったとき逃げ場のない

表 9-1 パニック発作 Panic Attack の定義（DSM-Ⅳ）

強い恐怖または不快を感じる明らかな他と区別できる期間が突然，以下の 13 項目の症状のうち 4 つ（またはそれ以上）を伴って起こり，10 分以内にその症状が頂点に達する。

（1）動悸，心悸亢進，または心拍数の増加。
（2）発汗。
（3）身震い，または震え。
（4）息切れ感，または息苦しさ。
（5）窒息感。
（6）胸痛または胸部不快感。
（7）嘔気，または腹部の不快感。
（8）めまい感，ふらつく感じ，頭が軽くなる感じ，または気が遠くなる感じ。
（9）現実感消失（現時でない感じ），または離人症状（自分自身から離れている）。
（10）コントロールを失うことに対する，または気が狂うことに対する恐怖。
（11）死ぬことに対する恐怖。
（12）異常感覚（感覚麻痺，またはうずき感）。
（13）冷感，または熱感。

場所や助けが得られない場所，家の外に一人でいること，混雑の中または列に並んでいること，橋の上，バス，汽車や自動車に乗って移動していることなどを避ける意図的行為がみられる。ICD-10 も同様，（1）雑踏，（2）公共の場所，（3）一人旅，（4）家から離れての旅行のうち，少なくとも 2 種の状況において，常に明らかな恐怖感が現われる，あるいは状況を回避する行動がみられる，としている。

パニック障害の生涯有病率は 1～3 %（平均 1.5 %）とされるが，親族中の同病疾患の割合は 6～49 %（平均 18 %）と対照群（平均 4 %）と比べて出現頻度が高く（Woodman ら，1995）[65]，家族歴研究で第 1 親等にパニック障害をもつ患者の割合は 24～67 %（平均 38 %）で，対照群の 12～18 %（平均 15 %）に比べて 2 倍強の頻度である。体質的また環境要因の高い疾患であるとされている（Woodman ら，1995）[65]。

パニック発作およびパニック障害と広場恐怖とは別の疾患として DSM-Ⅲ に分類されたが，両疾患は高率に併存し，その関係が多くの研究者の関心を引いた（越野，1997）[27]。併存するものについては，一般にパニック発作が多くは先行し，かなりの率で同時に発症する。広場恐怖が失行する例もあるが頻度は低い。

パニック発作の発症前に日常生活での本人にとって大きな出来事（ライフ・イベント）があるという多くの報告がある。Roy-Byrne ら（1986）[46] の研究によると，パニック障害患者は対照群に比べ，有意にストレスの高いライフ・イベントにさらされており，友人や近親者の死や重病に遭遇したものが多い（Faravelli ら，1989）[17]。広場恐怖にあっても，対象喪失としての死別や離別が多いとされている（Barlow ら，1988）[7]。その他重病罹患や大切と思っている仕事場でのストレスなども誘因になりやすいという[29,56]。

パニック（ろうばい，恐慌）の情動を引き

起こす最も中心的な症状は，精神的・身体的な死への恐怖である。なぜこのような観念が起こるのであろうか。息苦しさや鼓動の高鳴りは，窒息や心停止を予期させるものであり，経験的にそれが死に結びついていることも知っている。しかし，そのような経験をした人がすべてパニック障害とよばれる疾患になるものではないことも確かである。繰り返し同様の症状が頻発することが問題であるが，なぜ繰り返すのか，その原因については心身両面からの研究が必要である。この章では，研究が遅れている心理的要因について，これまでの我々の研究を紹介し，その原因の一面を考えてみた[60,61]。

症例1. 27歳　女性　主婦

主訴）口腔内のしびれ感，動悸，手腕のうずき感，めまい，胸の圧迫感，手足のふるえ，冷汗。

病前性格）一人娘で，神経質な母親に育てられる。いつも母親と一緒に行動していた。元来几帳面で責任感の強い，いわゆる執着性格傾向の人で，何でも気になる，いつも自信がない，気分転換ができないなど神経質な面もある。

現病歴）小中学校時代，教師や同級生からよくからかわれたり，いじめられていた。そのたびに母親が出てきては，問題処理をしてくれていた。高校に行くようになってからは，急に明るくなり，容貌もきれいということで同級生，特に男生徒から可愛がられ，クラスのアイドル的存在で，どちらかというと，人間関係では，いじめる側に変わったという。

短大に進学したが，皆が優秀にみえ自信を喪失し，2ヵ月で中退した。その後自分の好きな美術を勉強するため予備校へ通い，絵の勉強を始めた。バス通学をしていたが，帰りのバスの中で子供が泣き出したのがきっかけで，突然初めてのパニック発作が起こった。その後強い発作はなかったが，漠然とした不安感がつきまとうようになった。某美術大に入学したが，自分のことに敵意をもってる人と会うと発作が起こりそうで逃げていた。はっきりした発作が起こったのは，大学4年生の卒業試験を受けているときで，教室にいたたまれなくなり，飛び出したくなるような強いパニック発作におそわれた。

卒業後，発作時，動悸がひどいので，催眠術をかけてもらったり，内科で心電図をとってもらったり，思春期病棟のある某病院でカウンセリングを受けたが，改善せず放置していた。学生時代から交際していた彼と病気持ちを条件に半年前に結婚した。市内にマンションを借りたが週末のみ二人で暮らし，週日は郊外にある本人の実家で暮らし，夫はそこから職場に通うことになった。買い物や遠方への外出は，意識すると独りでは外出できず，母親か夫と一緒ですることが多くなった。1ヵ月前，結婚予定の親友が交通事故で急死した。それをきっかけに，独りで留守番もできなくなり，当科受診となる。

診断）panic disorder with agoraphobia

1）症例にみる特徴

症例では，いわゆる箱入り娘で，大切に育てられたため，両親の愛情には恵まれていたが，"依存的"な生活態度から抜け出すことができず，本人が"自立しよう"としたときに，本人が言うように自信と勇気がもてず，自我尊厳の欲求と自己実現の欲求を満たしえ

ず，挫折した。結婚生活も夫が受容的であるので問題は起こらなかったが，新居のマンションは得たものの，週日は患者の実家から職場へ行くことを余儀なくさせていた。夫には本人が「わがまま」と映っていた。

本症例の治療にあたっては，薬物療法で発作を軽減させるだけでは，十分でなく，依存から自立への精神的成長を，自らの体験を通して治療する必要があった。発作が起こると母親からおろおろとした対応の電話がかかり，母親への精神療法が大きな比重を占めた。マンション住まいの日数を増やしてゆくという行動療法的治療接近から始めた。

1ヵ月目，母親と別行動で病院で話し合う。4ヵ月後，土日を夫とマンション生活をする。その後，行動範囲が広がるにつれ，止まっていた発作が起こり，服薬量を増やし1年目には imipramine 125mg, alprazolam 1.2mg 服用となる。この頃になると，母親に対して「依存と反発の両価性の態度」をとるようになる。また自分の意思を母親に直接言うようになる。1年5ヵ月，生まれて初めて独りで美容院に行きパーマをかける。1年半後，友人が子どもを出産した。本人は希望の海外旅行も出産もできずにいる。「子どもはいらない」と強がりをいうが「子どものことを考えると落ち込む」と母親から主治医へ電話がある。「薬をいつまで飲まなければならないのか？」と母親を通じて尋ねてくる。その後発作が起こり，alprazolam を bromazepam 6mg に変更する。

2年目，自信と勇気を回復させる森田療法を積極的に導入。家事手伝いから始めて，実家の近所のスナックのマスターに料理を習いに行く。その後，本人の意思で1ヵ月間マンション生活をし，実家に帰らず頑張る。気分本位の打破と恐怖突入の心構えができてきた（森田療法のⅢ期に入る）。2年4ヵ月，服薬が imipramine 30mg, bromazepam 4mg となり，バスに乗って繁華街まで独りでゆけるようになるが，「パートタイムの仕事もできない自分は，治っていない」という。隣の奥さんが突然遊びに来る。話している途中，突然発作が起こる。帰ってもらうのもと思っているうちにおさまる。「人前で格好をつけるので，あとで疲れる」と自ら悔やむが，逃げずに発作を受け流せる勇気とかすかな自信がみられるようになった（Ⅲ期の終わりに近づいた）。imipramine 10mg と bromazepam 2mg を朝1回服用している。3年9ヵ月目，子どものことで産婦人科へ行く（Ⅳ期に突入する）。

排卵が不規則で妊娠しにくい。排卵誘発剤を処方される。4年目，生まれてくる子どものことを考え，本人の意思で2ヵ月かけて服薬減量。ときに bromazepam 2mg を半錠頓用している。4年6ヵ月，排卵の着床がよくなく，人工授精を受ける。5年目，人工授精が不成功に終わるが，あきらめていない。生理前に軽い発作が起こりやすいが，それほど気にしていない。5年9ヵ月目，人工授精に成功し，妊娠4ヵ月目となり，動けるようになったからと9ヵ月振りに報告にやって来る。見るからに誇らしげに見えた。自己実現をはじめていた。

2) 精神機構モデルからみた理解

先に，認知心理学的にみた精神機構モデルは図6-7に呈示しているが，これらの患者に7項目の質問を行い（表9-2），現病歴を参考に，患者の思考内容を整理してみると，症例

表 9-2 精神機構モデル用質問とその回答（田代，1992）[60]

質　問	回　答
(1) 現在病気になっていること，困っていること（症状）は何ですか。	○一人で乗り物にのって出かける前とか，最中とかに不安感がいきなりくる。 ○そのため，自分の行きたい所に一人で行くことができない。 ○また行けたとしても，すごく勇気が必要。そのような自分に自信が持てず，いつも母がいなくなったら…と心配で困る。 ○症状は口のしびれ，背中があつく，胸の圧迫感，手足がふるえる，冷汗が出て来る。
(2) その事が続くと，どうなりそうだと思いますか？	○わからない。多分，病院に運ばれるとか，人の中で身の置き場がないようになる。
(3) その心配事の「きっかけ」は，何ですか？	○高校卒業後，短大に進学したが，根性がなく2ヵ月で中退，その後，予備校に通い，絵の勉強をしていた頃，帰りのバスの中で急に初めての不安発作が起こった。それから何となく，漠然とした不安感がいつもぼやーっとあった。形になったのは，大学4年の頃。試験中，外に出たくなった。
(4) (1) 番の症状があることで，思うようにいかないことや，自分の希望がかなえられないことが，何かありますか？	○今から先の自分が不安でならない。仕事も，旅行も，出産も，すべてが希望であるが，不安。
(5) "(4)番の事がら"について，できれば，どのようにしたいとお考えですか？（または，なってほしいと考えていますか？）	○親がいなくても，しっかり，一人前の人間として，女として母として，子供もほしいし，たよらずに，例えば一人になっても，育ててゆけたり，自分自身を育てるようになりたい。
(6) 身の回り（学校，職場，対人関係，家庭など）のことで，これまでに悩んでいたことが，何かありますか？	○学校の事は，小さい頃はいつも悩んだ。小さい頃は教師に，中学校の頃は同級生にいじめられた。 そのたびに母親にいつも相談した。また母親がなんとかしてくれたように思う。 ○高校に入ってから急に明るくなり，人間関係では，いじめる方になった。
(7) 精神科神経科の診療を受けた目的は何ですか。何を治してもらいたいですか？	○不安神経症を治してほしいと診察を重ねたが，症状はもちろんのこと，自分の親にたよりきっている弱さとか，辛さとか，これを自分でもどう治したらいいのかわからない。

では，Maslowの5階層欲求では，「自我尊厳」と「自己実現」だけでなく，「安全」の欲求も脅かされており（図9-1），頻回に抑うつ状態へと落ち込み，自殺などを考えるようになったときには「生理的」欲求も脅かされていると推測された。図9-1のAでみるように人まかせの生活をして，問題なく日常生活をしていた人が，Bにみるように自己に目が向いたとき，自己の無力さに直面し，意思決定（具体的な目的ある行動の決定）ができず不安で，抑うつ気分に落ち込んでいた。

予備校へ通う頃から，不安緊張の連続を体

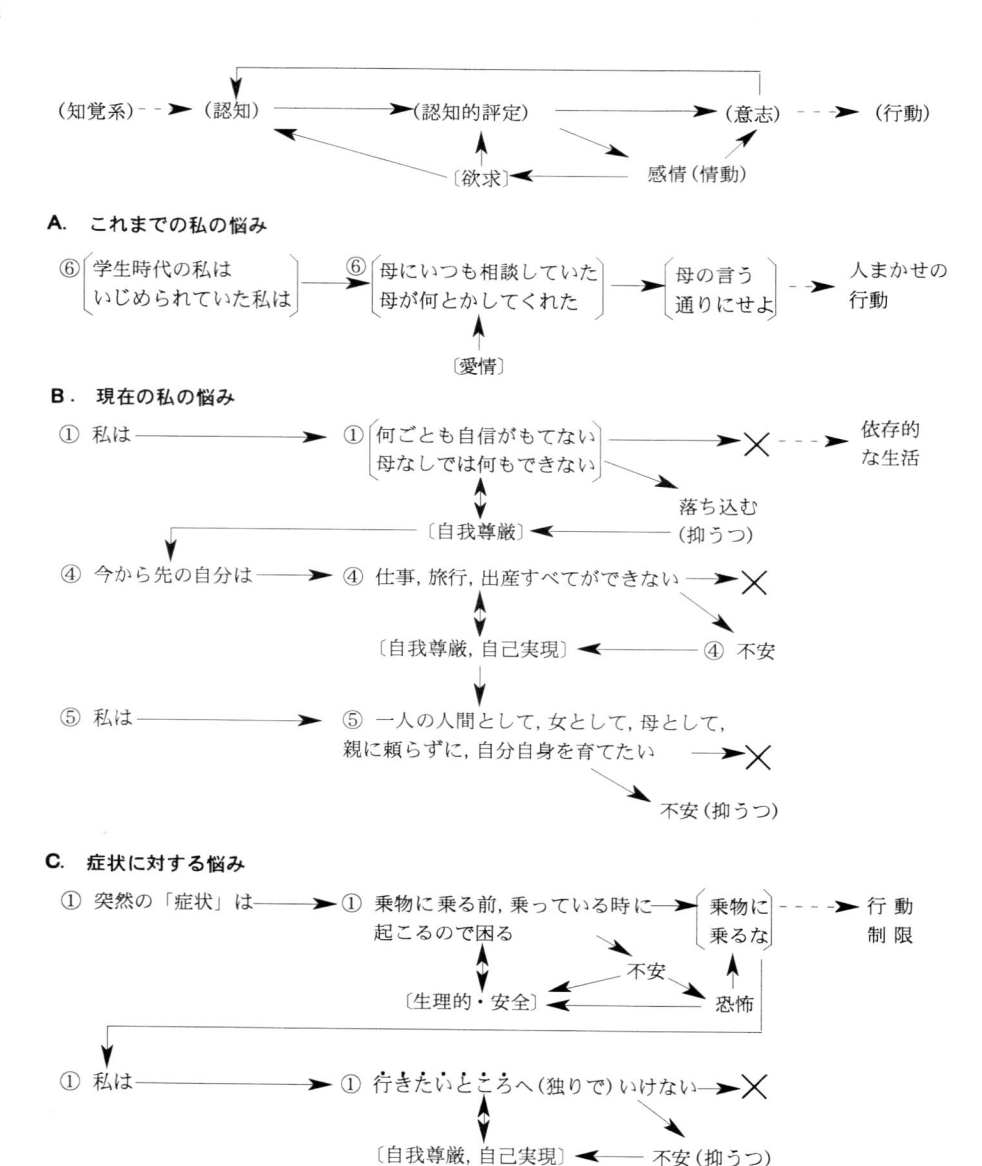

```
(知覚系)- -→(認知)―――→(認知的評定)―――→(意志)- - →(行動)
            ↑↓         ↑          ↓
           〔欲求〕←――― 感情(情動)
```

A. これまでの私の悩み

```
⑥ 学生時代の私は    →  ⑥ 母にいつも相談していた  →  母の言う    → 人まかせの
   いじめられていた私は     母が何とかしてくれた       通りにせよ      行動
                           ↑
                         〔愛情〕
```

B. 現在の私の悩み

```
① 私は ――――――→ ① 何ごとも自信がもてない ――→ ✕ - - → 依存的
                     母なしでは何もできない                    な生活
                           ↓
                        落ち込む
                  〔自我尊厳〕←―― (抑うつ)

④ 今から先の自分は ――→ ④ 仕事,旅行,出産すべてができない ――→ ✕
                                                         ↓
                     〔自我尊厳, 自己実現〕 ←―― ④ 不安

⑤ 私は ――――――→ ⑤ 一人の人間として, 女として, 母として,
                     親に頼らずに, 自分自身を育てたい ――→ ✕
                                                      ↓
                                                 不安(抑うつ)
```

C. 症状に対する悩み

```
① 突然の「症状」は ――→ ① 乗物に乗る前, 乗っている時に ――→ 乗物に - - → 行 動
                       起こるので困る                    乗るな        制 限
                           ↑     不安   ↓
                      〔生理的・安全〕 ←―― 恐怖

① 私は ――――――→ ① 行きたいところへ(独りで)いけない ――→ ✕
                                                          ↓
                     〔自我尊厳, 自己実現〕 ←―― 不安(抑うつ)
```

図 9-1 症例1にみる思考過程

✕印は意思決定ができないことを, 太い上下の矢印は両者間での葛藤を, 丸印内の数字はアンケートの質問番号を, それぞれ示している。ただし, 葛藤は, 森田の「精神拮抗作用」(図8-1)にならって"現在の自己・状況"の認知的評定と願望(欲求)から起こる"あるべき理想"の認知的評定と対立して起こるが, 省略した。以後の精神機構モデルに基づく図も同じ。
C. では, 思考過程に飛躍があるが, 一応了解できるのでそのままとした。さらに本人からの記述が必要なところである。

験し, ときにパニック発作が起こるようになったが, 母親の助けをかりて乗り越えてきたことや, 意思決定ができない自我の弱さが浮き彫りにされている。その結果としての行動

は，人任せで依存的な生活を余儀なくされていたが，Cにみるように，パニック発作が起こることで，自分に行動制限が加わって，一層強い不安と，深い抑うつ気分に襲われ，「自己の存続」が強く脅かされていた。

2. 心理的ストレスとパニック発作

我々は，1987年来，ライフ・イベントそのものでなく，患者が抱いている基本的現実欲求の挫折に注目して，神経症関連疾患の病因を考えてきた。パニック障害（panic disorders, PD）については，我々の教室の大学院生であった佐伯（1995）[47]によって，その心理的病因分析がなされたので，ここに提示し，いくらかの補足を加えてみたい。

はじめに

パニック発作は，なんら誘因なく突然発現するものであり，まさにこの点において精神分析的解釈を排して極力客観的，中立的であろうとするDSM-Ⅲの理念が典型的に具現化されている。しかし，その疾患概念が形成される過程では，PittsとMcClure[39]が報告した乳酸負荷によるパニック発作誘導や，Klein, D. F.ら[28]によるパニック発作に対するimipramineの有効性の報告といった生化学的な知見が，明らかに大きな影響を与えている。そのため，PDは，公表当初より生物学的研究の観点からの関心が非常に強く，瞬く間にその成因を中枢神経系に求める方向での研究が盛んに行われるようになった。また，治療においても薬物療法の研究が促進されることとなった。

しかし，こうした気運の盛り上がりにもかかわらず，これまでのところPDに特異的な器質的変化あるいは内因性の障害物質の存在は，未だ明らかとなっていない。一方，PDに対する心因説も全く捨て去られたわけではなく，統計学的あるいは治療学的観点から，その研究が続行されている[27]。

そこで，今回筆者は，PDの病因をより明確にするために，PDの発症と患者自身の心理学的問題を詳細に考察した。すなわち，田代ら[59]が指摘した発症要因としての「欲求の挫折」という観点を発展させ，パニック発作の初発状況をMaslow[34]の欲求5階層説に即して分析し，それを基に，患者の心理的問題とPDの発症との関係を検討した。さらに，パニック発作の薬物療法への反応や広場恐怖との関係，そしてPDに対する治療的対応についても，以下に検討した。

1）対象と方法

対象者は，昭和58年（1983年）5月1日から平成7年（1995年）4月30日までに，九州大学医学部附属病院精神科神経科を受診した全外来患者の中で，DSM-Ⅲ[3]，DSM-Ⅲ-R[4]の診断基準によって個別に3人の精神科医による半構造化面接でPDと診断され，かつ6ヵ月以上当科へ通院した108名である。

まず，患者本人との診察時の問診とカルテ記載（現病歴，既往歴）から，①PD初発前の1年間に患者が体験した心理的問題を，Maslowの5つの基本的欲求に従い，その脅かされた欲求を調べた。Maslowに基づいた「脅かされた欲求の分類」を用いた（表8-3）。そして，②対象患者のパニック発作および③広場恐怖の重症度を，初診時と治療して6

表 9-3 パニック発作の重症度分類（DSM-Ⅲ-R）[4]

1：完全寛解；過去 6 ヵ月間，恐慌発作，または症状限定発作がなかった。
2：部分寛解；病気の状態は，"完全寛解"と軽症の中間にある。
3：軽　　症；この 1 ヵ月間，すべての発作が症状限定発作であったか
　　　　　　（すなわち，3 つ以上の症状），または恐慌発作が 1 回だけあった。
4：中 等 症；この 1 ヵ月の間，発作は"軽症"と"重症"との中間であった。
5：重　　症；この 1 ヵ月の間，少なくとも 8 回の恐慌発作があった。

表 9-4 広場（外出）恐怖の重症度（DSM-Ⅲ-R）[4]

0：なし
1：完全寛解；現在広場恐怖的回避はなく，過去 6 ヵ月間にもなかった。
2：部分寛解；現在広場恐怖的回避はないが，過去 6 ヵ月間に，広場恐怖的回避が
　　　　　　いくらかあったこと。
3：軽　　症；多少回避がある（または苦痛に耐えている）が，比較的正常な生活
　　　　　　様式。例，仕事や買物など，必要な時には連れがないでも出かける，
　　　　　　他の場合，独りで外出するのを避ける。
4：中 等 症；回避の結果，生活様式が縮小，例えば，患者は家に独りでいること
　　　　　　はできるが，連れなしに数キロ以上離れた所へは行かれない。
5：重　　症；回避の結果，ほとんどまたは完全に家にしばられているか，または，
　　　　　　連れなしでは家を離れることはできない。

ヵ月以上経過した時点においてそれぞれ評価した。なお，今後本章で出てくる「治療後」という表現は，この当科で治療を開始してから 6 ヵ月か，それ以上経過した時点を指している。重症度の評価は，いずれも DSM-Ⅲ-R の重症度分類に準拠し，表 9-3, 4 に示したように，パニック発作は 5 段階評価，広場恐怖は 6 段階評価とした。その他，④パニック発作初発年齢，⑤身体的既往歴および⑥治療薬について調査した。

さらに対象患者を⑦パニック発作が消失した治療反応良好群と残存する不良群，⑧広場恐怖の有無，および⑨パニック発作の発症年齢が 30 歳未満の「若年発症群」と 30 歳以上の「高齢発症群」とに群分けをして，それぞれの性別，パニック発作初発年齢，初診時身体的既往歴，脅かされた欲求の次元，パニック発作および広場恐怖の重症度との関係を統計学的に比較検討した。

統計学的処理には，Apple 社製 personal computer Macintosh を用い，Abacus Concepts Inc. の soft ware StatView-J4.02 によって Mann-Whitney U test を施行した。

2) 結　果

(1) 性別，初診時平均年齢（表 9-5）

108 名の対象患者は，男性 56 名，女性 52 名で，初診時の平均年齢 37.8 歳（標準偏差 13.5），最高年齢 69 歳，最低年齢 14 歳であった。

(2) パニック発作初発年齢（表 9-5）

表 9-5 パニック障害の背景因子とパニック発作の治療への反応（佐伯，1995）[47]

性別	男性	女性	全体
人数（％）	56（51.9％）	52（48.1％）	108（100％）
初診時平均年齢	33.8 歳	42.2 歳	37.8 歳
SD	± 12.4	± 13.4	± 13.5
最低 — 最高	14 - 68 歳	18 - 69 歳	14 - 69 歳
PA 初発平均年齢	30.8 歳	37.8 歳	34.1 歳
SD	± 12.7	± 13.7	± 13.3
最低 — 最高	13 - 69 歳	14 - 68 歳	13 - 69 歳
PA 初発年齢			
若年発症群	29（51.8％）	19（36.5％）	48（44.4％）
高齢発症群	27（48.2％）	33（63.5％）	60（55.6％）
身体的既往歴			
あり	21（37.5％）	17（32.7％）	38（35.2％）
なし	35（62.5％）	35（67.3％）	70（64.8％）
広場恐怖（AP）			
あり	34（60.7％）	33（63.5％）	67（62.0％）
なし	22（39.3％）	19（36.5％）	41（38.0％）
PA の薬物治療			
反応良好	32（57.1％）	29（55.8％）	61（56.5％）
反応不良	24（42.9％）	23（44.2％）	47（43.5％）

PA = panic attack
AP = agoraphobia

　パニック発作初発の平均年齢は，34.1 歳（標準偏差13.3）であり，最高が68歳，最低が13歳であった。男女別で見て特徴的な差はなかった。

　「パニック発作初発年齢による群分け」については，30歳未満の「若年発症群」は48名で，「高齢発症群」は60名であった。男女別に優位な特徴はみられなかったが，女性に高齢発症の傾向がみられた。

(3) 身体的既往歴
　身体的既往歴は，初診時38名（35.2％）の対象患者に認められた（表 9-5）。
　その内訳は，胃十二指腸潰瘍7名，肝障害6名，気管支喘息5名，肺結核5名，骨折を伴う外傷5名，子宮筋腫3名，甲状腺機能低下症3名，乳癌2名，高血圧2名，肺炎2名，アレルギー性鼻炎2名，中耳炎2名，そして，胃癌，急性腎炎，不整脈，産後不正性器出血，ペニシリンショック，胆石症がそれぞれ1名であった。

(4) パニック発作および広場恐怖の重症度
　初診時パニック発作の重症度については，表 9-6にみるように「重症」の者が全体の50.0％に当たる54名であった。初診時と治療後のパニック発作の重症度を比較してみると，既に他クリニックで治療中の不完全寛解1名と完全寛解例2名を除いて，その他の者はすべて，治療後に重症度が1ランク以上低

表 9-6　パニック発作の重症度と治療前後の分布

パニック発作 重症度	初診時	治療後
重症	54	1
中等症	41	6
軽症	10	40
（小計）	(105)	(47)
不完全寛解	2	28
完全寛解	1	33
（小計）	(3)	(61)

表 9-7　広場恐怖の重症度と治療前後の分布

広場恐怖の重症度	初診時	治療後
重症	16	0
中等症	25	8
軽症	25	29
不完全寛解	0	14
完全寛解	1	16
（小計）	(67)	(67)
広場恐怖　なし	41	

下していた。そして，全体の30.6％に当たる33名が治療後「完全寛解」で，重症，中等症が顕著に減少していた。

また，「パニック発作の薬物療法による反応」でみると，治療後パニック発作が消失した「反応良好群」の患者が61名，発作が存続している「反応不良群」は47名（43.5％）あり，薬物療法で軽症化したものの薬物療法のみでは十分に治療できていないことを疑わせた（表9-5, 6）。

「広場恐怖（AP）の有無による群分け」では，初診時広場恐怖が併存していなかった患者は41名で，「APあり群」に該当する患者は，67名（62％）であった（表9-7）。

「APあり群」のうち「重症」の者は，「APあり群」全体の23.9％にあたる16名であっ た（表9-7）。なお，治療経過中に新たに広場恐怖が出現した者はいなかった。「APあり群」67名のうち治療後「軽症」が29名，「中等症」が8名で，「重症」の者は一人も認められなかった。また，広場恐怖が治療後増悪した者は一人も認められず，重症度が1ランク以上低下した者は，67名中50名であった。

(5) 脅かされた欲求

本研究の対象患者において，パニック発作初発前の12ヵ月間に，それぞれの患者の個々の欲求が強く脅かされていたという事実が，全例において認められた。その脅かされた欲求を分類（表8-3参照）すると，「自己実現の欲求」が脅かされた者はなく，「自我尊厳の欲求」が脅かされた者が11名

（10.2％），「愛情の欲求」が55名（50.9％），「安全の欲求」が48名（44.4％），「生理的欲求」は，全体の88.0％にあたる95名であった（図9-2）。このうち，脅かされた欲求が，3つ以上の者が3名，1つのみの者が8名であった。すなわち，大部分の対象患者は「生理的欲求」に，「愛情の欲求」または「安全の欲求」が重複していた。

（6）統計学的結果（表9-8）
ⅰ）パニック発作の薬物療法による反応

パニック障害に対する治療薬としては，imipramine（最高使用量：150～200mg），clomipramine（150mg），alprazolam（1.2～2.0mg），ethyl loflazepate（2mg），bromazepam（6～10mg）など治療効果があるとされる薬物がいずれの症状にも十分量使用されていた。

パニック発作が消失した反応良好群と残存する反応不良群の2群間で，性別，パニック発作初発年齢，身体的既往歴，初診時パニック発作，初診時広場恐怖，治療後広場恐怖については，統計学的有意の相関は認められなかった（表9-8）。しかし，「脅かされた欲求」では，「愛情の欲求」と「安全の欲求」に関して，p<0.02で2群間に有意差が認められた。図9-3に示すように，「愛情の欲求」が脅かされた者は，「反応良好群」61名のうち49名にものぼったが，「反応不良群」47名ではわずか10名であった。それに反して「安全の欲求」のそれは「反応良好群」ではわずか7名であったが，「反応不良群」では38名いた。

ⅱ）広場恐怖の有無

初診時の広場恐怖（AP）の有無による2

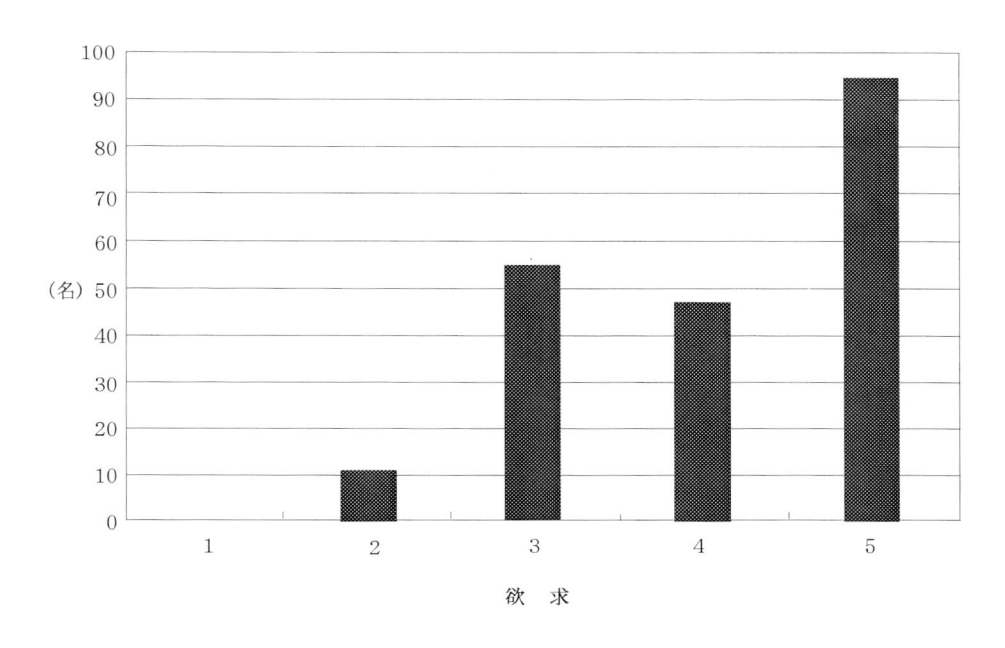

図 9-2 パニック障害にみる脅かされた欲求（佐伯，1995）[47]
　1. 自己実現の欲求，2. 自我尊厳の欲求，3. 愛情の欲求，4. 安全の欲求，5. 生理的欲求

表 9-8 反応良好群と不良群間の統計学的結果 (佐伯, 1995)[47]

	PAの治療反応による群分け	初診時APによる群分け	PA初発年齢による分類
性別	NS	NS	NS
PA初発年齢	NS	NS	—
身体的既往歴	NS	NS	NS
初診時PA	NS	NS	NS
治療後PA	—	NS	NS
初診時AP	NS	—	p<0.05
治療後AP	NS	NS	NS
脅かされた欲求	p<0.02	p<0.02	NS

PA = パニック発作　panic attack
AP = 広場（外出）恐怖　agoraphobia

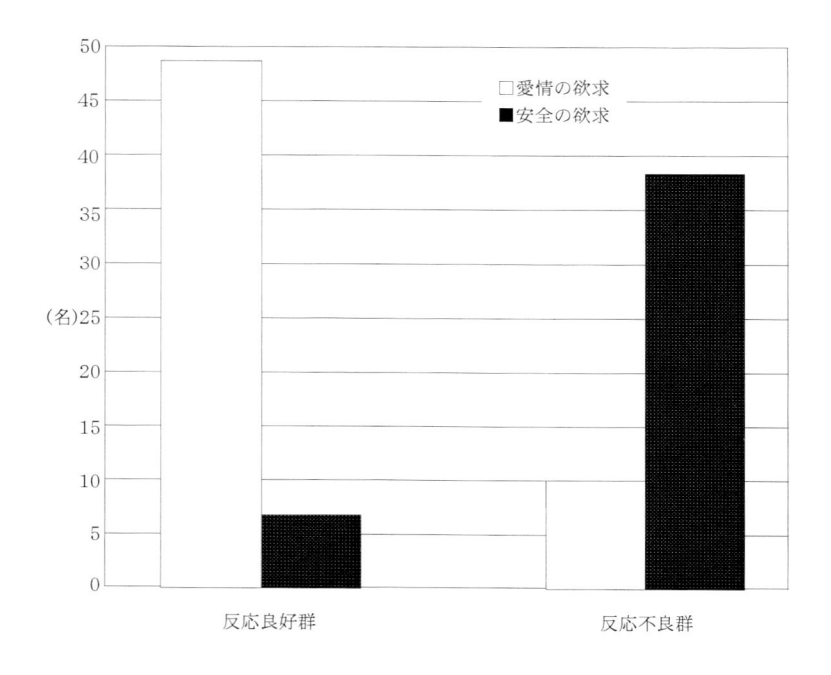

図 9-3 薬物治療によるパニック発作の反応良好群と不良群にみる脅かされた欲求 (佐伯, 1995)[47]

群間でみると，性別，パニック発作初発年齢，身体的既往歴，初診時パニック発作，治療後パニック発作，治療後広場恐怖などについては，統計学的有意の相関は認められなかった（表9-8）。しかし，図9-4にみるように初診時に「APあり群」67名のうち，44名（65.7％）に脅かされた欲求として「愛情の欲求」が認められ，他方「安全の欲求」はわずか20名（29.9％）に認められた。それに対して「APなし群」では，41名のうち12名（29.3％）にしか脅かされた欲求として「愛情の欲求」が認められなかったが，「安全の欲求」は28

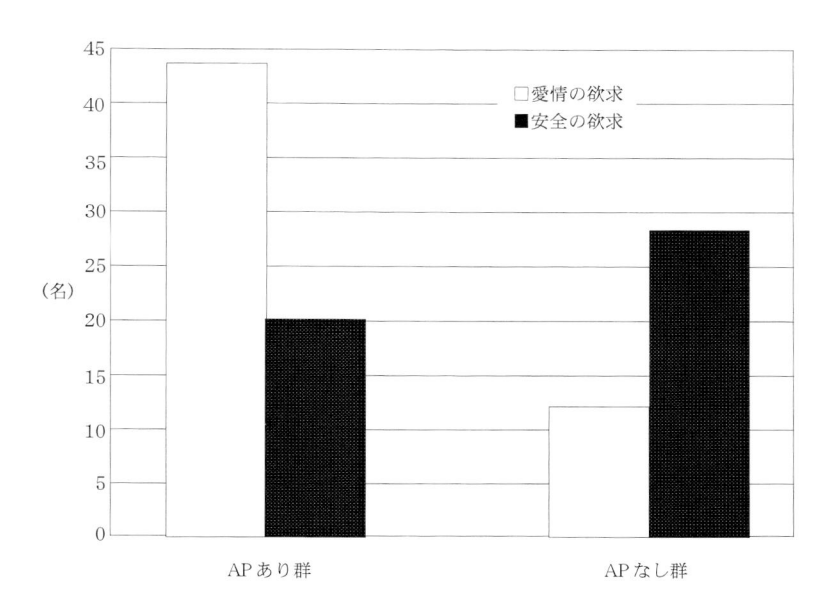

図 9-4 広場（外出）恐怖の有無と脅かされた欲求（佐伯, 1995）[47]
AP : agoraphobia

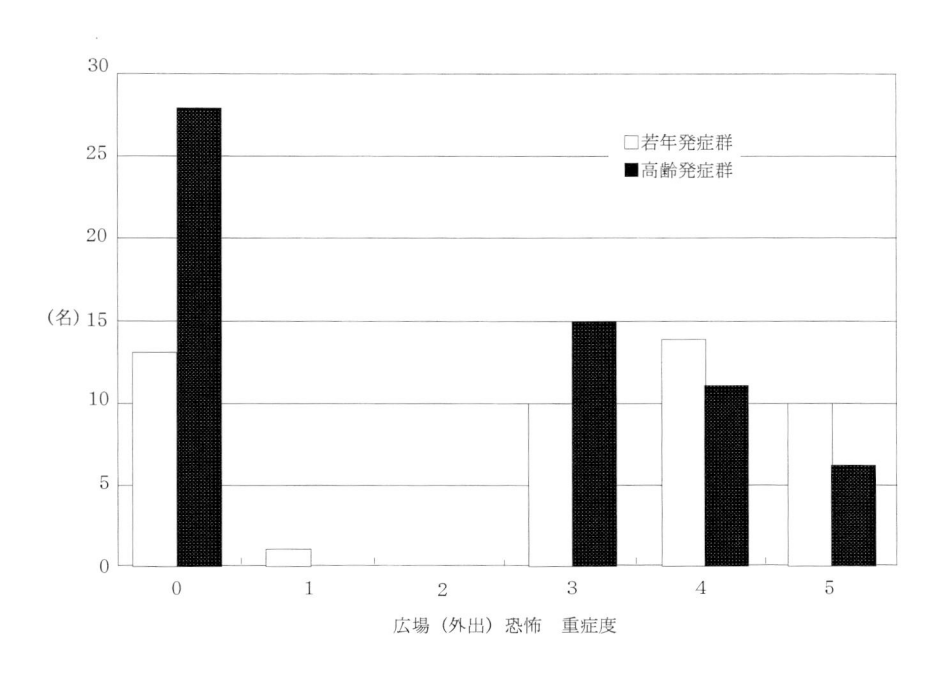

図 9-5 パニック障害の若年と高齢発症群間にみる広場（外出）恐怖の重症度（佐伯, 1995）[47]
0. なし，1. 完全寛解，2. 部分寛解，3. 軽症，4. 中等症，5. 重症

名（68.3％）にも認められた。こうした傾向に対しては統計学的に有意差が認められた（p<0.02）。

ⅲ）パニック発作の初発年齢

若年発症と高齢発症との2群間で，性別，身体的既往歴，初診時パニック発作，治療後パニック発作，治療後広場恐怖などについては，統計学的有意の相関は認められなかった。しかし，初診時広場恐怖の重症度に統計学的な有意差が認められた（表9-8）。すなわち，「若年発症群」の方が「高齢発症群」に比べて，初診時広場恐怖重症度の値が有意に高い傾向が認められた（p<0.05）。その分布は図9-5に示すように若年発症群では中等症と重症が多く，高齢発症群では軽症と広場恐怖を伴なわないパニック発作が多かった。

3）考　察

（1）性別とパニック障害

パニック障害患者の性別については，これまでの米国での統計学的研究では，女性が多いという報告がほとんどである[52,53]。DSM-Ⅲ-Rでは，広場恐怖のないパニック障害は性差がなく，広場恐怖を伴うパニック障害は，女性が男性の約2倍であると述べられている。我が国においては，竹内[57]は，やはり女性が若干多い数値を報告している（総数92，女性49，男性43）。しかし，塩入ら[54]の調査では男女の比率は1.16：1.00と若干男性が多かった。本研究においても，男女比1.08：1.00で男性が若干多い結果が得られた。こうした結果が得られた理由については，本研究の結果だけからは断定できないものの，以下の可能性が考えられる。すなわち，DSM-Ⅲ-Rで述べられているとおり，広場恐怖の併存が女性に多いのであれば，女性はこの併存した広場恐怖のせいでなかなか外来を受診できないために，結果的に男性患者が多くなったということが考えられる。二つめには，女性の場合，更年期障害や自律神経失調症といった他の診断名をつけられて内科で治療されていて，パニック障害としての比率が相対的に減少しているとも考えられる。

（2）パニック発作の初発年齢

パニック発作の初発年齢については，本研究では，その平均年齢が34.1歳という結果が得られた。DSM-Ⅲ-R[4]では，平均発症年齢は20代後半であると述べられている。竹内[57]は，20歳代から40歳代の間であると報告しており，北村ら[26]は，平均28.7歳と報告している。さらに，性別によって平均年齢を見てみると，本研究では，男性が30.8歳，女性が37.8歳という結果であったが，塩入ら[54]も，男性で，平均34.1±10.9歳，女性で36.5±13.1歳であったと報告しており，ほぼ一致した値が得られている。

（3）身体的既往歴

身体的既往歴に関しては，Markowitzら[33]の疫学特定地域研究 Epidemiologic Catchment Area Study では，パニック障害患者は対照群に比べて身体的疾患を併存している比率が有意に高かった，と報告している。本研究においては，ちょうど全体の35.2％にあたる38名の患者に身体的既往歴が認められ，その内訳では多種多様な疾患が認められたが，なかでも胃十二指腸潰瘍と気管支喘息という，いわゆる心身症として，その発症にストレスの関与が強く示唆されている疾患が合計で12

名（31.6％）にも認められた。これは，後述するパニック障害の発症と心理社会的ストレスとの大きな関連を示唆しているものと考えられる。

(4) パニック発作の成因論の検討

パニック発作発症の成因について，従来どのように考えられてきたのであろうか。

ⅰ）生物学的成因論

① 内在性不安

冒頭で述べたように，パニック発作は元来DSM-Ⅲ[3]においては生活環境とは全く独立に生じる内在性不安 endogenous anxiety として，その概念が明確化された。その概念形成の土台となったのは，まず第一に，パニック発作が，特定の物質によって誘発されるという事実であった。Pitts と McClure[39] は，乳酸負荷によってパニック発作が誘発されたと報告した。その後追試が行われ，それらの結果も健常対照群と比較して，パニック障害患者では有意にパニック発作が乳酸によって誘発された，と報告されている[6,25]。

Leibowitz ら[31] は，乳酸によって誘発されたパニック発作と，自然発生したそれとは，症候学的に同様であることも確認した。Cowley ら[16] は，これまでの乳酸負荷に関する論文を吟味し，乳酸負荷は，診断を確定する検査としては統計学的な感受性と特異性が共に不十分ではあるものの，パニック障害の患者は，健常者に比べて乳酸に対する感受性が有意に高いと結論できるとしている。

乳酸の他にも，CO_2 吸入[48,66]，過換気[20,41]，caffeine[8,12]，yohimbine[1,22]，isoproterenol[19]，flumazenil[37]，CCK-4[1,2,9,10] 等による誘発試験の報告があり，いずれもパニック発作類似の症状発現が確認されている。

パニック発作の概念形成の基礎となったもうひとつの事実は，パニック発作に薬物療法が著効するということであった。Klein[28] によって imipramine の有効性が報告されたのを初めとして，alprazolam などの benzodiazepine 系薬物[15,53] や，MAO inhibitor[25,51] 等の治療効果も報告されてきた。またこうした薬物以外にも，β-blocker である propranolol[24,31] や，α_2-receptor の agonist である clonidine[13,23] 等の antipanic effect も報告されている。

こうしたパニック発作の生物学的特質が明確にされるとともに，1980年代にはパニック障害の病因を中枢神経に求める方向での研究が，まさに花盛りの時代を迎えることになった。Redmond[43,44] は，サルにおいて青斑核を電気刺激するとパニック発作様症状が出現し，破壊すると恐怖に曝されてもそうした症状を示さなくなるという実験結果から，中枢神経における不安の発生部位として青斑核を重視した。それを受けて Charney ら[11] は，yohimbine によって中枢神経における noradrenalin function を研究した。また，Gorman ら[21] は，パニック発作，予期不安，空間恐怖の発生部位をそれぞれ脳幹，辺縁系，前頭前野に想定する神経解剖学的モデルを発表した。その他 adrenalin[36] や serotonin[14] の作用機序とパニック発作との関連についても研究された。

② 後天性可逆性反応

しかし，こうした盛んな研究にもかかわらず，これまでのところパニック障害に特異的な器質的変化あるいは内因性の障害物質の存在は未だに明らかとなっていない。そしてそ

の一方で，パニック発作の誘発が，当初考えられていたよりも可逆的な現象であることを示唆する研究が多数報告されるようになった。例えば，Yeraganiら[68]は，乳酸負荷によってパニック発作が誘発された14名のパニック障害患者に対して三環系抗うつ薬を投与し，治療後再び乳酸負荷を実施したところ，パニック発作を誘発できたのは，わずか5名だった，と報告している。その他にもantipanic drugsで乳酸負荷等によるパニック発作誘発が抑制された，という多数の報告がある[25,38,45]。

またShearら[49]は，乳酸負荷によってパニック発作が誘発されたパニック障害患者6名に12週間から24週間認知行動療法を施行し，その後再び乳酸負荷を行ったところ，4名はパニック発作が誘発されなくなった，と報告している。

そして，パニック障害における自律神経系の変化の可逆性を報告した研究も認められる。Maddockら[32]は，lymphocyteにおけるβ-adrenoreceptorの密度，親和性，lymphocyteにおけるcAMP濃度，isoproterenol刺激によるcAMP産生能について27名の未治療パニック障害患者と24名の健常者で測定し，adinazolamによる二重盲検試験を施行した後，再度上記の項目について測定した。その結果パニック障害患者では，治療開始前は健常者に比べて，β-adrenoreceptorの密度が有意に低いことが明らかになった。しかし，β-adrenoreceptorの密度は，adinazolam投与によって正常化する傾向にあり，placebo群ではそのような傾向は認められなかった。この結果より，Maddockらは，パニック障害患者では，β-receptor systemは，恒常的な欠損によって障害されているのではなく，その過程はあくまでも可逆的で反応性のものだと結論づけている。

したがって，上記のようなパニック発作を中心としたパニック障害に対する生物学的研究の動向をまとめてみると，パニック発作は内在性不安 endogenous anxietyであるという定義は，根本的に検討しなおす必要があるという結論に導かれざるを得ない。

ii）心理的成因論
① 結実因子としてのライフ・イベント
Barlow[7]は，心理社会的ストレスとパニック発作との関係について，以下のように述べている。

「生物学的，心理学的観点に立つ臨床家や研究者の長年にわたる研究で驚くほど一貫しているのは，最初のパニック発作以前に不快なlife eventがきわめて高い確率で見いだされることである。……ストレス期に，頭痛とか潰瘍といった疾病にかかりやすい人がいるように，パニック発作を起こしやすい人も多いと考えることができる。」

Zal[69]も以下のように述べている。

「ストレスは，パニック障害の病因として重要な役を果たしている。パニック障害患者の大多数は最初のパニック発作の少し前に，非常にストレスの強い，生活上の出来事を経験している。」

こうした見解も含めて，パニック発作初発前には患者にとっての強い心理的ストレスが高頻度で存在していたことを認める研究者は決して少なくない。

パニック発作初発前の心理的ストレスの存在について，Raskinら[42]は，17名のパニッ

ク障害患者に対する面接によって，13名にパニック発作発症直前に人間関係上のストレスに満ちた出来事があったことを見いだしている。また，Lelliott[30]らが行った57名の広場恐怖を伴うパニック障害患者を対象とした調査でも，初発前1ヵ月間に，生活上のなんらかの大きな出来事があったことを思い出した患者が，42％（22名）と相当な数にのぼっている。我が国でも，塩入ら[55]の症例研究において，対象数201名の57.7％にあたる116名においてパニック発作初発前の12ヵ月間に，なんらかの生活上の出来事が認められている。

心理社会的ストレスがパニック発作発症に深く関与していることを，統計学的に裏付けている研究として以下のようなものがある。

Roy-Byrneら[46]は，パニック発作の発症と生活上の出来事（life event）の関連について，44名のパニック障害患者においてパニック発作初発前の1年間の生活上の出来事について，その影響，数，種類を，各種の評価尺度によって検討した。その結果パニック障害患者群と対照群では，体験した生活上の出来事の数やその客観的な重症度には有意差が認められなかったが，主観的にはパニック障害患者の方が有意に強い陰性の衝撃を受けていたことが明らかになったと報告している。

Faravelliら[17]は，64名のパニック障害患者について，パニック発作初発前12ヵ月間の生活上の出来事についてPykel Event Scaleを用いて面接を行った。その結果，78名の健常対照群に比して，パニック障害患者群では出来事の数もその程度も有意に大きい値を示した。さらに，患者が経験した出来事の多くはパニック発作初発前1ヵ月に起こっていたと報告している。

Pollardら[40]は，50名の広場恐怖の患者について主要な生活上の出来事について調査した結果，それらの患者は，パニック発作が発症した時期において，その他の時期よりも有意に多く，そして高率に主要な生活上の出来事に遭遇していたことが明らかになった。

② ライフ・イベントの具体的内容

このように，本来の定義にもかかわらず，パニック発作発症と心理社会的ストレスとの密接な関係を示唆する研究結果が，多数の研究者によって報告されてきた。この点については，本研究でも，対象患者全例において，パニック発作初発前に心理社会的ストレスとなる生活上の出来事が認められた。

しかし，その心理社会的ストレスの具体的な内容については，統一された見解はこれまでの研究では得られていなかった。

パニック発作初発前の生活上の出来事の具体的な内容については，次のように報告されている。Raskinら[42]によると，17名中10名は家族からの独立，3名は青春期に父親への反抗，1名は家庭の崩壊という事態が発症前に認められた。Lelliottら[30]は，パニック発作初発前の1ヵ月間に生じた出来事として，家族間の問題があったと答えた患者が6名，家族の病気が4名，離別の危機または現実の離別が3名，妊娠・出産が2名，仲のよい友人や親戚の死が2名，本人の身体疾患が1名，借金が1名であった，と報告している。Shearら[50]の調査では，雇用主，恋人，その他の人からの不当な扱われ方，仕事に対する不全感，ある人間関係の喪失等を対象患者9名中8名がパニック発作初発前の出来事として述べている。塩入ら[55]は，対象患者のうち，

生活上の出来事として最も多かったものは，患者個人の身体疾患あるいは体調の崩れ（全体の27.6％）で，次いで家族や親族などのトラブル（15.5％）であったと報告している。

また Finlay-Jones ら[18]は，喪失体験がうつ病の引き金になるのに対して，パニック発作は，患者に将来の危険を予感させるような，不快感を惹起する出来事によって生じる傾向がある，と述べている。

このように，パニック発作発症の誘因となる心理的ストレスの内容は，研究者によって種々様々な報告がなされている。

さらに，心理社会的ストレスの内容とパニック発作の程度あるいはパニック発作の治療予後との関係は，これまで全く報告されたことはなかった。そこで，本研究においては，上記の問題点について，より明確な結論を見いだすことが意図された。

iii）欲求挫折からみた成因論

心理社会的ストレスを分類しようとする場合，その出来事としての一般的な重大さと，当事者の問題の受けとめ方とが必ずしも並行しないという点に大きな困難が存在する。例えば，火事や地震等の大きな災害の時にもさほど動揺することなく，冷静な事後処理にあたる人もいれば，嫁姑問題をとてつもないストレスとして体験する人も存在するのである。しかし，パニック発作発症に対してあくまでも重要なのは，やはり当人がどの程度にその問題を価値判断したかという，ある意味では極めて主観的な次元なのである。

したがって，心理社会的ストレスを客観的な出来事という観点から重みづけして分類するよりも，当人の受けとめ方に即した分類の方が，パニック発作発症に対する影響をより正確に検討できると考えられる。そこで，筆者は本研究においては，Maslowの基本的欲求を援用した。そのことによって，心理社会的ストレスが「脅かされた欲求」という観点から捉えられることで，当人の主観的な次元へと主題化され，また同時に体系的に整理され易くなったと考えられる。

今回の結果は，ほとんどが「生理的欲求」に「愛情の欲求」か，「安全の欲求」の脅かしが加わっていた。そして「自己実現の欲求」や「自我尊厳の欲求」の脅かしは僅少であった。また，「愛情の欲求」が脅かされた者は，「安全の欲求」が脅かされた者よりも，統計学的有意差をもってパニック発作の治療予後が良好であった。

Maslow[34]は人間の基本的欲求について次のように述べている。「ある欲求が満たされると，それより高次の欲求が出現するというように，欲求は一定の階層構造をなしている。そして，高次の欲求に対して，低次の欲求は緊急性が高く，より強い欲求として体験され，高次の次元のようにその充足を長い時間待つことが困難である。」こうしたMaslowの見解に依拠すると，上記の本研究の結果から，パニック発作の病態をよく理解できるように思われる。すなわち，一つの仮説としてパニック発作とは，基本的には心理的な欲求が脅かされることによって生じた不安の一形態であり，しかも「自己実現の欲求」や「自我尊厳の欲求」という高次の欲求ではなく，「愛情の欲求」，「安全の欲求」，「生理的欲求」という，より緊急性の強い，低次の欲求が脅かされた結果であるため，パニック（恐慌）という患者本人にとっては，これまで経験したこ

とのないような強烈な体験という形態をとると考えられる。

本研究結果の治療予後についても，低次の「安全の欲求」よりも高次の「愛情の欲求」が脅かされた患者の方が予後良好であったという事実は，欲求は階層性を成すというMaslowの主張を反映していると考えられる。

また，Maslow[34]は，「基本的欲求において，一つの欲求から次の欲求が出現するには，実際にはその欲求が必ずしも100％満たされなければならないと言うわけではない。」と述べている。本研究においても複数の欲求が同時に脅かされていた患者が多数認められた。しかし，健全な精神生活にはあくまで基本的欲求が段階的な階層を構成することが必要とされるのであり，こうした複数の欲求が同時に脅かされた状況自体が，重要なパニック発作の契機のひとつになっていたと考えても不思議ではなかろう。

ところでFinlay-Jonesら[18]による疫学的研究から，肉親との死別等は，パニック障害患者にはあまり認められず，むしろ，うつ病を，パニック障害に比較して優位に誘発しやすい傾向があり，一方パニック障害は家庭内での人間関係における葛藤等によって引き起こされやすいとされている。すなわちFinlay-Jonesらの結果によれば，パニック発作は，「愛情の欲求」が脅かされてもほとんど発現しないということになる。しかし，家庭内の人間関係のトラブルは，Maslowの分類によると「愛情の欲求」の脅かしか，その内容によっては「安全の欲求」の脅かしとなる。何がトラブルの原因かをよく分析し，どの欲求が充足されずに悩んでいるかを知る必要がある。

本研究においては，経済的問題や本人の安住の地を失うといった主観的な次元での「安全の欲求」が脅かされることによって発現するパニック発作も，決して稀ではなかった。「安全の欲求」が脅かされると，「愛情の欲求」が脅かされた場合よりもパニック発作の予後が悪いことがわかった。これは低次の欲求が脅かされると遷延化しやすいことも考えられる。病状が長期化することで，行動制限を受け，ついには行動目標を失い，病状がうつ病へと移行する可能性がある。

(5) 広場恐怖の精神病理的意味と意義

広場恐怖の併存については，「脅かされた欲求」に関して，「安全の欲求」よりもむしろ，「愛情の欲求」が脅かされた時に発現しやすいという結果が得られた。この事は，広場恐怖が自己の身体的な健康に関連したものというよりは，人間関係における様々な葛藤が，象徴的に表出されたものかも知れない。その観点から捉えなおしてみると，家族が同伴してくれれば，問題なく外出できる，という広場（外出）恐怖患者が決して少なくないことの精神病理性がよく理解できる。単に，もしもの時の備えの確保といった，単純な理由だけでなく，そこには患者から家族に向けた人間関係の次元における"心理的なメッセージ"が隠されていると考えることができる。

また，パニック発作初発年齢と広場恐怖との関係について，本研究においては，30歳以上の高齢発症者よりも，30歳未満の若年発症患者のほうが初診時の広場恐怖が重症であるという結果が得られた。これは，若年者の方がパニック発作に対するものも含めて，精神的な不安に対する耐性が低いからではないか

(6) パニック障害の精神療法

以上の考察をふまえて、パニック障害に対する精神療法について考察する。

まず、本研究の対象患者の88％で「生理的欲求」が脅かされていたことから、パニック障害の治療には、十分な身体的休養と睡眠を確保することが治療の基本条件であると言うことができる。

次に、パニック障害の発症には本研究の結果から、その発症に「欲求の脅かし」という心理的問題が大きく関与したことが明らかになった。そのような個々の患者の心理的問題へは精神療法的関与が当然必要となる。

竹内[57,58]は、パニック障害に対する精神療法については、現に起きている症状による苦痛をやわらげ、患者を心理面から支えることをめざす、一般的な支持的精神療法が基本となると述べている。また、これまでBarlowら[7]等によって現存の症状に対して認知行動療法が精神療法のひとつとして、パニック障害に対する有効な治療として報告されてきた。

しかし、本研究の結果は、症状解消のための認知行動療法や支持的精神療法にとどまらない、さらに積極的な精神療法を要請している。その心理社会的ストレスがそれぞれの患者において具体的な内容を持っているのであるから、既に田代（1992）[60]が指摘しているように治療者は積極的にパニック障害患者の生活状況での問題点を同定するよう努め、そこに浮かび上がってくる患者の生活歴上の問題点を患者と話題にし、それに対する患者自身の自覚を促し、さらにそれらの問題点を整理して、現実的な対策を患者とともに模索するという態度が必要なのである。

Zal[69]によると、生活状況での問題に対する当人の対処法は、3つに分類できるという。すなわち、①その問題を解決するために"状況を変える"努力をすること、②"状況を回避する"こと、③状況に適応できるように"自己を変化させる"こと、である。こうした観点からすると「パニック障害は、問題解決の糸口が全く見つからず、状況を変える努力が頓挫した状況で発症している」と言うこともできる。また、本研究においては「広場恐怖は、身体の健康に対する不安というよりは、もつれた人間関係に対する象徴的なメッセージであることが明らかとなった」ので「状況回避」という対処法として捉えることができる。

したがって、治療者の精神療法的関与は、患者自身が置かれた「状況を変える努力の頓挫」や「状況回避」といった現状に対する自覚を促し、心理的ストレスへの対処が「自己を変化させる」という、より肯定的で柔軟な方向へ導かれるものでなければならない。

ただし、患者が直面している問題のほとんどが、「自己実現の欲求」や「自我尊厳の欲求」という上位の次元の欲求ではなく、もっと基本的で低次の「愛情や安全の欲求」であるから、行動療法等のような体系的で高度な精神療法を導入する場合でも、治療者は患者とともに生活歴上の問題点を話題にして、それらの問題点を整理したり、具体的な対策を模索するという態度を維持し続ける必要があ

ると考えられる。

Milrodら[35]は，精神分析的な洞察志向型の精神療法が有効であった3症例を報告しているが，そこで行われていることも，こうした精神療法的関与が有効に機能していることが，治療的であったと考えられる。

また，田代[61]は，パニック障害に森田療法が治療効果のあった症例を報告しているが，その際の治療者の基本的な精神療法的対応は，患者に「依存から自立」への態度変更を促す教育的指導である。これは，上述した患者の態度変換を，患者自身の人格発達論的な観点から表現したものであると考えられる。

まとめ

以上九州大学医学部附属病院精神科神経科クリニックを受診した108名のパニック障害患者を対象に，患者の心理的ストレスとパニック障害の病態構造との関係をMaslowの欲求階層説に依拠して考察した。それによって，対象患者全例においてパニック発作初発前1年間になんらかの欲求が脅かされる出来事が認められた。

さらに，パニック発作の治療薬反応によって「反応良好群」と「反応不良群」に群分けして統計学的に検討してみると，「愛情の欲求」が脅かされた者が「反応良好群」の方に有意に多く，「安全の欲求」が脅かされた者が「反応不良群」の方に有意に多かった。また，初診時の広場恐怖（AP）の有無で群分けすると，「安全の欲求」が脅かされた者が「APなし群」の方に有意に多く，「愛情の欲求」が脅かされた者が「APあり群」の方に有意に多かった。そして，パニック発作初発年齢で群分けすると，広場恐怖の併存は「若年発症群」に「高齢発症群」よりも有意に多く認められた。

また，以上の結果からパニック障害の治療には，薬物療法だけでなく，患者の心理社会的ストレスを積極的に主題化し，患者自身にZalの言う「状況に適応出来るように自己を変化させる」態度を促すように働きかける精神療法が必要であると考えられた。それには，Milrodや田代の提示するように，症状への対応だけでなく，人格発達を促す治療法が有効であろう。

3. パニック発作に対する管見

佐伯[47]が調査した108例のパニック障害の88％が生理的欲求の脅かしで慢性もしくは重篤な身体疾患，極度の疲労や倦怠感，発作性のめまい等を契機に発症していたが，多くは経済的な悩みなど個人の存在基盤が揺らぐ安全の欲求が脅かされる（44％）か，家庭内不和，職場での孤立，転地・転勤後の対人関係での不適応などの愛情欲求が脅かされて（50.9％）いた。多くは二重苦を個人的に抱いて発症していた。先の症例1にみるように，箱入り娘で依存から自立へと向かう段階で母子分離の不安から愛情欲求が脅かされ，そのことで未熟な自我尊厳や自己実現が露呈され，欲求が脅かされるという慢性ストレス状況に加え，親友の突然の死を目前にして安全欲求や生理的欲求が脅かされ発症していたと理解される症例では，単にパニック発作を止めるだけでは，慢性化の一途をたどる可能性が高い。このような症例では積極的に自立への精神的支援をすることで人格の発達を促すことも大切であろう。

なぜ，パニック発作とよばれる症状が，①予期なく出現し，また②他人の注目のないところで出現するのか，現在のところ納得のいく説明をみない。先の症例1では何か事あるごとにパニック発作が起こっていたが，2年が過ぎ，発作が軽度となり，とまどうことも少なくなった。生活の行動範囲，内容，対応など格段の進歩を遂げ，母親の手助けがなしでも，できることが多くなったが，それでも，同様の病気に悩む親友と長時間話をした後とか，気遣いのいる大勢の中に長時間いた後など，特に生理前後と重なると，発作が起こり易い傾向があった。それに加えパニック発作が起こるのは，仕事が一段落して，一息入れたとき，または入れようとする緊張がほぐれるときで，症例では口腔内のしびれ感から始まる一連の症状に始まり，胃，手腕のうずき（過敏症状），動悸，胸の圧迫感，手掌その他の冷汗，めまい（身の置き場がなくなる），などの一連の症状が出現し，2-3分間持続したのち，ゆっくり減弱するが，波が寄せては返すように，同じパターンで2-3回出現しておさまる。その間15-30分という。服薬後は，発作の多くは軽く，口腔内のしびれ感のみで終わる場合と，うずき，動悸までで，自然に消褪することもある。別の症例の場合も同様の傾向を訴えた[60]。

このように，突然パニック発作はやってくるが，心配事や不安，緊張がない家族との旅行では，全く出現しないこと，また「てんかん」発作をもつ患者と異なり，出現する症状（客観的にみて）に極度に恐怖し，治療者に些細なことでも訴え，助けを求めるという依存傾向と過度の緊張傾向がみられる。

Yamaneら（1984）[67]は不安神経症にみられる緊張から解放された後の弛緩期に起こる不安発作10症例を報告している。昇進うつ病やストレス後偏頭痛，高笑い後に起こるナルコレプシーなどを例にあげ，強いストレス状況になくても，急激な精神的弛緩は，脆弱者にとって容易に発作をもたらす原因となるであろうと推測している。Tashiroら（1988）[62]は，ネコを用いた動物実験で，視床下部電気刺激によって不穏，怒りなど興奮状態を起こし交感神経緊張状態にあるときから，突然の通電中止を行い急激に副交感優位の状態にかえると，精神的な興奮状態は回復するのに，急激な心拍欠滞，血圧低下に続き，頻発する不整脈と血圧の急激な変化が数回繰り返し起こることをみている。この状況では，精神面では不安も緊張もなくなった状態であり，自律神経系の反応が反射性に出現しているが，この現象は，予期されないとき，不安緊張から解放されたときに起こるパニック発作によく似ている。脳内に生得性の制御機能が存在し，ある状態が限界に達したとき自動的にその緊張を解除するように働いてパニック症状が起こるのではないだろうか。

文　献

1) Abelson, J. L. and Nesse, R. M.: Cholecystokinin-4 and panic. Arch Gen Psychiatry, 47: 395, 1990.
2) Abelson, J. L. and Nesse, R. M.: Pentagastrin infusions in patients with panic disorder I. Symptoms and cardiovascular responses. Biol Psychiatry, 36: 73-83, 1994.
3) American Psychiatric Association: Diagnostic and Statistical Manual of Mental Disorders, 3rd ed. APA, Washington DC, 1980.
4) American Psychiatric Association: Diagnostic and Statistical Manual of Mental Disorders, third edition revised. APA, Washington DC, 1987 (高橋三郎訳: DSM-III-R 精神障害の診断・統計マニュアル. 医学書院, 東京, 1988).

5) American Psychiatric Association: Diagnostic and Statistical Manual of Mental Disorders, 4th ed. APA, Washington DC, 1994（高橋三郎，大野裕，染矢俊幸訳：DSM-Ⅳ 精神疾患の分類と診断の手引．医学書院，東京，1995）．
6) Aronson, T. A., Whitaker-Azmitia, P. and Caraseti, I.: Differential reactivity to lactate infusions: The relative role of biological, psychological, and conditioning variables. Biol Psychiatry, 25: 469-481, 1989.
7) Barlow, D. H. and Cerny, J. A.: Psychological treatment of panic. The Guilford Press, 1988（上里一郎監訳，山本麻子，堀川房子，杉若弘子訳：恐慌性障害―その治療の実際―．金剛出版，東京，1992）．
8) Boulenger, J. P., Uhde, T. H. and Wolff, E. A. Ⅲ.: Increased sensitivity to caffeine in patients with panic disorders. Preliminary evidence. Arch Gen Psychiatry, 41: 1067-1071, 1984.
9) Bradwejn, J., Koszycki, D. and Meterission, G.: Cholecystokinin-tetrapeptide induces panic disorders. Can J Psychiatry, 35: 83-85, 1990.
10) Bradwejn, J. and Koszycki, D.: Enhanced sensitivity to cholecystokinin-tetrapeptide in panic disorder: Clinical and behavioral findings. Arch Gen Psychiatry, 48: 603-610, 1991.
11) Charney, D. S., Heninger, G. R. and Breier, A.: Noradrenergic function in panic anxiety. Effects of yohimbine in healthy subjects and patients with agoraphobia and panic disorder. Arch Gen Psychiatry, 41: 751-763, 1984.
12) Charney, D. S., Heninger, G. R. and Jatlow, P. I.: Increased anxiogenic effect of caffeine in panic disorders. Arch Gen Psychiatry, 42: 233-243, 1985.
13) Charney, D. S. and Heninger, G. R.: Abnormal regulation of noradrenergic function in panic disorders. Arch Gen Psychiatry, 43: 1042-1054, 1986.
14) Charney, D. S. and Heninger, G. R.: Serotonin function in panic disorders. Arch Gen Psychiatry, 43: 1059-1065, 1986.
15) Chouinard, G., Annable, L. and Fontaine, R.: Alprazolam in the treatment of generalized anxiety and panic disorders: A double-blind placebo-controlled study. Psychopharmacology, 77: 229-233, 1982.
16) Cowley, D. S. and Arana, G.: The diagnostic utility of lactate sensitivity in panic disorder. Arch Gen Psychiatry, 47: 277-284, 1990.
17) Faravelli, C. and Pallanti, S.: Recent life events and panic disorder. Am J Psychiatry, 146: 622-626, 1989.
18) Finlay-Jones, R. and Brown, G. W.: Types of stressful life event and the onset of anxiety and depressive disorders. Psychol Med, 11: 803-815, 1981.
19) Frohlich, E. D., Tarazi, R. C. and Dustan, H. P.: Hyperdynamic β-adrenergic circulatory state. Arch Intern Med, 123: 1-7, 1969.
20) Gorman, J. M., Askanazi, J. and Leibowitz, M. R.: Response to hyperventilation in a group of patients with panic disorder. Am J Psychiatry, 141: 857-861, 1984.
21) Gorman, J. M., Leibowitz, M. R., Fyer, A. J. and Stein, J.: A neuroanatomical hypothesis for panic disorder. Am J Psychiatry, 146: 148-161, 1989.
22) Holmberg, G. and Gershon, S.: Autonomic and psychic effects of yohimbine hydrochloride. Psychopharmacology (Berlin), 2: 93-106, 1961.
23) Hoehn-Saric, R., Merchant, A. F., Keyer, M. L. and Smith, V. K.: Effects of clonidine on anxiety disorders. Arch Gen Psychiatry, 38: 1278-1282, 1981.
24) Kathol, R. G., Noyes, R. Jr. and Slymen, D. J.: Propranolol in chronic anxiety disorders. Arch Gen Psychiatry, 37: 1361-1365, 1980.
25) Kelly, D., Mitchell-Heggs, N. and Sherman, D.: Anxiety and the effects of sodium lactate assessed clinically and physiologically. Br J Psychiatry, 119: 129-141, 1971.
26) 北村俊則，越川法子，島悟：不安障害の臨床的研究．精神医学，29: 1079, 1987.
27) 越野好文：パニック障害．田代信維，浅野好文編：神経症性障害，ストレス関連障害．（臨床精神医学講座第5巻）pp.141-153，中山書店，東京，1997．
28) Klein, D. F. and Fink, M.: Psychiatric reaction patterns to Imipramine. Am J Psychiatry, 119: 432-438, 1962.
29) Last, C. G., Barlow, D. H. and O'Brien, G. T.: Precipitants of agoraphobia: Role of stressful life events. Psychol Res, 54: 567-570, 1984.
30) Lelliott, P., Marks, I., McNamee, G. and Tobena, A.: Onset of panic disorder with agoraphobia. Arch Gen Psychirtry, 46: 1000-1004, 1989.
31) Leibowitz, M. R., Fyer, A. J., Gorman, J. M., et al.: Lactate provocation of panic attacks. Arch Gen Psychiatry, 41: 764-770, 1984.
32) Maddock, R. J., Carter, C. S., Magliozzi, J. R. and Gietzen, D. W.: Evidence that decreased function of lymphocyte β adrenoreceptors reflects regulatory and adaptive processes in panic disorder with agoraphobia. Am J Psychiatry, 150: 1219-1225, 1993.
33) Markowitz, J. S., Weissman, M. M., Ouellette, R. and Lish, J. D.: Quality of life in panic disorder. Arch

Gen Psychiatry, 46: 984-992, 1989.
34) Maslow, A. H.: Motivation and personality. second edition. Harper & Row, New York, 1970（小口忠彦訳：人間性の心理学．産能大学出版部，東京，1987）.
35) Milrod, B.: Psychodynamic treatment of panic: Three case histories. Hosp Community Psychiatry, 42: 311-312, 1991.
36) Nesse, R. M., Cameron, O. G., Curtis, G. C., McCann, D. S. and Huber-Smith, M. J.: Adrenergic function in patients with anxiety. Arch Gen Psychiatry, 41: 771-776, 1984.
37) Nutt, D. J. and Glue, P.: Flumazenil provocation of panic attacks. Arch Gen Psychiatry, 47: 917-925, 1990.
38) Ortiz, A. and Yeragani, V. K.: Biological Psychiatry. Elsevier Publishing, New York, 1985.
39) Pitts, F. N. Jr. and McClure, J. N. Jr.: Lactate metabolism in anxiety neurosis. N Engl J Med, 277: 1329-1336, 1967.
40) Pollard, C. A., Pollard, H. J. and Corn, K. J.: Panic onset and major events in the lives of agoraphobics: A test of contiguity. J Abnorm Psychol, 98: 318-321, 1989.
41) Rapee, R.: Differential response to hyperventilation in panic disorder and generalized anxiety disorder. J Abnorm Psychol, 95: 24-28, 1986.
42) Raskin, M., Peeke, H. S., Dickman, W. and Pinsker, H.: Panic and generalized anxiety disorders. Arch Gen Psychiatry, 39: 687-689, 1982.
43) Redmond, D. E., Huang, Y. H., Synder, D. R. and Maas, J. W.: Behavioral effects of stimulation of the nucleus locus coeruleus in the stump-tailed monkey macaca arctoides. Brain Res, 116: 502-510, 1976.
44) Redmond, D. E.: Alternations in the function of the nucleus locus ceruleus: A possible model for studies of anxiety. In: Hanin, I. and Usdin, E. (eds): Animal Models in Psychiatry and Neurology, pp. 293-304, Pergamon Press, New York, 1977.
45) Rifkin, A., Klein, D. F. and Dillon, D.: Blockade by imipramine or desipramine of panic induced by sodium lactate. Am J Psychiatry, 138: 676-677, 1981.
46) Roy-Byrne, P. P., Geraci, M. and Uhde, T. W.: Life events and the onset of panic disorder. Am J Psychiatry, 143: 1424-1427, 1986.
47) 佐伯祐一：パニック障害と脅かされた欲求―パニック障害の心理学的病因分析．九神精医，41(3-4): 221-235, 1995. (Saeki, Y.: Panic disorder and unsatisfied needs; Research on the psychological etiology of panic disorder. Kyushu Neuropsychiatry, 41: 221-235, 1995.) (Abstract in English)
48) Sanderson, W. C. and Wetzler, S.: Five percent carbon dioxide challenge: Valid analogue and marker of panic disorder? Biol Psychiatry, 27: 689-701, 1990.
49) Shear, M. K., Fyer, A. J., Ball, G., et al.: Vulnerability to sodium lactate in panic disorder patients given cognitive-behavioral therapy. Am J Psychiatry, 148: 795-797, 1991.
50) Shear, M. K., Cooper, A. M. and Klerman, G. L.: A psychodynamic model of panic disorder. Am J Psychiatry, 150: 859-866, 1993.
51) Sheehan, D. V., Ballenger, J. and Jacobsen, G.: Treatment of endogenous anxiety with phobic, hysterical, and hypochondriacal symptoms. Arch Gen Psychiatry, 7: 51-59, 1980.
52) Sheehan, D. V.: The Anxiety Disease. Scribner, New York, 1983.
53) Sheehan, D. V., Bao, B., Coleman, J. H., et al.: Some biochemical correlates of panic attacks with agoraphobia and their response to a new treatment. J Clin Psychopharmacol, 4: 66-75, 1984.
54) 塩入俊樹，花田耕一，高橋三郎：恐慌性障害の症例研究，1．精神医学，34: 965-971, 1992.
55) 塩入俊樹，加藤忠文，村下淳，濱川浩，高橋三郎：恐慌性障害の症例研究，5．精神医学，36(4): 359-365, 1994.
56) 竹内龍雄，上月英樹，藍沢鎮雄他：不安神経症の発症状況について．社会精神医学，7: 53-58, 1984.
57) 竹内龍雄著：パニック障害．新興医学出版社，東京，1991.
58) 竹内龍雄，花澤寿：パニック障害の治療．精神科治療学，8(6): 633-639, 1993.
59) 田代信維，柳本一行：恐慌性障害を恐怖症の一亜型とする理由―認知心理学的視点から―．精神神経誌，93:1279, 1991.
60) 田代信維：認知心理学の観点からみたパニック・ディスオーダー．精神医学レビューNo.3 パニック・ディスオーダー，FRONTIERS, pp. 33-45, 1992.
61) 田代信維：パニック障害（精神療法の立場）．シリーズ精神科症例集5　神経症・人格障害，pp. 3-18, 中山書店，東京，1994.
62) Tashiro, N., Hirata, K., Maki, S. and Nakao, H.: Cardiac arrhythmia induced in cats by stimulation of the anteromedial hypothalamus. Internat J Psychophysiol, 6: 231-240, 1988.
63) World Health Organization: The ICD-10 Classification of Mental and Behavioral Disorders; Clinical

Descriptions and Diagnostic Guidelines. WHO, Geneva, 1992（融道男，中根允文，小見山実監訳：ICD-10 精神および行動の障害―臨床記述と診断ガイドライン，医学書院．東京，1993）．

64) World Health Organization: The ICD-10 Classification of Mental and Behavioral Disorders; Diagnostic Criteria for Research. WHO, Geneva, 1993（中根允文，岡崎祐士，藤原妙子訳：ICD-10 精神および行動の障害：DCR 研究用診断基準．医学書院，東京，1994）．

65) Woodman, C. L. and Crowe, R. R.: The genetics of panic disorder. In: Asnis, G. M., et al. (eds): Clinical, Biological and Treatment Aspects. pp. 66-79, John Wiley & Sons, New York, 1995.

66) Woods, S. W., Charney, D. S., Goodman, W. K. and Heninger, G. R.: Carbon dioxide-induced anxiety. Arch Gen Psychiatry, 45: 43-52, 1988.

67) Yamane, H. and Kitamura, E.: Anxiety attacks triggered by relaxation. Med J Osaka Police Hospital, 8: 67-73, 1984.

68) Yeragani, V. K., Pohl, R., Balon, R. and Rainey, J. M.: Sodium lactate infusions after treatment with tricyclic antidepressants: Behavioral and physiological findings. Biol Psychiatry, 24: 767-774, 1988.

69) Zal, H. M.: Panic Disorder: The Great Pretender. Plenum Publishing Corporation, Philadelphia, 1990（越野好文訳：パニック障害の理解と治療―内科医のために―．創造出版，東京，1993）．

第10章 対人恐怖（社会恐怖）

はじめに

対人恐怖は，日本人に特有の症状とされていたが，Marks, I. & Gelder, M.（1966）[7] によって，西欧人にも他人の面前で飲食すること，赤面すること，握手したり，話したり，サインしたり，また嘔吐することを恐れる一群の人々がいることが報告された。その恐怖は，広場恐怖（パニック障害）と比べて，病気の兆候と考えられ，早期に治療を求めてくる。男女比が大きく，また両者で異なる症状がみられる[3,8]。DSM-Ⅲ（1980）でそれらは社会恐怖 social phobia と命名され，対人恐怖との相違点などが研究されているところである。

DSM-Ⅳ診断基準[2] をみると表10-1に示すように，普段はなにごともないのに，他人のいる所で精神的緊張をし，そこで起こる諸症状のために「恥をかく」ことをおそれる。そのために，その場を回避したり，不安・恐怖を耐え忍ぶ結果，自分の能力が十分に発揮されていないことを悔いている姿が浮かびあがる。そのようなことが起こる他の疾患との鑑別が必要となる。ICD-10の診断基準[18] もほぼ同じく，（1）注目の的や収拾のつかない"恥ずかしい行為"をするのではという（予期）恐怖か，（2）そのような可能性の"起こる状況"を顕著に回避する。その恐れは，人前での食事や発言，人なかでの偶然の出会いなどで忍従を強いられ，明らかとなる。また広場恐怖やパニック障害の診断基準のB項に定義された不安症状のうち少なくとも2項に加えて，次の症状のうち1項を満たすこと：（1）赤面または震え，（2）嘔吐の恐怖，（3）排尿，排便の差し迫った感じ，またはその恐れ。加えて，その事柄が"過剰で不合理"であることも十分に理解されていることを条件とする。この項にみる恥行為は，文化のちがいによる価値観の差が関与すると思われる。

笠原（1997）[5] は，この恐怖の特徴として羞恥恐怖性，状況依存性，不安喚起性，身体表出性，性格起因性，現実回避性の6要因をあげている。中村（1994）[12] は，対人恐怖が「羞恥の身体表出」を注目するのに対して，社会恐怖は performance anxiety（振舞不安）が重視されているという。施ら（2002）[13] は，中国人と日本人の対人恐怖を比較検討し，いずれも自我尊厳が脅かされる羞恥心に依るが，日本人のそれは「他者からの承認」を強く意識するのに対して，中国人は「自らの承認」が脅かされている，という文化的背景による価値観の違いに基づくという。

対人恐怖には笠原[5] によると，不安喚起状

表10-1 社会恐怖（社会不安障害）のDSM-Ⅳ診断基準[2]

A. よく知らない人達の前で，他人に"注視を浴びる"かも知れない社会的状況または"行為する"という状況の1つ，またはそれ以上に対する"顕著で持続的な恐怖"。患者は，自分が"恥をかいた"り，"恥ずかしい思い"をしたりする行動（または不安症状を呈したり）することを"恐れる"。

B. 恐怖している社会的状況への暴露によって，ほとんど必ず"不安反応"が誘発され，それは「状況依存性」，または「状況誘発性」のパニック発作の形をとることがある。

C. 患者は，恐怖が"過剰"であること，また"不合理"であることを認識している。

D. 恐怖している社会的状況または行為をする状況は"回避"されているか，強い"不安"または"苦痛"を伴い耐え忍ばれている。

E. 正常な毎日の生活習慣，職業上（学業上）の機能，または社会活動，または他者との関係が"障害"されており，その恐怖症のために著しい"苦痛"を感じている。

注) F. 18歳未満の患者の場合，持続期間は少なくとも6ヵ月が必要である。

G. その恐怖または回避は，物質（乱用薬物や投薬）または一般身体疾患の直接的な生理学的作用によるものでなく，他の精神疾患（広場恐怖，パニック障害，分離不安障害，身体醜形障害，広汎性発達障害，または分裂病質人格障害）ではうまく説明されない。

H. 一般身体疾患，または他の精神疾患が存在している場合，基準Aの恐怖は，それに関連がない（恐怖は，吃音症，パーキンソン病の振戦，または神経性無食欲症，または神経性大食症の異常な食行動を示すことへの恐怖でもない）。
（子供の場合は，この限りではない。注Fを参照のこと）

況による分類と不安の身体的表出による分類とがある。前者では，大衆や年上の人などの面前で演説や談話，または会食すること，正視したり，視線で相手を不愉快にすることを恐れる。後者では吃音，震え，硬直，卒倒や発汗，嘔吐，頻尿，尿閉など相手の前での不安緊張による身体症状に注目がいき，それを恥ずかしいこととして恐れる。

患者の多くは，身体的変化の治療ではなく，性格の改善を求めて来院し，交際術，性格矯正術，自家療法，自律訓練法，自己催眠術，食事療法，宗教的修行などを求めるが，多くは失敗に終わっている。その結果，ますます回避行動が強まり，社会的孤立を招いていると笠原は分析する。対人恐怖は多くある精神療法のなかで森田療法が最も著効する疾患とされている[4,8,9]。

1. 症例呈示

対人恐怖（社会恐怖）の心理機制をより深く理解するために症例を呈示し，精神機構モデルを用いて，その心理を探ってみた。

症例2. 51歳　男性　公務員
主訴）対人緊張（顔が引きつり泣き顔にな

る。人とうまく話せない。周囲が見られない），不眠，不定愁訴

現病歴）元来，几帳面で完全主義，内気で何ごとも気になる性格。工業専門学校を卒業し，技術職に就いたが，10年前に肝炎を患い，入院治療を受け，そのため外回りの技術職から事務職への配置転換をさせられた。事務室にいると対人緊張が起こり，次第に職場で孤立傾向が出現するようになった。46歳のとき，新しい事務室に移ったが，その頃から，緊張のあまり泣き顔になることが気になり始めた。48歳のとき，妻が美容院を開店したため，他県への転勤命令がきたらどうしようと，心配で不眠，食欲減退が起こり，某内科を受診し通院を始めた。

昨年の夏，会社の合理化が話題となり，本人は人員整理の対象となるのではないかと心配し，不眠に加えて，職場での頭痛，胃ケイレン，肩凝り，顔面紅潮などが出現するようになり，内科での治療では軽快せず，半年後の2月に当科受診となる。

診断）対人恐怖，回避性人格障害

予診用アンケート

(1) **困っている症状は？**：職場で泣き顔になる。人と話ができない。事務所では，机にじっと座っていて周囲が見られない。(2) **それが続くと，どうかなりそうか？**：会社を辞めさせられるかもしれない。(3) **心配事の「きっかけ」は？**：自分の肝臓が悪くなってから起きた。また転勤させられるのではないかと，2-3年前から思っていた。妻が美容院をやっているので転勤させられると困るから。(4) **(1) のことで，思うようにいかないことがあるか？**：勤務を続けていけるものか心配になる。(5) **(4) について，できればどうしたいか？**：治療したい。人と話ができるようになりたい，泣き顔を治したい。(6) **身の回りの事で，悩んでいたことはあるか？**：長男が去年，高校1年生だが学校をやめてしまった。別の高校に行きたいと本人は言っているが，なかなか勉強しない。妻が美容院をやっているが，借金等で経営が難しくなってきている。(7) **精神科神経科の診察を受けた目的はなにか？**：現在の自分の状態を改善したいから。

以上の訴えを精神機構モデルに当てはめると，図10-1にみるように，来院以前において，既に対人緊張が強く諸症状が出現して，そのことで自我尊厳の欲求は脅かされていたが，以前の技術職に戻るには体力的に（生理的欲求から）無理との判断があり，事務職でやむなく働いていた。また妻が美容院を開業したことから，本人は単身赴任となることを恐れ，年度末の配属換えの時期になると，不安，緊張が起こっていた。今回，新たに会社の合理化の話が起こり，人員整理の噂をきいた本人は病弱で人に劣る症状をもち，孤立していることから，自我尊厳の欲求が脅かされ，会社を辞めさせられるのではと予期不安がつのっていた。しかし，借金と妻子ある本人は経済的に考えて（安全の欲求から）会社を辞めるわけにはいかない。とは思うものの今の体調で症状出現を耐えて，さらに今以上の激務に耐えられるか，精神的，身体的に自信をなくし，すなわち生理的欲求，安全欲求と自我尊厳の欲求が脅かされて来院した。

ここで見るように，挫折した現実欲求は自我尊厳の欲求だけでなく，肝炎発症を機に，生理的欲求や安全の欲求なども脅かされてい

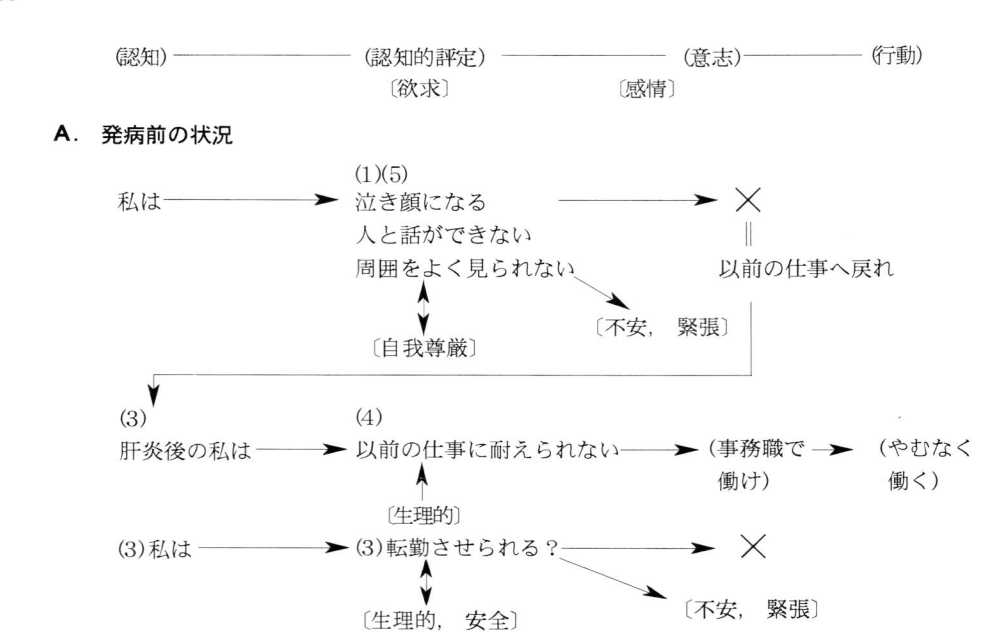

(認知) ──────── (認知的評定) ──────── (意志) ──────── (行動)
　　　　　　　　　〔欲求〕　　　　　　　〔感情〕

A．発病前の状況

　　　　　　　　　　　(1)(5)
私は ─────→ 泣き顔になる　　　　　 ─────→ ×
　　　　　　　人と話ができない　　　　　　　　　‖
　　　　　　　周囲をよく見られない　　　　　　　以前の仕事へ戻れ
　　　　　　　　　　　　　↘
　　　　　　　　〔自我尊厳〕　　　〔不安，緊張〕

(3)　　　　　　　(4)
肝炎後の私は ─→ 以前の仕事に耐えられない ──→（事務職で → （やむなく
　　　　　　　　　　　　　　　　　　　　　　　　働け）　　　働く）
　　　　　　　　　〔生理的〕

(3)私は ────→ (3)転勤させられる？ ─────→ ×
　　　　　　　　〔生理的，安全〕　　　〔不安，緊張〕

B．合理化のストレス

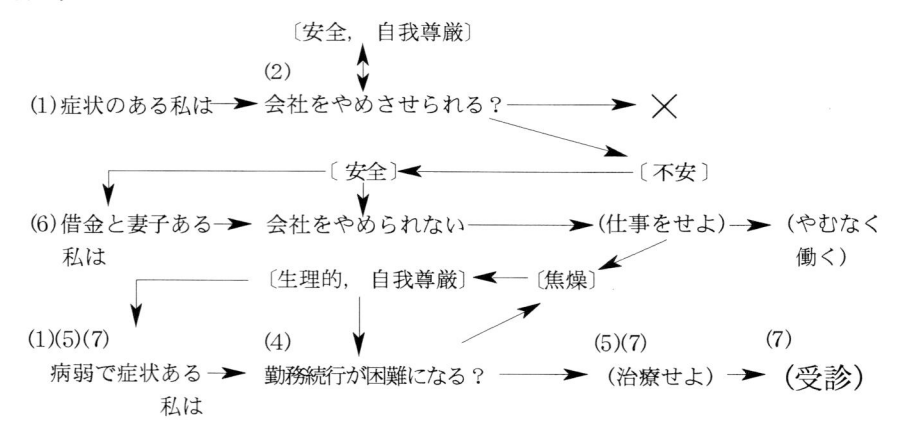

　　　　　　　　　　　　〔安全，自我尊厳〕
　　　　　　　　　　　　　　↕
　　　　　　　　　　　(2)
(1)症状のある私は → 会社をやめさせられる？ ─────→ ×
　　　↓　　　　　　　　　　　　　　　　　　　　　　　↓
　　　　　　　　　　〔安全〕←────────〔不安〕
(6)借金と妻子ある → 会社をやめられない ─────→（仕事をせよ）→（やむなく
　　私は　　　　　　　　　　　　　　　　　　　　　　　　　　　　　働く）
　　　↓　　　　　〔生理的，自我尊厳〕←〔焦燥〕
(1)(5)(7)　　　　(4)　　　　　　　　　　　　　(5)(7)　　　　(7)
病弱で症状ある → 勤務続行が困難になる？ ──→（治療せよ）→（受診）
　　私は

図10-1　対人恐怖男性の精神機構モデルからみた心理機制
　両方向矢印は，その本来の欲求が脅かされた現実的葛藤状況にあることを示す。
　一方向の矢印は，その本来の欲求が認知的評定に大きな影響を与えていることを示す。

た。そして自己や置かれた状況において現実と理想とが対立した葛藤は自我尊厳欲求と安全欲求において起こっていた。不登校の長男の事も心配の種（我が子への愛情欲求の脅かし）ではあるが，それは仕事を解雇される問題とは別次元の事柄である。

2. 自己臭恐怖（重症対人恐怖）の外来森田療法[14, 17]

症例3. 18歳　女　予備校生

主訴）おならが気になる。勉強が手につかない，不登校

現病歴）本人は末っ子，上に兄と姉がおり，教育熱心な家庭に育つ。

小学6年生のとき，腹痛，下痢で学校は休みがちとなる。ある日，放屁を座席の後ろの男の子に笑われ，以後，放屁を気にするようになる。中学3年生になると，腹痛で欠席がち，受験間近になると，気が焦り，勉強が手につかなくなる。なんとか県立高校に合格したが，共学を嫌い，周囲の反対を押し切って，私立の女子校に入学した。高校入学時，上位だった成績は次第に低下し，欠席がちとなる。高校2年生になると，腹痛，下痢に加え，自己臭（放屁）が気になり通学できなくなり，一時期，某病院思春期内科に入院したことがある。外出もままならず，最低限の出席日数で卒業するも，大学受験することなく，予備校に在籍する。予備校は1日通っただけで不登校，家に引き籠り，勉強も手につかず，女王様のように身のまわりのことを母親にさせていた。

1）思考過程の分析と葛藤内容

患者の心の悩みは，現病歴とアンケート内

表10-2 症例3のアンケートの回答

1. 困っている症状
   おならが気になること，
   勉強をしようとしたら，イライラして何も手につかないこと
2. それが続くとどうなりそう？
   イライラして，すべて思うようにいかない
3. 心配事のきっかけは？
   小学校6年のとき，男子に笑われたこと
4. (1)のことで，思うようにいかないことは？
   ちょっとしたことで失敗してしまう気がして，何も手につかない
5. (4)について，できればどうしたいか
   おならを気にならないようにしたい
   心配事を執念深く考えてしまうのをやめたい
   成績をあげたい
6. 身の回りの事で，悩んでいたことは？
   常に人に嫌われているのではないか
   成績が思うようにあがらないこと
   勉強しようと思えば思うほど，手につかない
7. 受診した目的は？
   陽と陰の差が激しいこと
   言葉で言うことと行動が伴わないこと
   おならを気にしてしまうこと
   心配事が増えれば増えるほど，恐怖感ばかりになってやっていられない

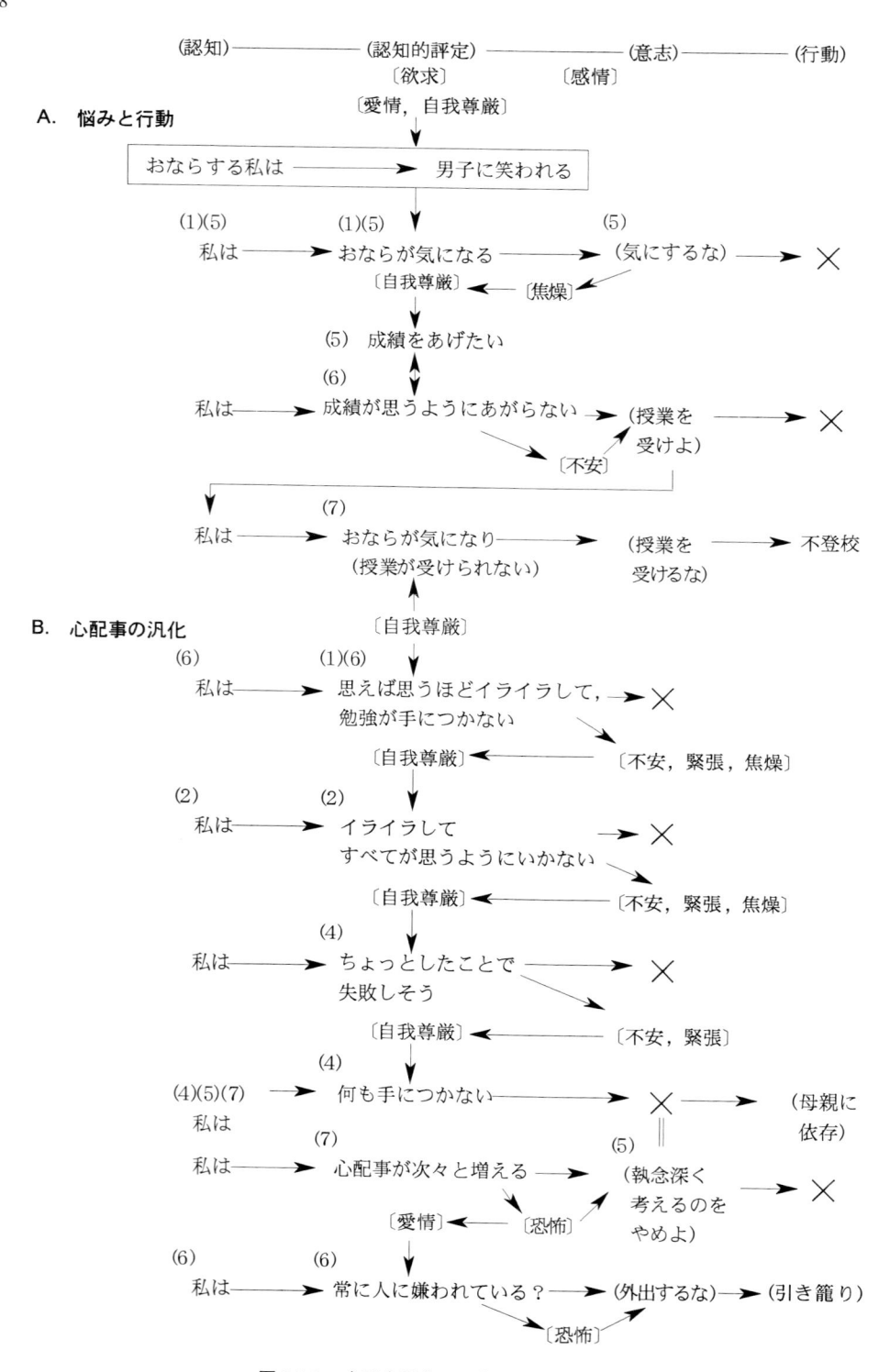

```
                    (認知) ─────────── (認知的評定) ──────────── (意志) ──────── (行動)
                                        〔欲求〕              〔感情〕
A. 悩みと行動                         〔愛情, 自我尊厳〕
         ┌─────────────────────────────────────┐
         │ おならする私は ──────→ 男子に笑われる │
         └─────────────────────────────────────┘
            (1)(5)          (1)(5)                    (5)
            私は ────→ おならが気になる ────→ (気にするな) ────→ ×
                              ↑          ↘
                           〔自我尊厳〕←─〔焦燥〕
                              ↓
                     (5) 成績をあげたい
                         (6)              ↕
            私は ────→ 成績が思うようにあがらない ────→ (授業を    ────→ ×
                                                    受けよ)
                                        ↘        ↗
                                        〔不安〕
              ↓          (7)
            私は ────→ おならが気になり ─────────→ (授業を    ────→ 不登校
                     (授業が受けられない)            受けるな)

B. 心配事の汎化                  〔自我尊厳〕
            (6)         (1)(6)
            私は ────→ 思えば思うほどイライラして, ────→ ×
                      勉強が手につかない
                                        ↘
                           〔自我尊厳〕←──〔不安, 緊張, 焦燥〕
                              ↓
            (2)         (2)
            私は ────→ イライラして ────→ ×
                      すべてが思うようにいかない
                                        ↘
                           〔自我尊厳〕←──〔不安, 緊張, 焦燥〕
                              ↓
                        (4)
            私は ────→ ちょっとしたことで ────→ ×
                      失敗しそう
                                        ↘
                           〔自我尊厳〕←──〔不安, 緊張〕
                              ↓
           (4)(5)(7)    ────→ 何も手につかない ────────→ × ──────→ (母親に
            私は                                       ‖            依存)
                        (7)
            私は ────→ 心配事が次々と増える ────→ (執念深く ────→ ×
                                              考えるのを
                                        ↗     やめよ)
                           〔愛情〕←──〔恐怖〕
                              ↓
            (6)         (6)
            私は ────→ 常に人に嫌われている? ────→ (外出するな) ────→ (引き籠り)
                                        ↘
                                        〔恐怖〕
```

図10-2 自己臭恐怖の思考過程と葛藤内容（田代ら, 1987）[17]
　　　　カッコ内は, 既在の体験学習による観念を示す。

容（表10-2）を基にして，精神機構モデルに患者の用いた言葉を，あてはめていく作業によって，図10-2に示すように，一連の思考の流れとして捉えられた。認知は自己または自己の関心事，認知的評定は認知されたものへの自己の意見または評価，そして意志は表記されていないが，その行動から推定する。

まず，現実に直面した問題として図10-2Aに示すように，小学6年生のときの放屁を恥ずかしい（自我尊厳の脅かし）と思ったか，男子から嫌われた（愛情欲求の挫折）と思ったかは，わからないが，「おなら」を気にする一方で，学校の成績はあがらないと悩んでいる。そこには，成績をあげたいという強い自我尊厳欲求が背後にあり，現実の自己の成績が"思うように"あがらない（理想に反する）という葛藤がある。意思決定では，「おなら」を気にしないようにしたいと思いながら，できずにイライラしている一方で，成績をあげるために授業に出ようと思うが，「おなら」を気にするという自我尊厳欲求の葛藤状況から学校へ行けずにいた。

患者の学業成績に対する思いは図10-2Bに示すように，勉強への「こだわり」からすべての事柄へと汎化し，ちょっとしたことでも失敗しそうで，何ごとにも手が出ない状況になり，母親に依存した生活となっている一方で，本人は心配事が次々と増え，対処できずに退却の一途となり，自尊心が完全に打ちのめされ，恐怖感を抱くようになっている。これらの原因が，「執念深く考える」ところにあると知って，やめたいと思うが，「おなら」と「授業を受ける」こととが相容れない課題であるため解決されることなく，恐怖心は，「おなら」を笑った男子だけでなく不特定多数の人々へと汎化し，成績のことから劣等感もからんで，皆から嫌われている（愛情欲求の脅かし）と考えるに到って，引き籠る結果となっていた。これらBでの心配事の汎化は，患者の心配事が汎化した観念的な心配事であり，そこでの心的葛藤は病的葛藤といえる。

2）治療経過と葛藤処理

これらの葛藤が外来森田療法でどのような手順で処理されたかについて，治療の具体的な方法とその経過は，玉井ら（1987）[14]の報告を参照してもらうとして，これを精神機構モデルからみることにする。

外来森田療法なので，絶対臥褥はおこなわず，Ⅱ期の軽作業期から治療を始めた。手法としては，まず現実不適応状態を脱するため適応できるレベルにまで下げた。すなわち"勉強の禁止"を行った。これは予備校生である患者にとっては死活問題であったが，「今は好きで勉強しているんじゃない」，「勉強の禁止処分も当然」と，患者は治療者の説得に応じ，家事にのみ専念することになった。

この操作で行われた葛藤処理は，Aでみられる学業成績にかかわる現実葛藤の凍結であり，患者側からみれば入院することと等価のものである。Bでの勉強に始まる観念上の病的葛藤に対しては，家事に専念させることで，自尊心の改善を図り，「おなら」と「人から嫌われる」ことを，"不問に付し"病的葛藤を休戦状態においた。脅かされた愛情欲求は，母親と一緒に家事をするという「母子の絆」の修復により，満たされることで解消されていったとみることができる。同時に，家事への専念は，注意を「おなら」から引き離す効果も期待でき，"精神交互作用"を断ち切る

ことに役立ったとみられる。

その後はⅡ～Ⅲ期の療法として，徐々に適応レベルを高めていった。すなわち，患者の意欲と能力の程度を治療者が正しく把握した後，自分での学習を午前中の2時間に限って許可した。母親と同席の上で決めたことであり，母親もその決定を認めていたことになり，患者にとって安心できるものであったと思われる。「勉強を2時間しかと思った」と日記に書いており，飽くなき欲求がみられる。主治医の役目として，患者の欲求（動因）をある程度に抑制するだけでなく，動因の方向性を現実に即した対象に，"適切に舵とりをする"ことに置いた。そして，5週間過ぎたところで，午後も2時間勉強することを許可した。余暇は家事に専念させた。患者はすべてを完璧にしようとして疲労することもあり，母親に依頼して"行き過ぎ"を注意してもらった。

この操作で行われた葛藤処理は，Bの欲求レベルを，母親の容認という協力を得て，下げさせるだけでなく，認知的評定をも変える結果となり，Bでの葛藤を弱める効果をもっている。また徐々に適応レベルをあげる操作は，"生の欲望（動因）"を過剰に作動させない効果をもっている。現実のものを事実に基づいて現実的に処理することは，"あるがまま"の心構えを育成する上で大切な心得であり[9]，同時に現実葛藤の処理方法をも教えていると理解される。

Ⅳ期　現実（生活）適応への訓練（日常生活訓練期）に対応する。これも徐々に適応レベルをあげることに配慮した。まず朝起きて，朝のラッシュ時にバスに乗り，予備校の前まで行って帰ってくる訓練をくり返すことから始めた。バスに乗ると，乗客を意識して緊張した。しかし「"目の前のことだけ一生懸命やって，できることだけやりなさい"という先生の言葉を思い出して」克服していった。本人の"生の欲望"と対処能力に応じて，次の段階にあげた。すなわち，予備校の担任に挨拶して，自習室で独り勉強して帰ってくる。それに慣れたところで，予備校の教室内で1時間だけ履修させ，その後，徐々に履修時間を増すという行動療法的操作を行ったが，行動療法と異なり，症状は治療の対象としていない。

ここでは，学業成績という現実葛藤を処理する訓練を，欲求レベルを下げることによって，徐々に行うことを目標にしている。ここでも"生の欲望"を過剰に作動させないよう配慮しながら，症状をそのままにして，なすべきことをなすという"目的本位"を本人の適応能力に応じて，欲求が満足されるよう訓練がなされている。そこには合目的な現実適応と合理的な葛藤処理がなされており，森田のいう"純な心"の育成[9]が芽生えている。

治療開始より1年半過ぎた現在，某短大に合格し，楽しい学生生活を送っている。改めて，初診時の7項目よりなるアンケートに答えてもらった。それをまとめたものを表10-3に示している。ここにみるように「自我尊厳の欲求」と「愛情の欲求」に敏感で，自己内省的な面がうかがえるが，悩みごとへの受け止め方，処理方法では，自己を客観的に評価できるようになり，また自尊心の回復（自我尊厳の欲求の充足）がみられる。そして，そこでは葛藤状況（悩みごと）は瞬時にして解決されるようになっていることが述べられている。

表10-3 治療終了後の患者の心理状態（田代ら，1987）[17]

治療終了後の状態

＜悩みごと＞
・対人関係が少しむつかしい ｜ 自我尊厳の欲求
・人の噂が嫌い ｜ 愛情の欲求
・自分を表現しすぎる ｜ 自己内省的
・はしゃいだ後の自分が恥ずかしい ｜

＜悩みごとへの受けとめ方，処理方法＞
・悩みごとも適当に事がすんでしまう
　　　自分は図々しい人間
　　　わがままな人間ですから ｜ 自己への客観的評価
・気が強いのか弱いのか
　　　自分勝手な人間なので ｜
・考え込むと心臓がドキドキする
　　　これは"人並み"だとひらき直る ｜ 自我尊厳の回復
・誰でも考え込むと苦しくなるもの ｜
・人間誰でもいつでも悩んでいる ｜

7項目よりなるアンケート内容を整理し，羅列した（左列）。
右列は著者らのみた理解。

3) 考　察

ここで用いられた外来森田療法が，入院森田療法と異なる点の1つとして，絶対臥褥を行わず，ただし外出を禁じ軽作業期（Ⅱ期）より導入したことがあげられる。さらに大きな違いは，治療にあたって，現実不適応問題に直接立ち向かい，その解決へむけて，患者を中心に，母親と治療者が一緒になって働きかけたことである。森田の原法[1]では，生得性のヒポコンドリー性基調を淘汰すべく，問題解決のための基本的な心得，すなわち，"あるがまま"の体得に主眼が置かれ，現実問題の解決は患者自身にまかされている。この点，我々の方法は現実不適応問題を一緒に解決してゆく中で，問題解決の心得"あるがまま"を体得させるというものであって，これは原法とは逆に，実践を通して理論を体得させる治療方法である。

とはいっても，玉井ら[4]が既に述べているように，その治療理念は原法を基本としたものである。症状（おならが気になる）を不問とし，ある期間まで家人以外の人との接触を禁止し，すべての"計らい"ごとを禁止（本症例では勉強を禁止）し，家事手伝いという軽作業を課し，日記を書かせ，事実本位，目的本位の生活を展開するように指導した。その対処の心得として，目の前のことだけを一生懸命やり，できることだけをやるという，「今，ここに」を指導した。また欲求の方向性を「現実に即した対象」に，適切に舵とりをすることに心をくだき，過剰な生の欲望を抑え，空転しないよう，母親にもそれらの監視を依頼した。また重作業期に対応する時期では，家事に加え，勉強をはじめさせ，その時間数を徐々に増やしていった。日常生活訓練にあっては，患者の本分である予備校での履修へと方向づけた。

治療が順調に進展した第1の理由として，

患者のもつ強い"生の欲望"をあげなければならないが，母親による協力なしでは不可能であった。外来療法では，玉井ら[14]が指摘するように，原法に比べ，患者の生活態度を適宜に修正できないこと，各治療期での治療転帰を十分に見極められないなどの難点がある。従って，十分に患者の心性を理解していないと，治療者は，観念的，操作主義的な治療態度に陥る危険性がある。また技法面からは，入院治療に比べ，置かれた状況の違いから，より個別的な指導が必要である。

そのためには，治療者が患者の抱く葛藤問題をよく理解し，把握しておく必要がある。玉井ら[14]は，7項目よりなるアンケート内容から，葛藤を二大別し，主観的内的世界でおこるものを一次葛藤とし，現実生活での不適応状況をもたらす原因となっているものを二次葛藤として区別し，二次葛藤の処理を治療の目標とした結果，円滑な治療経過を得ることができた。我々[16,17]の考案した精神機構モデルによる分析からみると，Aにみる「おならが気になり，授業が受けられない」ことと，「成績をあげるために，まず授業を受けたい」こととが対立し，授業に関して葛藤状態にあり，"羞恥から逃れる前者が意思決定された"ため授業が受けられず，Bにみる，勉強に始まる一連の心配事が神経症性葛藤として派生し，対象が汎化していた。Bでの自我尊厳欲求から起こる「生の欲望」が「死の恐怖」となっていることがみえる。

そこでAでの「おなら」に対する予期羞恥は不問とし，「死の恐怖」となっている成績をあげること，すなわち勉強をすることを禁止したことで，現実葛藤だけでなく，神経症性葛藤（B）も一時期棚上げとなった。そして最初に手がけた治療は，全く関係のない家事手伝いという軽作業であった。これは，「おなら」や「成績」への"とらわれ"から離れることに有効であったと思われるが，事実唯真を体験する手段としても大切な治療上の意味をもつ。また一般には問題視される「引き籠り」を積極的に大切にして"家人以外の人間関係"を禁止した。これも森田療法の1手段であるが，そのことで「おなら」を気にする機会を減らす効果があった。その上で，母親の協力を得て，主観的観念的に脅かされていた愛情欲求を充足させることで，神経症性の一連の心配事に終止符を打たせていた。

これまで「なにも手につかない」「失敗しそう」「思うようにいかない」という主観的観念的な心配が，家事手伝いという具体的な軽作業で"やればできる"（不可能なことなし）を体得させることによって，徐々に自我尊厳の欲求が充足されてきた。Ⅲ期に入って，悩みの種である勉強へも徐々に集中できるようになり，"やればできる"という小さな成功の喜びを繰り返し，勉強時間も増えていった。Ⅳ期に入ると，目の前のことのみに注意を集中し，目的本位の生活を体得しつつあった。すなわち，「おなら」は横に置いておき，勉強に集中できるようになっていた。

その後は行動療法的脱感作（森田療法としてみると，軽作業から重作業へと治療を進めること）により，予備校へ行くこと，教室内で履修，受講する時間を増やしてゆき，目的本位の態度で規則正しい通学と前向きの生活態度を体得していった。

主治医は，慎重に，行動療法的技法を加味して，復学を成功させた。しかし，その過程

にあって，患者が学びとった"努力する過程（今ここに）を重んじる"ことを，いつも心して行動しており，その精神において森田療法的である。また自己実現への基本的心構えといえる。

　患者の悩みをみると，欲求の挫折は，Maslow[9]の5階層欲求の高次のものから低次のものへと移行しており，葛藤は主として生の欲望から起こる理想と否定的な現実の認知的評定との間でみられた。葛藤の処理過程（治療）は，すべての葛藤を一時期棚上げとし，家事手伝いという葛藤の対象とならないものを手掛け，現実的問題の対処を通して低次の愛情欲求の充足から始められていた。

　その基本的な治療技法は，患者の行為（作業）が主として母親の賞賛によって患者の評定を変えさえ，欲求を満足させるものとなるよう組み立てられていることが分かった。また欲求（生の欲望）を過剰に働かせないよう，母親の協力を得て，徐々に欲求充足へと患者を導いていた。これは1つの再教育といえるものであり，田代[15]が提唱している森田療法のもつ意義の新しい解釈として，乳幼児期から思春期へと，依存，自主，協調を順次学びとり，自立していく過程で遭遇する心的諸問題を処理する上で，基本的な心構え，"あるがまま"を短期間に再学習させる治療法とする考えを支持している。また精神機構モデルからみると，治療は悩みの心理過程をさかのぼり，病的葛藤の放置と現実問題の解決により挫折欲求の回復への道を辿っていた。

　Levin, K.[6]の接近・回避的葛藤モデルを本症例にあてはめると，現実葛藤のうちの1つ，勉強に関してのみ説明が可能であり，他の葛藤の説明は困難である。Miller, N. E.[10]による接近・回避型葛藤の説明をかりて，玉井ら[14]は接近動因を強めすぎることが緊張を高め，情緒不安定をもたらし，不安や恐怖が起こるとし，接近動因（生の欲望）を抑え，再教育すると考えたが，患者自身の認知的評定の変化は，接近・回避型葛藤モデルからは浮き彫りにされず，また着目されていなかった。「おなら」を不問に付した上で，作業を通じて，自我尊厳欲求の充足の方法を体得したことと，神経症性思考の結果，羞恥心が恐怖心になっていたが，母親の協力を得て愛情欲求が充足され，人に嫌われるという恐怖心は解消されていた。

　我々の考案した精神機構モデルは，患者の悩みの「からくり」を浮き彫りにさせるだけでなく，精神療法という治療の組立にも有用であると思われる。この症例にみられるような外来森田療法（玉井ら[14]が最初に断りを入れているように，枠組みにとらわれない治療技法）が，森田療法の本質をふまえたものか，形式のみのものか，議論の起こるところである。この点については，玉井ら[14]によって既に触れられているように，森田療法の治療目標をふまえたもので，その効果が十分にあがっていた。

文　献

1) American Psychiatric Association: Diagnostic and Statistical Manual of Mental Disorders, 3rd ed. APA, Washington DC, 1980.
2) American Psychiatric Association: Quick Reference to the Diagnostic Criteria from DSM-Ⅳ. APA, Washington DC, 1994（高橋三郎，大野裕，染矢俊幸訳：DSM-Ⅳ　精神疾患の分類と診断の手引．医学書院，東京，1995）．
3) Aims, P., Gelder, M. and Shaw, P.: Social phobia. A comparative clinical study. Br J Psychiatry, 142: 174-179, 1983.

4) Freud, S.:（井村恒郎，小此木啓吾，懸田克躬，高橋義孝，土居健郎編）フロイト著作集，1〜11巻，人文書院，京都，1971.
5) 笠原敏彦：社会恐怖症：田代信維・誠野好文編：神経症性障害，ストレス関連障害，pp.116-127，中山書店，東京，1997.
6) Levin, K.:（相良守次，小川隆訳）パーソナリティの力学説．岩波書店，東京，1967.
7) Marks, I. and Gelder, M.: Different ages of onset in varieties of phobia. Am J Psychiatry, 123: 218-221, 1966.
8) Marks, I.: The classification of phobic disorders. Br J Psychiatry, 116: 377-386, 1970.
9) Maslow, A. H.: A theory of human motivation. Psychol Rev, 50: 370-378, 1943.
10) Miller, N. E.: Experimental studies of conflict. In: Hunt, J. McV. (ed): Personality and the behavior disorders. Vol. 1, p. 214, Ronald, New York, 1974.
11) 森田正馬：（高良武久編）森田正馬全集，1〜7巻，白揚社，東京，1975.
12) 中村敬：Social phobia と対人恐怖—文献およびカナダ人自験例についての予備的考察．精神医学，36: 131-139, 1994.
13) 施旺紅，黒木俊秀，田代信維：中国と日本における対人恐怖症の比較—両国間の研究に基づく文化的比較—．九神精医，48: 109-114, 2002.
14) 玉井光，田代信維：葛藤に焦点をあてた外来森田療法．九神精医，33: 203-213, 1987.
15) 田代信維：森田療法の適応拡大—精神分裂病．精神科 MOOK, 19, (大原健士郎編) 森田療法—理論と実際，pp.116-125，金原出版，東京，1987.
16) 田代信維，志村実生：認知心理学からみた神経症の心理機制．精神経誌，88: 767, 1986.
17) 田代信維，玉井光，中尾弘之：新しい外来森田療法の理論的側面．九神精医，33: 411-417, 1987.
18) World Health Organization: The ICD-10 Classification of Mental and Behavioral Disorders. Diagnostic criteria for research. 1993（中根允文，岡崎祐士，藤原妙子訳：ICD-10 精神および行動の障害．DCR 研究用診断基準．医学書院，東京，1994）．

3. 対人恐怖の治癒過程

対人恐怖の治療に絶大な威力を発揮している森田療法は，どのような作用機序によって，なにを治すのか，その理論を学習して自らの力で神経症を克服している自助グループ「生活の発見会」による機関誌に掲載された体験記をもとに，梅野らは調べた[15]。

対人恐怖は，発症の起源に日本人の心理特性が働いていると言われているが，DSM-Ⅳ[1]の診断基準に従うと，かなりの症例が社会恐怖の範疇に入る．対人恐怖は，森田のいう「みずから人前を気にすることを恐怖する」病態とした羞恥恐怖とほぼ同一のものであり，多くの森田学派によって治療と研究がなされてきた．しかし，その治療の有効性の高さに反して，森田療法は患者の心理の変化を詮索しない治療法であるために，その治癒機転がまだ不明瞭である．

神経症は，一般にその心因として現実自己と理想自己，現実状況と理想状況との葛藤，超自我やエスと自我との葛藤などが問題にされるが，これらは，個人が抱く価値観が大いに関係すると考えられ，この価値観は文化的背景や個人の潜在欲求と不可分のものと考えられる．森田[7]は「生の欲望」や「死の恐怖」という言葉で，神経症者にみる欲求の重要性を指摘している．森田のいう「死の恐怖」が治療過程でどうして「生の欲望」に転換されるのか，森田の治療理論に従って治療をしていると，どうして対人恐怖が治癒するのか，その治療過程を知ることは，治療者にとっても有益な情報であろう．

我々は，脳神経解剖学と脳神経生理学の最近の知見に認知心理学の知識を加味した精神機構モデルを提唱し，神経症の症例を通じてその有用性を報告してきた[11,12]．また我々の教室の田中[10]は自助グループの人々が訴える

症状やその評価と現実生活で挫折した基本的欲求（A. H. Maslow, 1943）との間に高い相関があることを明らかにした。そこで，対人恐怖（社会恐怖）が森田療法で，どのような治癒過程をとるのか基本的欲求（表8-3参照）と精神機構モデルとから解明を試みた。

1）対　象

森田療法の理論を学習し実践することによって，神経症症状を克服している自助組織に「生活の発見会」（以下，発見会）がある。入会して森田理論を学習して症状を克服しつつある人々の神経症克服体験記には，その心の変遷が克明に記載されている。そこで DSM-IV診断基準に従って社会恐怖（対人恐怖）に分類される80症例を調査対象とした。

（1）男女構成

男性40例，女性40例で，80症例中の体験記発表時の平均年齢は36.0歳（SD:± 9.9）であった。男性では38.8歳（SD:± 10.3）で，女性では34.1歳（SD:± 9.1）であった。

（2）対人恐怖の状態像

笠原の分類[5]では，全例純粋に恐怖症段階にとどまるものであった。

（3）家庭環境

幼少時から家庭で過保護であったもの25例，問題家庭は19例，特定の問題なく生育したものが36例であった。山下[16]が指摘する日本特有の文化特性による影響が認められたものは，80例中9例で，影響を認めないもの71例であった。

2）方　法

「発見会」の許可を得たうえで，会誌に発表された「神経症克服体験記」の記述に基づき，次のような項目につき調査を行った。Maslow[7]の基本的欲求に照らし合わせて「発見会」入会時と体験記発表時とで日常生活場面での「問題となっている（満たされない）欲求」を調べ，その変化を検討した。

我々[11]のいう精神機構モデルとは，基本的な精神機能を認知，認知的評定，意志，感情と欲求の5つの要素に分け，脳神経解剖学の知識と脳生理学の知識を加味して，知覚系を経て入力された情報の流れが，認知，認知的評定を経て，意思決定され，行動化されるまでの過程を認知心理学の概念にのっとりモデル化したものである。特徴は，感情と欲求が前記の過程を変調させることである。

この精神機構モデルにおける森田理論の作用部位仮説の検証を行った。森田理論には認知およびその評定に関係したキーワード（仕事三昧，事実唯真，価値感情の没却），欲求に関係したキーワード（死の恐怖と生の欲望），感情に関係したキーワード（感情の法則，気分本位の打破），意志に関係したキーワード（精神交互作用の遮断，仕事本位，目的本位，恐怖突入，純な心）などがある。対人恐怖の人々が"どのキーワード"を主な治療目的としているかを調べた。さらに，各群について，発症年齢，発見会に入会時の年齢，発症から入会までの期間，発見会での森田理論の学習・実践期間（入会期間），神経症克服体験記を発表した年齢（発表時年齢），発症から体験記発表までの期間（罹病期間），および初めて対人関係で緊張する違和感を感じた年齢など7項目を調べた。また日常生活で自信を確立した主たる場（役割），治癒の転機となった体験などについて調査した。

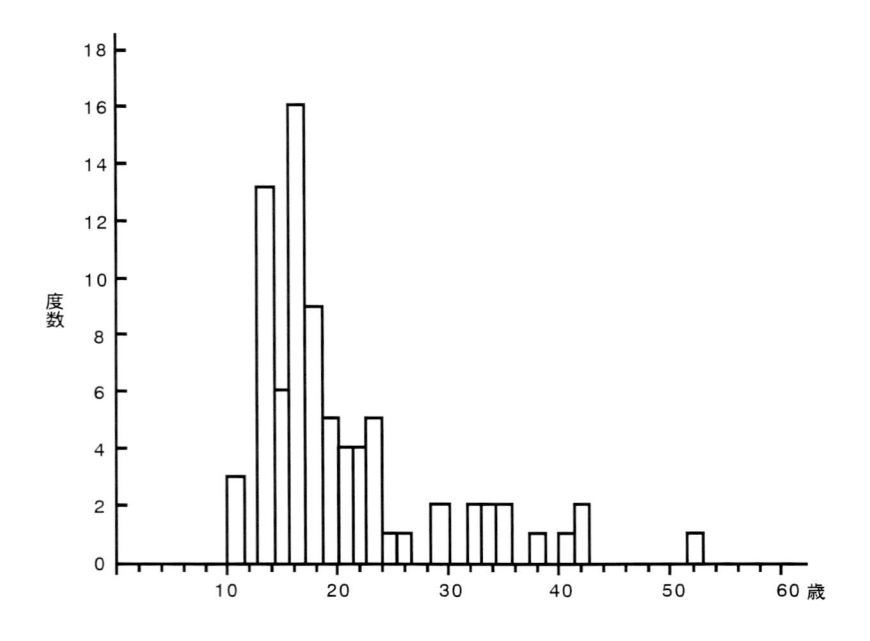

図 10-3　対人恐怖の発症年齢（梅野ら，1997）[15]

3）結　果

(1) 対人恐怖の発症時期

全対象 80 例の発症年齢の平均値は 20.4 歳で標準偏差は ± 8.4 歳であった。図 10-3 に示すように最年少例は 10 歳で，最高 53 歳であった。また最頻値は 16 歳であった。30 歳未満の若年発症が 68 例で，30 歳以上の発症が 12 例あった。この結果は我が国での対人恐怖に関する他の報告[8,9,15]とほぼ同じ傾向を示していた。

(2) 問題となっている欲求階層の変化とその症例

Maslow の基本的欲求分類に従って，発見会に入会した時点での問題となっていた欲求と体験記を発表した時点での欲求とが，階層的にみて変化していることがわかった。入会時に問題となっていた欲求には，自我尊厳の欲求群（35 例）と愛情の欲求群（45 例）とがあった。また体験発表時に問題にされている欲求は 1 段階か 2 段階高次の欲求へ変化していた。そこで図 10-4 に示すように欲求階層の変化によって A，B，C の 3 群に分類した。A 群は「自我尊厳の欲求」から「自己実現の欲求」へ変化したもの，B 群は「愛情の欲求」から「自己実現の欲求」へと 2 段階欲求レベルが向上したもの，C 群では「愛情の欲求」から「自我尊厳の欲求」に変化したものである。

〈A 群代表症例〉男性（体験記発表時 59 歳），会社員。

自我尊厳の欲求を問題にしている状態：会社で人並みはずれた努力の末に抜群の出世をした頃から，肩書きを意識し始め，「いつも堂々として威厳を持たねばならない。すべて流暢に手際よくこなさねばならない。」と思

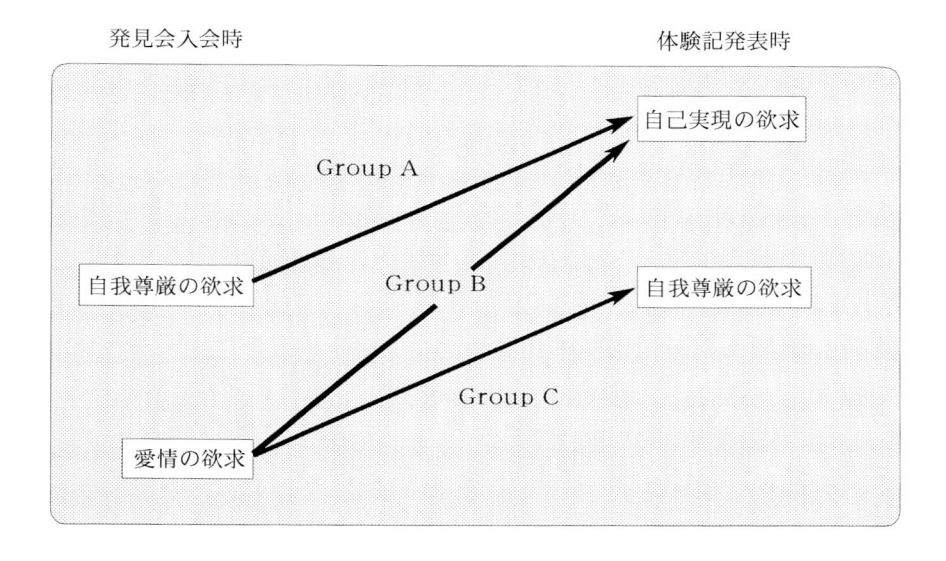

図10-4 自助グループの対人恐怖にみるMaslowの欲求階層の変化（梅野ら，1997）[15]

いこんだ。そして行動の前に，結果の予測と失敗した時のいいわけを考えて動いていた。

自己実現の欲求を問題にしている状態：必要と思ったことは，何にでも手を出すように心掛けるようになった。行動することで気付かなかったことも見えるようになり，"小さな成功"を喜べるようになった。過去は過去として，"今日をいかに前向き"に生きるか，"目的本位"に生きるかを考えるようになった。

〈B群代表症例〉男性（体験記発表時42歳），教員。

愛情の欲求を問題にしている状態：学生時代，大学の講義では前の席に座れず，後ろの席で小さくなっていた。クラブ活動では，クラブ内の人間関係に悩み3年生の途中で退部した。

自我尊厳の欲求を問題にしている状態：大学卒業後，教職に就くが自分の思い描くような教師としてふるまえず，生徒の視線に恐怖を感じ，父兄や同僚との人間関係に悩んでいた。

自己実現の欲求を問題にしている状態：「今の自分のままで生きていくしかない」という自分を認める心構えができ，それまで避け続けていた結婚をして，家族を持つことができた。

〈C群代表症例〉女性（体験記発表時28歳），主婦。

愛情の欲求を問題にしている状態：職場の孤独が耐え難く，結婚を機に退職した。結婚すれば夫が養ってくれるだろう，幸せにしてくれるだろう，という自己中心的，依存的かつ観念的な考えかたをしていた。

自我尊厳の欲求を問題にしている状態：それまでの観念性も薄らいで，"現実が，あるがままに見えてきた。"「自分は雑談は苦手だが，ウエイトレスとしては結構いい線いっている。」などと自分をいくらか認められるよ

表10-4 自助グループの対人恐怖にみる挫折欲求の回復別：A, B, C各群間の比較（梅野ら, 1997）[15]

	Group A (n = 35)	Group B (n = 5)	Group C (n = 40)	Sig.*
対人違和感を感じた年齢	14.1 ± 4.9	12.0 ± 6.8	11.8 ± 4.3	NS
発症年齢	23.6 ± 10.2	15.8 ± 4.2	18.2 ± 5.7	$p<0.01$
発見会入会時年齢	36.3 ± 10.7	24.6 ± 2.9	27.0 ± 6.6	$p<0.001$
発表時年齢	41.3 ± 11.2	38.8 ± 6.3	31.9 ± 6.6	$p<0.001$
発症から入会までの期間（年）	12.7 ± 11.4	8.8 ± 3.1	8.7 ± 7.5	NS
入会期間（年）	5.0 ± 3.0	14.2 ± 6.5	5.0 ± 3.2	$p<0.05$
発症から発表までの期間（年）	17.7 ± 11.2	23.0 ± 6.2	13.7 ± 7.8	$p<0.05$

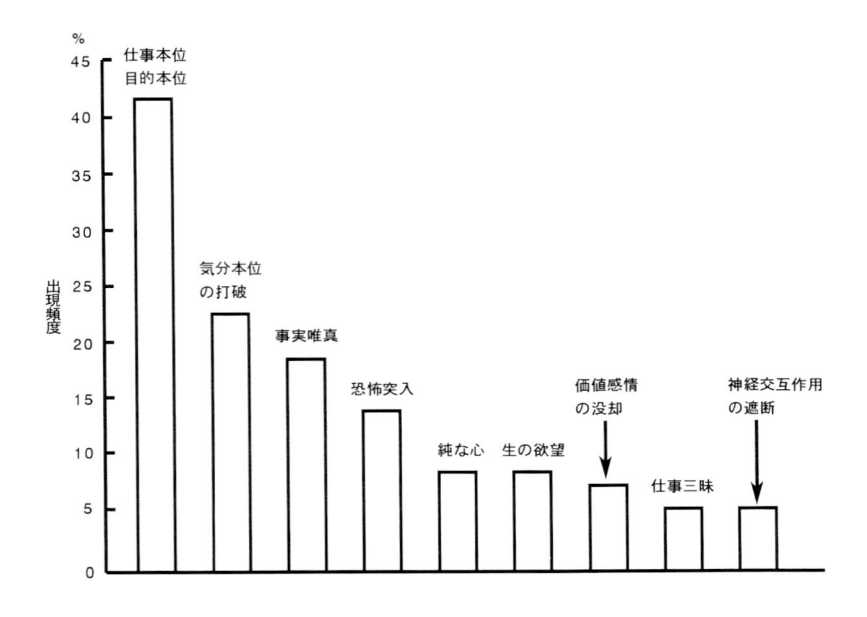

図10-5 対人恐怖に有効であった森田療法のキーワード（梅野ら, 1997）[15]

うになった。

(3) 欲求変化による3群間での統計的検討

表10-4には各群間での各項目の平均値と標準偏差値を示した。Kruskal-Wallis testによって群間の有意差検定で、「対人違和感を自覚した年齢」と「発症から入会までの期間」以外のすべての項目で3群間に有意差が認められた。さらにpost hoc testとしてDunn Procedureを行ったところ，発症年齢ではA群がC群より高齢であり，発見会入会時の年齢もA群がB群およびC群より高齢で，発表時年齢でも，A群がC群より高齢であった。発見会入会期間ではB群がA群およびC群より有意に長かった。発症から発表までの期間はB群がC群に比べ長期であった。

(4) 精神機構モデルからみた操作部位

体験記の記述から，対人恐怖を克服するに当たって意識的に学習していた森田理論のキーワードの出現頻度を調べた。図10-5に示すように，仕事本位・目的本位の行動，気分本位の打破，事実唯真の判断，恐怖突入を心掛けている者が多かった。

(5) 日常生活での自己確立または自己実現を目指した主たる場

各体験記の発表者が，自己確立または自己実現を目指した主な場（役割）として述べているものは下記のごとくであった。発見会での役割・仕事・家事が45％，仕事・家事が31％，発見会での役割が11％，学業が6％，家事・地域活動が4％，地域活動が3％であった。仕事，家事，発見会での活動，地域活動，学業といずれも自己の役割に専念するなかで，自己確立へと向かっていることがわかる。

4）考　察

調査対象は，「生活の発見会」という森田理論学習会で苦悩を乗り越えようとする自助グループにおいて，先輩・同僚の励まし，アドバイスを受けながら，日常生活の中で森田理論を実践して対人恐怖の克服に取り組んでいる人たちである。また同時に対象は，「生活の発見会誌」に体験記を発表した人々である。したがってすべて，ある程度以上の良好な経過をたどっている人たちである。その意味で調査対象としては，やや偏ったものといえるが，森田療法の作用機序と有効性を検討するには，ふさわしい対象と考えられた。つまり，良好な経過をたどりつつある人々の治癒過程の理解は，対人恐怖への"より有効な治療法"を考える参考資料として有用であろう。

神経症（不安障害）になっている人々は，自己の生い立ち，症状の変遷を非常に詳細に記述することができ，今回の体験記も各々深い自己洞察と貴重な実体験にあふれたものであった。

(1) 対人恐怖の治癒過程にみる欲求階層の変化

これまで我々は神経症（不安障害，身体表現性障害，解離性障害）で訴えられる症状（主訴）と日常生活で問題になっている基本的欲求（Maslow）との間に相関のあることを示し[11,12,14]，また少数症例ではあるが，神経症が治癒するに従って，問題の欲求の階層が変化することを明らかにした[12]。

今回の調査で，さらに明らかになったことは以下のことである。

対人恐怖で悩んでいる人々は，Maslowの欲求階層からみると「愛情の欲求」か「自我尊厳の欲求」が脅かされていた。森田理論の学習とその実践によって対人恐怖克服の過程で，問題としている欲求の階層が体験記発表の時点で1段階高次の欲求へ上がって，「自我尊厳の欲求」か「自己実現の欲求」の問題へと変化していた。

「自我尊厳の欲求」を問題にしている人（A群）は，「愛情の欲求」を問題にしている人（B群）より，対人恐怖の発症年齢が5～6歳有意に高かった。このことは高次の欲求の脅かしは，低次のものより永く耐えられることを示しているのかもしれない。しかし，発症以前にみられる明らかな「対人違和感を感

じた年齢」には，いずれの群間にも有意差がみられなかったが，A群では，B，C群に比べ平均2歳高齢であった。低次の欲求が問題となる人は，より若くして違和感を感じ，より若くして耐え難くなるのかもしれない。

山下[16]によると，対人恐怖からの治癒は，人生経験を積む中で，"他者のなかで，自己を確立する"ことによってもたらされるという。笠原ら[3]は3症例の対人恐怖の治療にあって，その回復過程で一過性に恐怖症状が家庭に局限することから，対人恐怖からの立ち直りに，"家庭からの心理的自立"が深く関与していると指摘している。

我が国の文化には「甘え」が許される構造があることを土居[2]は指摘しているが，Tashiro[13]は，農耕民族である我が国が有史以来基本的に持っている母性社会にあっては思春期まで「愛情の欲求」が満足されているため，家族（特に母親）から自立するとき心理的問題が顕在化することを指摘している。

今回の調査で「愛情の欲求」が問題となり，「対人違和感」を感じる年齢が11.8歳から12.0歳であったことは，この年齢に母親による拘束（庇護）から飛び出そうとする時に起こる強い不安ととらえることができる。また「自我尊厳の欲求」を他者の中で求め始める年齢（14.1歳）に至って「対人違和感」を感じるのはA群であった。山下のいう他者の中で自己確立する時に，人に対して恐怖（劣等感）を強く抱く（強い不安を抱く）群もあると考えられる。このA群では「発症年齢」もB，C群に比べて高年齢であることが傍証と言えるかもしれない。

　　(2) 森田理論のキーワードと対人恐怖克服

図10-5にみるように，特に対人恐怖克服に関与したキーワードは，仕事本位・目的本位，気分本位の打破，事実唯真，恐怖突入などが主であった。

笠原[4]は対人恐怖の治療にあたって，「性格を変えようとしないこと，生活を前向きに進めること，症状を治してからと考えず，症状を横にずらしてハンドバッグを持つように，当分は携帯する覚悟をすること，そして抗不安薬に助けてもらいながら，何とか"やるべきこと""やりたいこと"を実行すること」を治療方針にしている。生活を前向きに進めるとは森田理論でいうと，「気分本位の打破」であり，「生の欲望」に従うことであり，症状を横にずらすのは「症状を不問」にすることであり，やるべきこと，やりたいことの実行とは「目的本位，仕事本位」であり，「恐怖突入」でもある。「事実唯真」が話題にされていないが，多分二人三脚での治療の必要性を力説しているので，この点は意識されなくても二者に共通するものは事実でしかないので十分に治療の中に組み込まれているのであろう。このようにみると笠原の治療は森田理論に従った治療と同じとみることができる。

森田療法にあっては治療が4段階でなされていること，各段階で2つの治療目標があり，順序に従って体得してゆけば，専門的知識を必要としないので，自助グループの中で自力で治せることを体験記発表は実証しているとも理解される。

　　(3) 精神機構モデルからみた治癒過程

我々の精神機構モデル[11]からみると，神経症（不安障害）とは不安があるため，入力さ

れた情報が認知的評定から意志への経路で中断され，情報が別経路を流れ，閉鎖回路を作り，出力されず悪循環している状態と考えられる。その仮説が正しいかどうかを今回の80例の体験から明らかにすることが調査目的の1つであった。図10-5に示したように，事実唯真という「認知の矯正」もあるが，対人恐怖の治療には，自己の意志による仕事本位・目的本位，また気分本位の打破といった日常生活での「感情の制御」と「行動の矯正」が中心的な働きをなしていた。この点が認知行動療法と似て非なる面であろう。

以下にA，B，C群の症例について精神機構モデルからみた森田療法の作用部位について検討してみる。

ⅰ）A群代表症例への作用部位
〈A群代表症例〉男性（体験記発表時59歳），会社員。
もともと旺盛な「生の欲望」の持ち主が，昇進を契機に"かくあらねばならない"と「とらわれ」，その結果，そのように現状に直面し，理想と現実が一致しないという「思想の矛盾」に陥り，行動する前に結果の予測と失敗の言い訳を考えるという「悪智」が働きだし，認知→評定→意志（決定）→行動という自然な流れが妨げられ，評定から意志への流れが悪くなり，感情に訴え不安が起こり気分本位の行動や予測される結果にこだわり，「精神交互作用」に陥り，不安はまた欲求に訴えて対人恐怖という「死の恐怖」にとりつかれ，「恐怖突入」ができなくなっていた。この対人恐怖発症の心理機制については，既に田代（1990）[11]が図10-6Aに示すように森田がいう神経症発症仮説を精神機構モデルで提示していたが，本症例にあっても同じ発症過程で説明が十分にできた。発見会で森田理論を学習し，「目的本位」の行動をとるように心掛け，必要と思ったことは何にでも手を出してみるという「価値観の没却」の基本的心構えを習得し，「事実唯真」に従って行動することで「思想の矛盾」が消失し，結果的に精神機構モデルにみる悪循環（図10-6A）から抜け出すことに成功したと言える。森田療法による本症例の治癒過程も図10-6Bに示した仮説を支持するものであった。

ⅱ）B群代表症例への作用部位
〈B群代表症例〉男性（体験記発表時42歳），教員。
約14年間の発見会での森田理論の学習によって，脅かされた愛情の欲求から自我尊厳の欲求，そして体験記発表時には自己実現の欲求へと欲求階層を2段階飛び上がって，まさに「生の欲望」に従った行動をとってきている。学生時代の愛情の欲求の悩みは，発見会への入会そのものにより"世の中には，自分と同じような悩みを持った人がいる"と自覚することで孤独を乗り越えている。その段階では，"外出にさえ恐怖を感じる状態"でありながら"「あるがまま」と「目的本位」をお題目のように唱えながら"登校を続け，なんとか大学を卒業している。
教員となってからは，"自分の思い描く理想の教師像"と"現実の自分"とのギャップに「思想の矛盾」を来し，自我尊厳の欲求が脅かされていた。この段階では発見会の幹事となり，自分のことより，他人の悩みに，眼を向ける努力によって「気分本位の打破」

「精神交互作用の遮断」(自分の症状に拘泥することからの脱却) が可能になっている。「ありのまま」の自分を認めることができている (自我尊厳の欲求が充足されている)。現在は,生徒にどうしたら,良い教育ができるかを考える自己実現へ向けて動き出してお

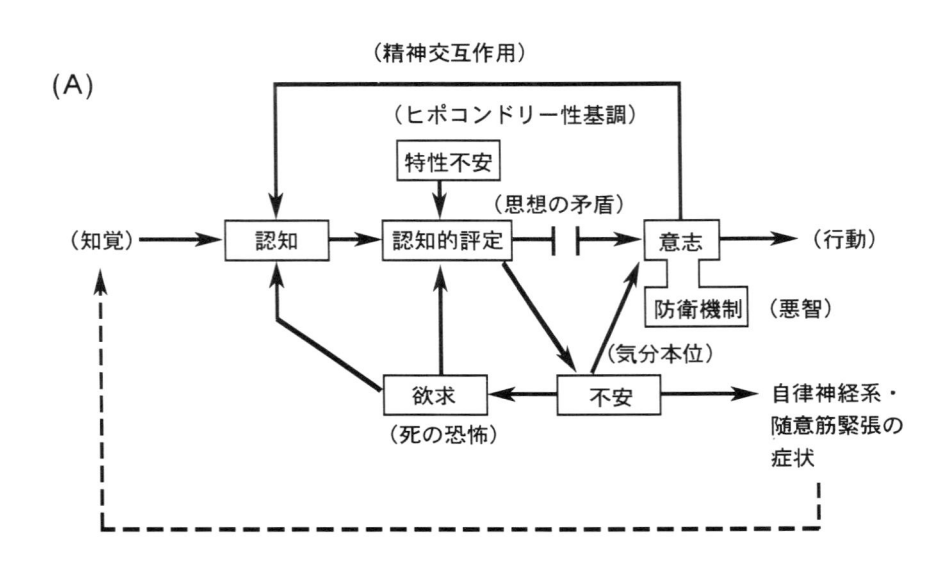

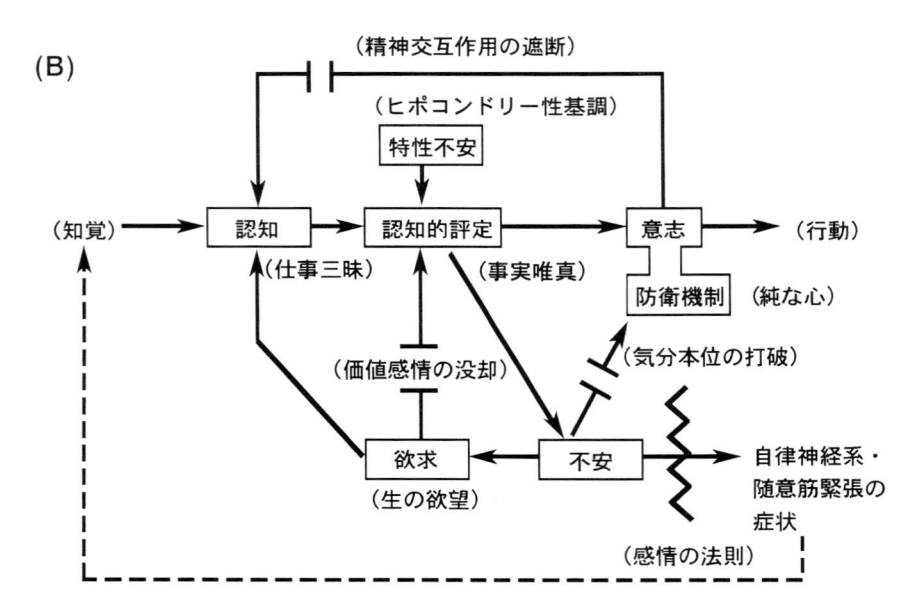

図10-6 精神機構モデルからみた神経症の森田理論 (A) と森田療法の作用部位 (B) (田代, 1990)[11]
　特性不安は Spielberger (1966) のモデルに対応されたもので,我々のモデルでは認知的評定に関与する脳機能と不分離のものと考え,特定不安の部位があるとは考えていない。ヒポコンドリー性基調が関与する部位を明示するために表示した。

り,「生の欲望」に素直に従い,家族との暮らしをも楽しみとしており,精神機構モデルの流れに停滞は認められない。

iii) C 群代表症例への作用部位

〈C 群代表症例〉女性(体験記発表時 28 歳),主婦。

愛情の欲求を満たす目的で結婚し,夫に一方的な依存という自己中心的な「悪智」により,社会から逃避し,家庭に閉じこもり,自己不全感を抱いていたが,発見会に入会し,自己の持っていた"人と仲良くしたい""働いて豊かな暮らしをしてみたい"という強い「生の欲望」に気づいたことが,状態改善の第一の転機となった。"人と交わる",自分を生かして"収入を得る"という「目的本位」の行動(アルバイトに出る)を続け,現実の体験を積む中で,"(アルバイト先の)お客さんに仕事ぶりを誉められる"という「他者からの承認」が契機となって"自分を肯定的にみる"ことができるようになっている。すなわち自我尊厳の欲求が満たされつつある。今後さらに,自分を含めた現状を,「あるがまま」に受け入れられ,「価値感情の没却」や「事実唯真」を体得するに至れば,より高次の自己実現へ向けて行動するようになることが期待される。

以上のように,これまで森田理論は用語が抽象的で森田療法の治癒過程が理解されにくいという悪評があったが,我々の精神機構モデルと Maslow の人間の基本的欲求階層説との援用によると,森田療法による治癒過程の説明が無理なくできることがわかった(図10-6)。

(4) 日常生活での自己確立または自己実現を目指した主たる場

対人関係の中で,愛情の欲求や自我尊厳の欲求に問題のある人々が,役割・仕事を果たす中で,どのようにして自信を回復し,自己実現を目指したかを知ることは意義のあることと思われる。調査の結果,自己確立または自己実現を目指した主たる場の約 90 % が発見会での役割と仕事,家事であった。これらの場は両欲求を満たすに足る場所である。自我尊厳の欲求の満足は「自信」と「勇気」をさらに鼓舞するものである。これまで,対人恐怖の治癒過程を調べた研究は少なく,特に日常生活のどのような場(役割)で治癒が進むのかは,少数例の報告[4,8,9]だけで,今回の結果は治療上貴重な資料といえる。

(5) A, B, C 各群について

今回の研究で定義した,A, B, C 群分けは,Maslow の欲求階層説からみた欲求の変化に注目した分類であって,対象の治癒像の程度を表すものではない。しかし,「自己実現の欲求」を問題にしている段階の人々(つまり A, B 群の人々)は鈴木[9]が定義している高度改善(全治)に相当するとみなされる。入会期間(入会より体験記発表までの期間)が,A 群で 5.0 ± 3.0 年,B 群で 14.2 ± 6.5 年,C 群で 5.0 ± 3.2 年である。おおよそ欲求階層 1 段階克服するのに 5 年から 7 年を要していることになる。この値は入院森田療法を行った対人恐怖の予後調査を行った鈴木の報告[9]による,入院から高度改善に至るまでの期間 4.1 ± 2.5 年に近似している。今回の対象は入院療法を受けない「自助グループ」の人々である。

今回の調査から，同じ対人恐怖でも発症時に問題とされる基本的欲求が異なる群（A 群と B，C 群）のあることがわかった。A 群での対人違和感を自覚した平均年齢と B，C 群でのその平均年齢が 14 歳と 12 歳と 2 年のひらきがあり，発症年齢が約 24 歳と 16〜18 歳で両者で 6〜8 年の差があることなど，精神的発達との関係が今後残された課題であろう。また A 群では，発症から入会までの期間が 12.7 年であるのに対して B，C 群のそれが 8.8〜8.7 年と，4 年遅れで A 群が入会していること，また入会時平均年齢が A 群で 36.3 歳，B，C 群で 24.6〜27.0 歳と約 10 年遅いなどの傾向がみられていた。

これらの事実を勘案すると，低次の「愛情欲求」の悩みのほうが「自我尊厳の欲求」の悩みより若い年齢で解決されるべきことを物語っている。このことは Maslow の基本的欲求がピラミッド状に階層をなしていることを裏付ける傍証ともいえる。

A，B，C 群全体では「発症から入会までの期間」が 10.5 ± 9.4 年である。これは入院森田療法を行った対人恐怖に関する野田ら[8]の報告より，やや大きい値となっている。これは今回の対象が，入院治療を受けるに至らない，より軽度の対人恐怖が多数を占めていたためと考えられる。

5）まとめ

今回の研究では，Maslow の基本的欲求と我々の精神機構モデルから，対人恐怖の治癒過程を調べてみた。その結果，従来から検討されている症状類型などによる予後，予測研究と比較して，今回得られた多くの情報は，治療者にとって，より見通しのよい治療が可能になるのではと考えられる。

つまり，今回の研究結果により，これまで曖昧に述べられていた，対人恐怖の治癒過程は，田代らの提唱する精神機構モデルと Maslow の欲求階層の援用によって，「愛情の欲求」か「自我尊厳の欲求」が脅かされ自己の立場が危うくなったと"自覚した時に発症"し，欲求の充足とともに治癒へと向かう可能性が示唆された。また，対人恐怖に威力を発揮する森田療法の持つ治療的意義を，一面からとはいえ，より明確に説明できたことは，森田療法に限らず，治療方針を立てる上で，1 つの参考になるであろう。

文　献

1) American Psychiatric Association: Quick Reference to the Diagnostic Criteria from DSM-Ⅳ. APA, Washington DC, 1994.
2) 土居健郎：土居健郎選集 2.「甘え」理論の展開. 岩波書店，東京，2000.
3) 笠原敏彦，大宮司信：対人恐怖の回復過程に関する一考察．精神医学，25: 583-588, 1994.
4) 笠原敏彦：社会恐怖の病理と治療．臨床精神医学，24: 395-399, 1995.
5) 笠原嘉編：正視恐怖・体臭恐怖—主として精神分裂病との境界例について．医学書院，1995.
6) Maslow, A. H.: Motivation and Personality. Harper & Row, New York, 1954（小口忠彦訳：人間性の心理学．産業能率大学出版部，1987）.
7) 森田正馬（1928）：河合博（現代語訳）：神経質の本態と療法．白揚社，東京，1960.
8) 野田寿恵，藤本英生：森田療法室 20 年間の対人恐怖症の臨床的検討．森田療法室紀要，15: 24-31, 1993.
9) 鈴木知準：対人恐怖症の経過・予後．精神科 MOOK12, 金原出版，pp. 183-197, 1985.
10) 田中俊孝：「主訴」と「欲求の脅かし」との相関についての研究．メンタルヘルス岡本記念財団研究助成報告集，2: 83-87, 1989.
11) 田代信維：森田療法と脳生理学との接点．精神経誌，92: 989-994, 1990.
12) 田代信維：神経症の心理機制—臨床認知心理学からの分析．熊精協会誌，73: 1-14, 1991.

13) Tashiro, N.: Psychotherapy and religious culture. J Morita Therapy 5(1): 9-12, 1994.
14) Tashiro, N. and Shimura, J.: Relationship between neurotic complaints and frustrated actual needs. Kyushu Neuropsychiatry, 47: 77-82, 2001 (Abstruct in English).
15) 梅野一男, 玉井光, 田代信維：森田療法による対人恐怖の治癒過程：臨床認知心理学的見地からの解析. 精神医学, 39: 1209-1216, 1997.
16) 山下格：対人恐怖. 金原出版, 1977.

第11章 全般性不安障害

はじめに

ICD-9での不安神経症は，人口に膾炙されていた神経症の中心的疾患であったが，定義を明らかにしようとすると漠然としたものになり，ICD-10 [10,11] や DSM-IV [2] では不安障害でも全般性と呼ばれるように特徴のない疾患分類となり，影を潜めることになった。加えて不安反応，不安状態とされるものも全般性不安障害 generalized anxiety disorder（GAD）として一括されている。

1. 診断基準

ICD-10の診断基準によると，まず日常の出来事や問題について，少なくとも6ヵ月間持続する，顕著な緊張，不安や心配の感情があることがあげられている。それには不安の一次症状である自律神経性の刺激による症状（動悸，発汗，振戦，口渇），胸部・腹部に関する症状（呼吸困難感，窒息感，疼痛や不快感，嘔気や腹部の苦悶），精神状態に関する症状（めまい感，離人感，自制不能な失神や狂気への恐怖感，死への恐怖感）などがみられ，それらの症状には通常，以下の要素を含んでいなければならない。

(a) 心配（将来の不幸に関する気がかり，いらいら感，集中困難など）
(b) 運動性緊張（ソワソワした落ち着きのなさ，筋緊張性頭痛，振戦，身震い，くつろげないこと）
(c) 自律神経性過活動（頭のふらつき，発汗，頻脈あるいは呼吸促進，心窩部不快，めまい，口渇）

他の症状，とりわけ「抑うつ」が一過性に（一度につき2-3日間持続）出現しても，主診断として全般性不安障害を除外することにはならないが，うつ病エピソード，恐怖症性障害，パニック障害や強迫性障害との鑑別を必要とする。

ICD-10のDCR研究用診断基準 [11] では，症状についてはさらに木目細かな規定がなされている（表11-1）。特に自律神経性の刺激による症状を重視している。その他はパニック障害にみる症状が並んでいるが，項目別に分けられている。種々の項目を含む訴えをする疾患を全般性とよぶ根拠としているようにもみえる。

DSM-IV [2] も，ほぼ似た診断基準であるが，「不安」と「心配（予期憂慮）」に加えて，(1)落着きのなさ，緊張感，過敏，(2)集中困難，または心が空白となること，(3)易刺激性，(4)筋肉の緊張などの他に，(5)疲労し易い

表11-1 全般性不安障害のICD-10　DCR研究用診断基準[1]

A. 日常の出来事や問題について，少なくとも6ヵ月間持続する，顕著な緊張，不安や心配の感情があること。
B. 次のうち少なくとも4項が存在し，そのうち少なくとも1項は項目（1）〜（4）項のいずれかであること。

自律神経性の刺激による症状
（1）動悸，または強く脈打つ，あるいは脈が速くなる
（2）発汗
（3）振戦または震え
（4）口渇（薬物や脱水によらないこと）

胸部，腹部に関する症状
（5）呼吸困難感
（6）窒息感
（7）胸部の疼痛や不快感
（8）嘔気や腹部の苦悶（例：胃をかき回される感じ）

精神状態に関する症状
（9）めまい感，フラフラする，気が遠くなる，頭がくらくらする感じ
（10）物事に現実味がない（現実感喪失），あるいは自分自身が遠く離れて「現実にここにいる感じがしない」（離人症）
（11）自制できなくなる，気が狂いそうだ，あるいは気を失うという恐れ
（12）死ぬのではないかという恐怖感

全身的な症状
（13）紅潮または寒気
（14）シビレ感またはチクチクする痛みの感覚

運動性緊張の症状
（15）筋緊張，もしくは痛みや疼痛
（16）落ち着きのなさ，リラックスできないこと
（17）感情の高ぶり，イライラ感，精神的な緊張感
（18）喉のつかえた感じ，嚥下困難感

他の非特異的症状
（19）些細な驚きや驚かされることに対しての過剰な反応
（20）心配や不安のために，集中できなかったり，ぼんやりする
（21）持続的な易刺激性
（22）心配のための入眠困難

C. この障害は，パニック障害，恐怖性障害，強迫性障害，あるいは心気障害の診断基準を満たさないこと。

こと，（6）睡眠障害（入眠困難，中途覚醒，熟睡感のない睡眠）があげられていて，上記6項目のうち3項目以上の症状があることを条件としている。鑑別疾患としてパニック障害，社会恐怖，強迫性障害，神経性無食欲症，身体化障害，心気症や外傷後ストレス障害，薬物による精神障害，気分障害，精神病性障害や広汎性発達障害などがあげられている。

BreslauとDavid（1985）[5]によると，DSM-Ⅲ-R診断[1]で全般性不安障害（GAD）とされた357名の女性にみる生涯有病率は9.1％

で，また GAD 患者の 73％は大うつ病を合併している。少し昔の疫学調査では不安障害の罹病率は 2.0-4.7 ％といわれていた（Marks, I. & Lader, M., 1973）[7]。一般に不安障害は女性が男性の 2 倍罹患しやすいと考えられている。GAD とパニック障害（PD）とを比べた研究では，GAD は PD に比べ Hamilton Anxiety Scale の得点が有意に低く，身体的症状が精神的症状より少なく（Hoehn-Saric, 1982）[6]，PD よりも慢性化しやすく（Barlow ら，1986）[4]，うつ病を合併した PD よりも治りはよい（Anderson ら，1984）[3]とされている。

2. 全般性不安障害にみる欲求挫折

症例 4. 68 歳　女性　無職

主訴）不眠，頭痛，動悸，足のしびれ，腰痛，全身倦怠感，何もする気がしない

現病歴）元来，勝気，熱中型，努力家，内向性の性格，

永年にわたり学校教諭をしていたが，60 歳で定年退職した後は，町内会の世話役をたのまれ，いろいろと雑務を引き受け，こまめに処理していた。夫は既に他界しており，子どもたちも成人し，それぞれが独立しており，長男家族が近所に住んでいるが，独居生活をしている。次々に頼まれる課題を断れずに頑張っていたが，8 ヵ月前に対人関係でトラブルが起こり，こじれて孤立した。その頃から不眠がちとなり，某内科で入眠剤を処方してもらっていたが，対人関係はこじれたままで，7 ヵ月前世話役を不本意ながらやめた。その頃風邪を引き，不眠も続き，気分が落ち込み，全身倦怠感も強まり，心療内科受診後，精神科を受診した。

診断：全般性不安障害，大うつ病

＜アンケート＞

（1）**困っていること（症状）は何か？**：不眠が続き，2 月中旬より両足裏のしびれに続き，腰痛に悩んでいます。（2）**そのことが続くとどうなりそうか？**：頭痛，いらいらがひどく，記憶力が全く衰え，常に興奮状態となりやすく，血圧も高くなる。（3）**「きっかけ」は何か？**：ゲートボール仲間とのトラブルから。（4）**症状があることで思うようにいかないことや希望がかなえられないことが何かあるか？**：朝の寝起きが悪く，ちょっとした仕事にも意欲がなく，不安と迷いがつきまとう。（5）**"(4) 番の事柄"について出来ればどうしたいか？またはどの様になって欲しいか？**：不眠が解消すれば，元の自分にかえれると思います。（6）**身の回り（学校，職場，対人関係，家庭など）のことで，これまでに悩んでいたことが何かあるか？**：町内会の世話役をしていたが，ゲートボール仲間でトラブルが起こり，世話役もやめてしまった。腰痛や頭痛，不眠を仮病という人がいる。（7）**精神科神経科の診察を受けた目的は何か？**：不眠と足のしびれ，腰痛を治してもらいたい。

以上の資料をつかって精神機構モデル（図 6-7）に当てはめると，図 11-1 のような思考モデルが考えられる。ゲートボール仲間でのトラブルから，愛情欲求が脅かされ，孤立し，腹いせに世話役をやめたが，友人だけでなく仕事も失い（自我尊厳や自己実現欲求の挫折），話し相手をなくし，これらの喪失体験から抑うつ状態になっていた。これらの悩みは，入眠障害と朝起きの爽快さを奪ってしま

った。またこの身体状態は，新しい目標（仕事）を見つけること（自我尊厳や自己実現の欲求を充足させること）を阻害し，何をしても楽しくやれそうになく，決断できずに迷っていた。この不眠や意欲低下は崩れた体調，すなわち足のしびれや頭痛，腰痛をもたらし，

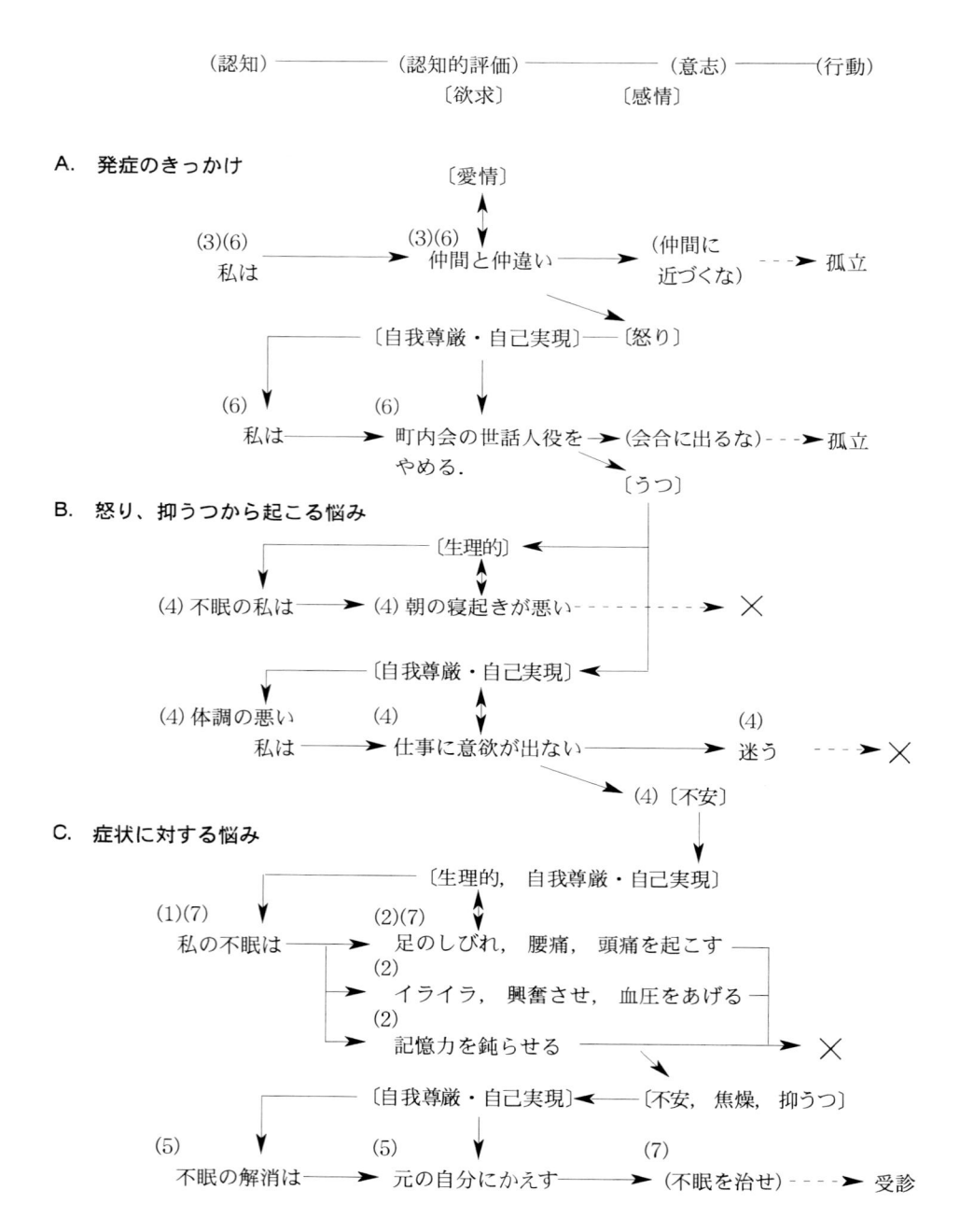

　　　　　　　　　（認知）――――（認知的評価）――――（意志）――――（行動）
　　　　　　　　　　　　　　　　　　〔欲求〕　　　　〔感情〕

A. 発症のきっかけ

　　　　　　　　　　　　　　　　〔愛情〕
　　　　　　(3)(6)　　　　　(3)(6)↕
　　　　　　私は　――――→ 仲間と仲違い ――→ （仲間に　　・・・→ 孤立
　　　　　　　　　　　　　　　　　　　　　　　　近づくな）
　　　　　　　　　　　　　　　　　　　↓
　　　　　　　　　　〔自我尊厳・自己実現〕―〔怒り〕
　　　　　　　(6)↓　　　　　(6)↓
　　　　　　　私は ――→ 町内会の世話人役を→（会合に出るな）・・・→ 孤立
　　　　　　　　　　　　　　やめる．　　　↓
　　　　　　　　　　　　　　　　　　　　〔うつ〕

B. 怒り，抑うつから起こる悩み

　　　　　　　　　　　　〔生理的〕←―――――――┐
　　　　　　　　　　　　　↓
　　　　　(4) 不眠の私は ――→ (4) 朝の寝起きが悪い ・・・・→ ✕
　　　　　　　　　　　　〔自我尊厳・自己実現〕←―
　　　　　　　　　　　　　↓
　　　　　(4) 体調の悪い　(4)　　　　　　　　　　(4)
　　　　　　　私は ――→ 仕事に意欲が出ない ――→ 迷う ・・→ ✕
　　　　　　　　　　　　　　　　　　↓
　　　　　　　　　　　　　　　　(4)〔不安〕

C. 症状に対する悩み

　　　　　　　　　　〔生理的，自我尊厳・自己実現〕
　　　　　　(1)(7)↓　　　(2)(7)
　　　　　私の不眠は ――→ 足のしびれ，腰痛，頭痛を起こす ――┐
　　　　　　　　　　　　　(2)
　　　　　　　　　　　→ イライラ，興奮させ，血圧をあげる
　　　　　　　　　　　　　(2)
　　　　　　　　　　　→ 記憶力を鈍らせる ――――――→ ✕
　　　　　　　　　　　　　　　　　　　　↓
　　　　　　　　　〔自我尊厳・自己実現〕←〔不安，焦燥，抑うつ〕
　　　　　　(5)↓　　　　(5)↓　　　　　(7)
　　　　　不眠の解消は ――→ 元の自分にかえす ――→（不眠を治せ）・・→ 受診

図 11-1 症例4の訴えにみる心の葛藤（欲求を充足させる理想の状況と不満足な現実との間の葛藤を上下両方向への矢印で示している．一方向の矢印は，その欲求が言わせた言葉）

怒りはやり場のない,イライラ・興奮・血圧上昇など身体的不調をもたらしていた。また記憶力低下など自我尊厳,自己実現を妨げる症状で悩んでいた。患者は不調の原因は,不眠のため体調が戻らないことであり,自分らしくなくなったと考え,自分を取り戻すには不眠を治すことが先決と考え来院していた。

我々[8,9]は,神経症の訴えと欲求との関係を調べている(第8章参照)が,それによると,身体的不定愁訴は生理的欲求(生きること)や安全欲求(居場所の確保)が脅かされたときに起こり,不眠や頭痛は愛情欲求や自我尊厳の欲求が脅かされたときに起こりやすい。患者は仲違いをしたことで,自分の立場が脅かされていることを諸々の症状で訴えていると理解された。

治療は睡眠を取らせることが第一目標ではあるが,一番の問題は朝起きの悪さと軽い抑うつ状態である。これまで内科では入眠導入剤を服用して,一応は眠れているが,熟睡感がなく,朝起きが悪い。そこでこの症状をとるため,朝起きがよく,抑うつ気分も改善させるbromazepam(5mg)1錠を眠前に処方し,舌下で吸収させる服用方法をとらせた。3日後に再診したが,朝起きがよくなっていた。あとは,自尊心の回復であるが,独りでできる昔習った趣味を始めることから取り掛かり,森田療法的精神療法で3ヵ月後には完全に立ち直り,友人関係も徐々に回復してきた。その後はbromazepamを自らが2分の1,4分の1,8分の1と服用を減量し,来院間隔が遠のいた。

文　献

1) American Psychiatric Association: Diagnostic and Statistical Manual of Mental Disorders, third edition revised. APA, Washington DC, 1987.
2) American Psychiatric Association: Diagnostic and Statistical Manual of Mental Disorders, 4th ed. APA, Washington DC, 1994.
3) Anderson, D. J., Noyes, R. and Crown, R. R.: A comparison of panic disorder and generalized anxiety disorder. Am J Psychiatry, 141: 572-575, 1984.
4) Barlow, D. H., Blanchard, E. B., Vermilvea, J. A., Vermilves, B. B. and DiNardo, P. A.: Generalized anxiety and generalized anxiety disorder. Description and reconceptualization. Am J Psychiatry, 143: 40-44, 1986.
5) Breslau, N. and David, G. C.: DSM-III generalized anxiety disorder: An empirical investigation of more stringent criteria. Psychiatry Res, 14: 231-238, 1985.
6) Hoehn-Saric R.: Comparison of generalized anxiety disorder with panic disorder patients. Psychopharm Bull, 18: 104-108, 1982.
7) Marks, I. and Lader, M.: Anxiety state (anxiety neurosis): A review. J Nerv Ment Dis, 156: 3-18, 1973.
8) Tashiro, N. and Shimura, J.: An understanding of neuroses from the viewpoint of cognitive psychology. Jpn J Psychiatry and Neurology, 89(11): 966, 1987 (in Japanese).
9) Tashiro, N. and Shimura, J.: Relationship between neurotic complaints and frustrated actual needs. Kyushu Neuropsychiatry, 47: 77-82, 2001 (Abstract in English).
10) World Health Organization: The ICD-10 Classification of Mental and Behavioral Disorders: Clinical descriptions and diagnostic guidelines. WHO, Washington DC, 1992(融道男,中根允文,小見山実監訳:ICD-10精神および行動の障害.臨床記述と診断ガイドライン.医学書院,東京,1993).
11) World Health Organization: The ICD-10 Classification of Mental and Behavioral Disorders: Diagnostic criteria for research. WHO, Washington DC, 1993(中根允文,岡崎祐士,藤原妙子訳:ICD-10精神および行動の障害.DCR研究用診断基準.医学書院,東京,1994).

第12章 強迫性障害

はじめに

宗教的儀式で繰り返し唱えられる言葉や反復して行われるお祈りのための行動は、人の心を安らげ、神への帰依を確かなものにすることは誰しも認めるところである。ところで、似て非なる行為に強迫性とよばれる繰り返して生じる不必要な思考（強迫観念）と、馬鹿げているとわかっているが反復される不必要な強迫行為（強迫儀式）が起こる強迫性障害（Obssesive Compulsive Disorder: OCD）とよばれる疾患がある。強迫性と呼ばれる理由は、自分の意に反してか、または内なる衝動に急き立てられて起こる思考や行為で"不快感を弱める"のに役立ってはいるが、楽しみをもたらすものでなく、また生活を向上させるものでもない。

本疾患は、観念や行為が意志に反して強迫的に起こり、その内容がばかげているとわかっていても、自らは阻止できないし、しばしば嫌なものであるにもかかわらず自己の思考として認識される。またその強迫的行為や強迫的儀式はいつ終わるともなく繰り返される常同行動である。DSM-Ⅳ[1]によるその定義は表12-1に示した。関連した症状には、さらに強迫確認（順序、左右対称）、強迫的緩慢やため込み（捨てることができない）などがある。

なぜこのような観念や行為が起こるのか、またどうすれば治癒するのかなど、まだ解決していない課題は多い。

ICD-10の診断基準[6,7]によると、

A．強迫または制縛が、少なくとも2週間の間、ほとんど毎日存在し、日常生活で苦痛か支障をきたしていること。

B．強迫（思考，観念，イメージ）や制縛（行為）は、次にあげる特徴をともに有し、これらのすべてが存在していること。

（1）強迫症状は患者自身の思考あるいは衝動として認識されなければならない。

（2）思考あるいは行為の遂行は、それ自体楽しいものであってはならない（緊張や不安の単なる軽減は、この意味では楽しいとはみなされない）。

（3）患者が依然として抵抗する思考あるいは行為が少なくとも1つなければならない。

（4）思考，表象あるいは衝動は、不快で反復性でなければならない。

鑑別診断としては、精神分裂病とその関連障害による強迫や、うつ病性障害での強迫が

表12-1 強迫観念と強迫行為の定義（DSM-Ⅳ）

強迫観念とは
(1) 反復的，持続的な思考，衝動，または心像で，侵入的で不適切なものとして体験され，この障害の期間中に強い不安や苦痛を引き起こすことがある。
(2) その思考，衝動，または心像は，単に現実生活の問題点についての過剰な心配ではない。
(3) 患者は，この思考，衝動，または心像を無視したり抑制したり，または何か他の思考または行為によって中和しようと試みる。
(4) 患者は，その強迫的な思考，衝動または心像が（思考吹入の場合のように外部から強制されたものではなく）自分自身の心の産物であると認識している。

強迫行為とは
(1) 反復的行為（例：手を洗うこと，順番に並べること，点検すること）または心の中の行為（例：祈ること，数を数えること，声を出さずに言葉を繰り返すこと）であり，患者は強迫観念に反応して，または厳密に適用しなくてはならない規則に従って，それを行うよう駆り立てられていると感じている。
(2) その行為や心の中の行為は，苦痛を予防したり，緩和したり，または何か恐ろしい出来事や状況を避けることを目的としている。しかし，この行動や心の中の行為は，それによって中和したり，予防したりしようとした物とは現実的関連を持っていないし，または明らかに過剰である。

ある。うつ病性障害ではうつと強迫の2つの症状が頻繁に同時に起こるので困難なことがあるが，急性エピソード障害では，最初に出現した症状に優先権を与えるべきである。両方が認められるが，どちらも優勢でない場合は，通常はうつ病を一次性とみなすのがよい。慢性障害では，他方の症状なしに持続する症状を優先すべきである。

OCDにみられる強迫観念として最も多いのは汚染恐怖で，患者の約半数にみられる[3]。次いで病原菌など目に見えないものが侵入してくることを恐れる病的懐疑，身体的また左右非対称，攻撃性衝動などがあげられている。他方，強迫行為として最も多いのは，確認強迫で約60％にみられる[3]。次に洗浄が50％，数字計算に関するのが36％などと続く。

OCD患者の多くは，他の精神疾患を合併していることも多く，約3分の2にうつ病性障害がみられるという。統計学的にみて，OCDは自殺の発生率の高さは無視できない[2]。それだけでなく，OCDは家族を巻き込み，家族に破壊的な影響を及ぼすことがある。家族は罹患した本人と同様の拘束が課せられ，人間関係で悪影響を受ける。患者の過半数は働く意欲が低下し，また多くの患者が症状のためにまったく仕事ができなくなっていると言われる[2]。

OCD症状の生涯有病率は，一般人口のほぼ2％であるとされてきた（Robinsら，1984）[4]。Weissmanら（1994）[5]による世界広域にわたるデータでみると，地域によって幾分差があ

るものの，0.7-3.6％である。

1. 強迫性障害の欲求挫折

症例 5. 43 歳　女性　主婦

主訴）強迫観念，不眠，抑うつ

現病歴）内気で苦労性，何でも気になる責任感の強い性格。高校 2 年生のとき，期末テストを受けていて貧血で倒れた。その頃から「テストに受かる，気が狂う，死」という言葉が強迫的に脳裡に浮かぶようになる。20 歳のとき無月経で A 大学病院で精密検査を受ける。22 歳のとき保母をしていて，些細なミスで自信喪失し，自殺未遂に終わったことがある。24 歳で結婚し，27 歳のとき卵巣嚢腫の切除術を受ける。28 歳頃から「殺す」という言葉が追加された。それでも日常生活は，外見上には問題なく過ごしていたが，36 歳のとき，自閉的な生活となったのを機に B 大学病院精神科で初めて強迫性障害としての治療を受けることになり，1 ヵ月間入院加療した。改善することなく，以後は通院治療となった。38 歳のとき強迫観念に対する不安と恐怖が強まり，不眠の治療のため C 市立病院に 3 週間入院治療を受けた（入院中に自殺未遂）。その後も入退院をくり返し，病状は一進一退であったが，夫の転勤で当科を紹介された。

診断）強迫性障害，気分変調性障害

＜アンケート＞

（1）気になること，困っていることは何か？：①不眠。②自分が今なにを考えているのか，"自意識を内省"するので，それを気にするから疲れる。③その雑念を思い浮かべてみて，恐くないか試してみる。「殺すという言葉が始まりで，試験にあがる，死，離婚，廃人など」自分を一番困らせることを浮かべるようになったらどうしようと思って。④あまりにも心配性の自分が生きていけるか不安。⑤人前で行動しにくい。⑥気力がない。

（2）そのことが続くと，どうなりそうか？：①ギリギリまで追いつめられて，生きていけなくなるのではと思ったりする。②親戚の冠婚葬祭に行けなくなっている。③考えで疲れてしまって，家事などができない，廃人になるのではと心配。④人としての"思いやり"や"愛する心"などが失われてゆく。⑤感動，興味がわかない。

（3）その心配事の「きっかけ」は何か？：心配事は，自分の心から起こり，"とらわれ"心の中にいつもおくことができることを知り，気がついて，怖れている。

（4）"（1）番の症状があること"で，思うようにいかないこと，自分の希望がかなえられないことが，何かあるか？：一杯あります。①家事をしていても，お風呂に入っていても，歌を唱っていても，自意識が顔をだし，行動がスムーズに流れない。②仕事，対人関係，新聞・雑誌を読むことも，思うようにいきません。③何事も興味，気力がわかず，感動もしなくなったみたい。

（5）"（4）番の事柄"について，できればどのようになって欲しいか？：①家事をもう少しだけ豊かに，ゆとりある気持ちで，したい。②サークル活動にも参加してみたい。③不眠をもう少し治して欲しい。

（6）身の回り（学校，職場，対人関係，家庭など）のことでこれまでに悩んでいることは何か？：①家事が，体と心がきつくて，できない。②主人に，病気があまり長いので遠

慮したり，気を遣いすぎる。③親類や友人つきあいができにくい。④サークル活動に参加しにくい。

　(7) **精神科神経科を受診した目的は何か？**：①不眠と対人関係がひどくなったので治して欲しい。②自意識を内省し，振り返るというか，気にするので疲れるから治して欲しい。

　本人の「思い」が前後不同で多岐にわたっているので，まとめ直すと，高校時代に強迫観念，すなわち自意識の内省，雑念が起こるようになった。当時は「殺す」「試験にあがる」「気が狂う」などの観念が起こっていたが，近年はさらに「死」「離婚」「廃人」などの観念が患者を脅かすようになった（質問1）。

　患者は，特にその自意識に"とらわれ"，雑念を思い浮かべてみては，"恐くないか？"を確認していた。それは，心の中で起こり，いつも心の中にあることに気づいて，それは追い出せない，と考え恐怖していた（質問3）。

　自意識の内省にとらわれているため，患者は，何か新しい行動をしようとするとき，すなわち家事，入浴，唱歌，仕事，対人関係，冠婚葬祭，新聞雑誌の閲覧，サークル活動など日常生活全般にわたって，事がスムーズに流れず，悩まされていた（質問1, 4, 5）。その結果，豊かな，ゆとりある気持ちで行動したいと思うが，すべてが手につかず，出来ないだけでなく，疲れはて，「廃人」になりそうだと言わせるに至っていた（質問2）。

　そこには，何ごとにも興味，気力がわかず，感動もなくなり，人としての"思いやり"や"愛する心"も失われると言わせる「抑うつ気分」が起こっていた（質問1, 2, 4）。体と心が"きつい"ため家事，仕事ができず，主人に対しても，長患いのため遠慮したり，気をつかったり，親戚や友人とも付き合えなくなり，対人関係で孤立している様子が浮き彫りにされている（質問6）。

　患者は，強い不眠恐怖と対人関係での孤立と自意識の内省（強迫観念）で起こった疲れ（不安，恐怖，抑うつ気分，倦怠感）を治して欲しいと述べている（質問1, 2, 6, 7）。

　以上のように患者は強迫観念に悩むだけでなく，日常生活全般にわたり支障をきたし，彼女の基本的欲求は広域にわたって挫折していた。例えば強迫観念の内容をみると，「殺す」「死」といった生理的欲求，「離婚」といった愛情欲求の脅かしや「試験にあがる」「廃人」「気が狂う」などの自我尊厳・自己実現にかかわる欲求に関連する言葉に脅えていた。

　疲れやすく，生きてゆけるかと心配し，生理的欲求が脅かされ，自殺未遂の既往歴がある。睡眠は本能的な欲求であるが，神経症性の不眠は愛情欲求や自我尊厳欲求の挫折と関連が深いが，本例にあっては対人関係，友人や親戚や主人とも精神的に疎遠になり孤立しており愛情欲求が脅かされていた。また家事，仕事，サークル活動などが出来ず自我尊厳や自己実現の欲求も脅かされていた。

　本人の訴えから強迫観念は，主として仕事，家事，読書，対人関係で何かしようとすると顔を出して，注意を観念に向けさせ，ときに恐くないかと意図的に思い出されては，不安恐怖をひき起こし，目的の行動を阻止していた。換言すると，自我尊厳か愛情欲求にかかわる問題で，強迫観念が起こり目的遂行の邪

魔をしていたと理解される。

症例6. 30歳　女性　会社員

主訴）不潔恐怖，終日掃除，洗たく，頭痛，不眠

現病歴）生来，几帳面で潔癖症，熱中型の人。

2年前離婚して，実家に子ども2人（3歳と5歳）と一緒に戻ってくる。家業である店の跡目として手伝いをしながら働いていた。1ヵ月前タクシーで通勤中，追突事故に遭い，鞭打ち症と診断され，自宅加療となったが，頭痛，倦怠感，いらいら，気分の落ち込み，不眠などが出現した。なにもする気が起こらず，三日間掃除せず，終日寝ていた。子どもたちの世話にも手つかずの状況であったが，ふと床に目がゆき，見ると，"ほこり"が床一面に積もっているのに気づいた。子どもたちも外で服を汚して帰ってくるので気になる。掃除が入念となる。洗たくも毎日着替えさせ，二回洗いをするようになる。

店に出ていて，汚れた服装のお客がいると，そのあと入念に部屋を掃除する。掃除機だけでは不安で，拭き掃除をする。食べ物を扱うのでネズミが嫌い。ネズミを食べるネコが嫌い。ネズミのデザインをしたホッチキスも嫌い。ネズミに似たリス，モルモット，ウサギも嫌い。考えるだけで鳥肌が立つという。元来，几帳面で責任感が強く，物事に熱中し，何事も徹底的にする，いわゆる執着気質の人である。このところ朝頑張って起きるが，家の汚れが気になり，体もきつく，仕事に出られる状態でなく，1週間休んでいる。家の中の汚れが気になって朝から掃除を始めるが，1階を掃除し2階の掃除が終わるころ，1階がすでに"ほこり"で汚れている。そこで1階からやり直すことがある。

子どもにも汚れを注意するので，子どもが自分と同じく潔癖性になりそうで心配になるが，自分の感情がコントロールできず，すぐ子どもにあたってしまう。食欲がないので食事の支度が面倒で，子どもに悪いと思う。夜間頻回に中途覚醒し，熟睡感がない。子どもが小さいので入院治療ができないという。

診断：強迫性障害，特定不能うつ病性障害

＜アンケート＞

(1) **気になること，困ることは何か？**：①（私の潔癖症が）子どもへの影響，②頭痛，体のだるさ，③貧血，④イライラ，気分の落ち込み，⑤知らない人（見るからに不潔そうな人）との接触はできるだけ避けたい。

(2) **それが続くとどうなりそうか？**：①今以上に症状がひどくなり，本当の精神病になる。②他の病気にかかりそう。③子どもも潔癖症になってしまいそう（既に他の子どもと比べると，汚いということに対して，とても敏感のような気がするし，汚いものをとても嫌がる）。

(3) **その心配の「きっかけ」は何か？**：自分の体験から。

(4) **"(1)番の症状"があることで，思うようにいかないこと，希望がかなえられないことが何かあるか？**：①朝起きて体がだるいため，思うように行動ができない。②自分の感情がコントロールできないため，すぐに子どもにあたってしまう。③自分に食欲がないので，食事の支度が面倒に思える。

(5) **"(4)番の事柄"について，できればどうしたいか，またはなって欲しいか？**：①

```
        (認知) ──────── (認知的評定) ──────────── (意志) ──────── (行動)
                          〔欲求〕                  〔感情〕
```

A. 症状のはじまり　　　　　　〔愛情，自我尊厳〕

(6) 潔癖性の私は → (6)（母の店で働きたくない）
　　　　　　　　　(6) 不潔な人との接触を避けたい ────→（回避せよ）→ ×

　　　　　　　　〔自我尊厳，生理的〕←──〔焦燥〕

(6) 潔癖性の私は → (6) 洗濯物が増え，疲れる ────→ ×

B. 体調と自己制御
　　　　　　　〔生理的〕←──────────〔不安〕

(1) 私は ──→ (1) 貧血，頭痛，(4) 食欲がない ──→ ×
　　　　　 ─→ (4) 朝起きて，体がだるい ────→

　　　　　〔生理的，自我尊厳〕←──────〔不安，抑うつ〕

(4) 私は ──→ (4) 思うように行動が出来ない ──→ ×
　　　　　 ─→ (4) 自分の感情のコントロールが出来ない ─→ ×
　　　　　 ─→ (2) 他の病気にかかりそう ──→ ×
　　　　　 ─→ (2) 本当の精神病にかかりそう ──→ ×

　　　　　〔生理的，自我尊厳〕←──────〔不安，焦燥〕

(4) 私は ──→ (4) イライラして，気分が落ち込む ──→ ×

C. 受診の動機　　〔愛情，自我尊厳〕←──〔不安，焦燥，抑うつ〕

(4) 私は ──→ (4) すぐに子どもにあたる
　　　　　 ─→ (4)（子ども）食事の支度がめんどう
　　　　　 ─→ (1)(2) 子どもを潔癖性にさせそう
　　　　　 ─→ (1)(2) 子どもに悪影響を与える ───→（なんとかせよ）
　　　　　 ─→ (1)(2) 子どもが敏感になっている

　　　　　　　〔愛情，自我尊厳〕←─────

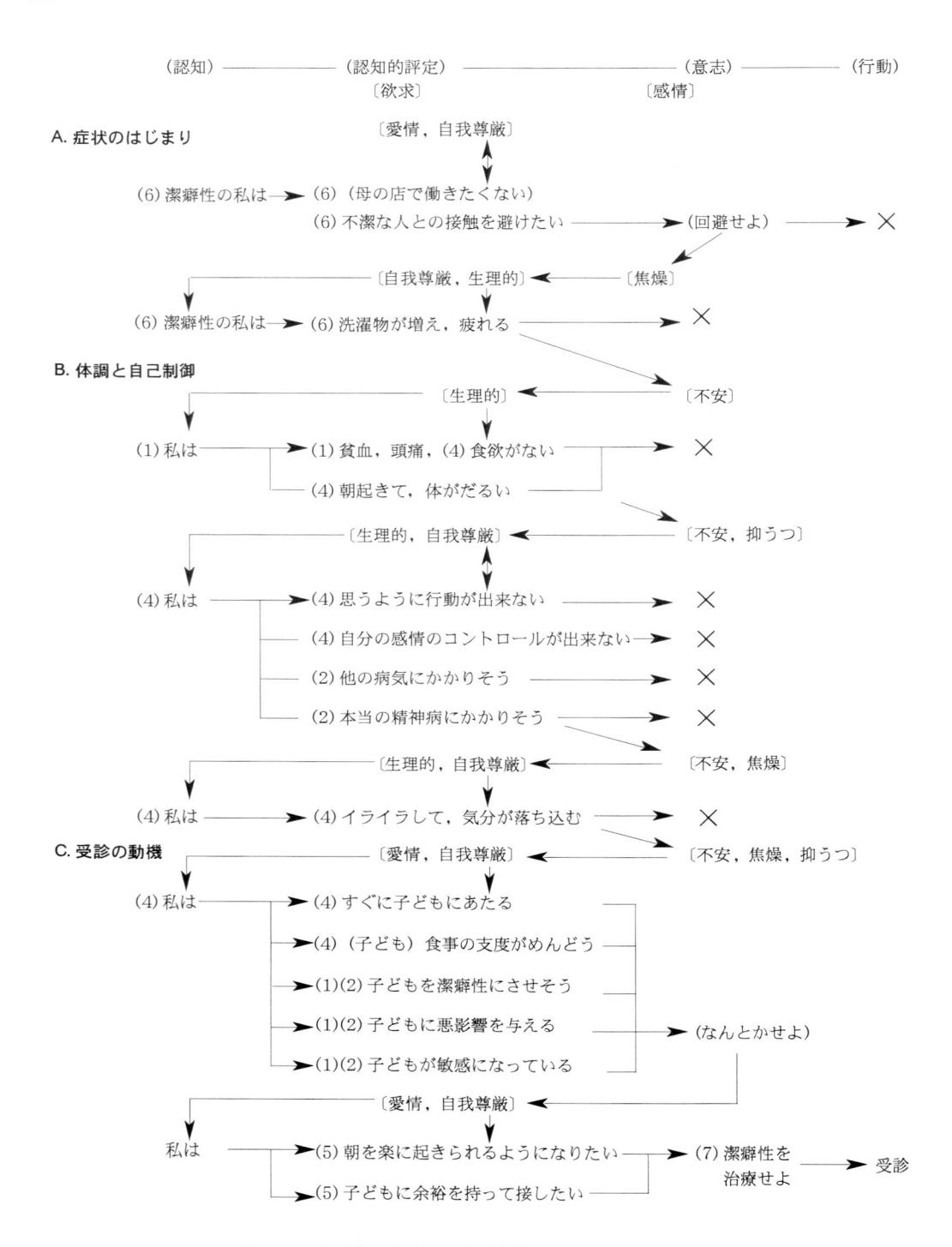

私は ──→ (5) 朝を楽に起きられるようになりたい ─→ (7) 潔癖性を → 受診
　　　 ─→ (5) 子どもに余裕を持って接したい　　　　　　治療せよ

図 12-1　強迫性障害患者の精神機構モデルからみた心理機制

朝が楽に起きられるようになりたい。②余裕をもって子どもに接してやりたい。

（6）**身の回り（学校，職場，対人関係，家庭など）のことでこれまでに悩んでいたことが何かあるか？**：①母の店で働くことの悩み，知らない人に接待することは，できるだけ避けたい。自分が不潔になりそう。②洗たくものが増えて，疲れがひどくなる。

（7）**精神科神経科を受診した目的は何か？**：①潔癖症を治し，②それと関係するすべての症状を治したい。

アンケートでの訴えを精神機構モデルにあてはめると，図12-1のようになる。交通事故を「きっかけ」にして，不潔を理由に店で働くことへの不満が出現し，不潔恐怖症になっている。職場で不潔な人を接待することを忌み嫌って，出社拒否をしている。その誘因が仕事への挫折であれば，自我尊厳が脅かされていることになるが，汚い人を毛嫌いするのであれば，対人関係での信頼感にかかわる問題であり，愛情欲求にかかわる問題として理解される。情報が不十分であるため愛情・自我尊厳欲求の問題として記載した。患者は執着的で潔癖症のため疲れはてて，子どもの世話が出来にくいだけでなく，自分の潔癖性が子どもに影響することをおそれて，初めて自分の問題から離れて，何とかしなければという思いに変わっていることがわかる。母親としての使命感からか，愛情欲求と自我尊厳欲求とを区別できない発想からの行動が頻回に出現して，治療を求めてきた。しかし，治療にはあまり熱心でなかった。母親が患者を跡目とすることをあきらめて間もなく，症状は軽快した。

文　献

1) American Psychiatric Association: Quick Reference to the Diagnostic Criteria from DSM-Ⅳ. APA, Washington DC, 1994（高橋三郎，大野裕，染矢俊幸訳：DSM-Ⅳ　精神疾患の分類と診断の手引．医学書院，東京，1995）．
2) Hollander, E., Greenwald, S., Neville, D., et al.: Uncomplicated and comorbid obsessive-compulsive disorder in an epidemiologic sample. Depression and Anxiety, 4: 111-119, 1997.
3) Rasmussen, S. A. and Tsuang, M. T.: The epidemiology of obsessive compulsive disorder. Am J Psychiatry, 143: 317-322, 1986.
4) Robins, L. N., Helzer, J. E., Weissman, M. M., et al.: Lifetime prevalence of specific psychiatric disorders in three sites. Arch Gen Psychiatry, 138: 949-958, 1984.
5) Weissman, M. M., Bland, R. C., Canino, G. L., et al.: The cross national epidemiology of obsessive-compulsive disorder. J Clin Psychiatry, 55: 5-10, 1994.
6) World Health Organaization: The ICD-10 Classification of Mental and Behavioral Disorders: Clinical descriptions and diagnostic guideline. WHO, Washington DC, 1992（融道男，中根允文，小見山実監訳：ICD-10　精神および行動の障害－臨床記述と診断ガイドライン．医学書院，東京，1993）．
7) World Health Organization: The ICD-10 Classification of Mental and Behavioral Disorders: Diagnostic criteria for research. WHO, Washington DC, 1993（中根允文，岡崎祐士，藤原妙子監訳：ICD-10　精神および行動の障害：DCR研究用診断基準．医学書院，1994）．

2. 難治性強迫性障害の治療

難治性強迫性障害の1症例を通じて，そこにみられるライフ・イベントすなわち脅かされた現実生活上での欲求（現実欲求）を検討し，本症例からみられた治療抵抗性の一面を現実欲求の面から眺めてみた（田代ら，2002）[15]。

症例7. 37歳　N子　女性　主婦

主訴）頻回の手洗いのため，仕事ができない。子どもに悪影響を与えるので治したい。

既往歴）特記すべきことはない。

生活歴）N子は3人姉妹の長女で，内気で苦労性，おとなしい子であった。会社を経営している父親から，幼少時は厳しい躾を受けて育った。女子大学を卒業後，23歳時，現夫と見合い結婚した。夫の両親と同じ敷地内で生活し，食事を一緒にしていた。24歳時，長女を身ごもった時，つわりがひどく，里帰りした。その頃から姑との関係がこじれたが，夫は姑と本人の間で中立的立場をとっていた。

現病歴）27歳時，長男出産後に不潔恐怖が出現したが，夫の両親には気づかれないように，体調不良を理由に里帰りした。夫が実家に見舞いに来ると，姑から決まって夫に電話があった。そんなある日，姑が夫に宛てた紙きれに「あなたは養子ではありません。」と書かれているのが目にとまった。その頃から強迫行為が頻回となり始めた。家事も遅れがちとなっていた。

32歳時，3人目の子どもが生まれたのを機にマンションに移り，夫の両親と別居したが，強迫行為は増悪し，家族を巻き込むようになった。里帰りをすると不潔恐怖が緩和したが，姑からしばしば電話があり，姑の体調不良を理由に雑用を命じられていた。

35歳時，頻回の手洗いのため，某大学病院精神科を受診し，強迫性障害と診断され，通院していた。一時症状は軽快したが中断後，強迫行為が増悪し，平成X年6月17日，九大病院精神科神経科の初診となった。

1）治療経過

初回面接：不潔恐怖に基づいた強迫症状のため，日常生活に支障を来していた。強迫症状は，本人の頻回の手洗いと，帰宅時に玄関での子どもや夫の靴下脱ぎ，および家への持ち込み物などの確認強迫，冷蔵庫のものを触れさせない，帰宅時に家族全員に手洗いを強要，子どもの勉強進度のチェック，テレビ鑑賞時間の強迫的制限など多種にわたっていた。家族を巻き込み家族全員の行動を制限してしまうためにすべてが思い通りにいかないことでN子は困惑していた。また意欲の低下，食思不振，易疲労性など抑うつ症状もみられた。clomipramine（75～100mg/日）による薬物療法に加え，暴露反応妨害法の説明を行い，各強迫症状について時間と回数のself-monitoringをすることにし，2週おきの面接治療を始めた。

2～15回目面接：家族の持ち込み物の確認をしないこと（反応妨害）を課題とし，その努力を夫に報告するように伝えた。徐々に改善したが，長女の学校の役員会に出席した際，学校での長女の言動で注意を受けた。そのあと症状が逆もどりし，悪化した。長女の行動にいらいらすることが多く，長女の顔も見たくないという。前述の抑うつ症状が再現し，実家に戻って3ヵ月間休養することになり，行動療法は，「手洗い」のみを治療目標に設定し直す。課題の遂行には，不安がつきまとうが，のびやかになる家族をみると気分が良くなり，自己評価が上がった。盆には本人の希望で義父母宅を訪問しなかったが，そのことで，夫の負担を増やしたと気がねし，症状がまた悪化した。服薬をしばしば忘れて中断していた。そのつど注意を必要とした。

16〜29回目面接：手洗いが数回の洗い直しから，1回（約20秒）になったので，さらに新たな治療課題を加えたところ，新しい課題の遂行ができないことで落ち込み，自己評価が下がり，家族との関係も悪化した。時間に余裕ができると，すぐに生活の行動範囲を広げて疲労し，症状が悪化していた。

この頃になると子どもや夫と口論が頻回になった。「長女は自分の嫌がることをわざと言う。自分も長女を感情的にしかるのか，躾でしかっているのかわからない」と語る。長女への感情的アンビバレンスがみられた。長女の反抗にあい，抑うつとなる。再び手洗いが頻回となり，実家で休養する。家事が滞りがちである。その種類を書き出させる。長女を学習塾へ送り迎えすることや，掃除に長時間を費やしている。時間短縮を夫と相談する。夫から「長女は母親の愛情が足りないと思っている」と言われ，落ち込み，手洗いがひどくなる。

30〜40回目面接：子どもの顔色をうかがい，家事をする限度がわからず，手洗いが頻回となった。治療者が夫に協力を強く要請したこともあり，「夫の協力がない。」と主治医に向かって不満を口にするようになる。また，人から批判されると，それが我が子であっても自我尊厳が傷つく。すると，連動して家族の人間関係がゆらぎ，そして強迫行為が増悪することが明らかとなる（34回目）。

姑との関係や夫への不満を語るようになったので，本人が夫への不満や要望を夫に直接伝えられるよう指導した。改めて，夫に具体的な協力を要請した。これを契機にN子は，家庭内ではあるが，これまでになく感情表出ができるようになり，子どもへの対応が安定してきた。また，期せずして，これまでの強迫症状の多くが軽快してきた。夫や長女の助けをかりて，姑との付き合いを減らし，また夫の実家に寄る回数を半分にした。長男の勉強の進度を確認することはやめ，家庭教師に任せることにした。そのことでN子は精神的時間的に余裕ができた。また客を家に招くこともできた。家庭内で会話が多くなり，N子は家族の理解を得て情緒も安定し，症状が軽快したので，某クリニックに紹介した。

2）欲求階層理論からみた治療傾向のまとめ

これまで人間関係の些細なことで，自己評価が下がるたびに症状が悪化し，治療のやり直しを迫られていた。やむなく治療者が家族内介入を始めた面接30回目以降，N子が感情表出をしやすくなり，積極的介入をした面接治療35回目以降では大きく症状が軽快し，安定した。表12-2, 3にはMaslowの欲求階層理論[8]に基づいて，N子の訴えを箇条書きで示した。

N子は，日常生活にあって多くの欲求が脅かされていたが，特に「自己実現・自我尊厳と愛情の欲求」が脅かされていた。また自己評価が下がると食欲不振や易疲労感が起こりやすくなっていた。行動療法の面接治療34回目まで（表12-2）は，家事を含む家のこと一切を把握し，管理統制し，支配しようとしていた。それができる（プラス）ことは少なく，「自己実現や自我尊厳の欲求」が脅かされ（マイナス），また近所の知人だけでなく，夫や子どもとの間でさえ「愛情欲求」での悩み（マイナス）が絶えなかった。

感情表出を積極的に取り入れた面接治療35回目以降（表12-3）は，あれもこれもしよう

表 12-2 治療が軌道に乗るまで（1 から 34 回目まで）の欲求の変遷（田代ら，2002）[15]

自己実現・自我尊厳（マイナス）	自己実現・自我尊厳（プラス）
・きれいな家に行くと私はダメ ・すべて管理できない自分はダメ ・どれくらいしたらいいのかパニックになる ・24 時間家の中が自分の思うようにならない ・家事が楽にならない ・子どもが言うことを聞かない	・夕食の準備に時間が持てる ・子どもが明るくなったと先生から言われる ・家事や弁当づくりができた
愛情（マイナス）	愛情（プラス）
・人を寄せつけない寂しい老後になりそう ・夫への負担を思うと，落ち込む ・子どもと夫が，私をわかってくれない ・長女はいやがることをわざと言う ・団地や仲間内で浮いている	・子どもへのイライラが和らいだ ・長女が穏やかに接するようになった
安全・生理的（マイナス）	安全・生理的（プラス）
・食欲不振 ・易疲労感	・食欲改善 ・良眠

表 12-3 治療効果が現れたころ（面接 35 回目以降）の欲求の変遷（田代ら，2002）[15]

自己実現・自我尊厳（マイナス）	自己実現・自我尊厳（プラス）
・あれもこれもと思うとパニックになる ・子どもの勉強進度が把握できないと不安	・家事がこなせる ・食事もできるだけ作るようにしている ・子どものラグビーの先生を自宅に招けた
愛情（マイナス）	愛情（プラス）
・皆から誘われないと寂しい ・子どもに気兼ねして行動がままならない ・姑や人に会うと気疲れをする ・夫の実家を訪ねるのが憂うつ	・長女が味方してくれる ・子どもの行動（掃除や遊び）が容認できる
安全・生理的（マイナス）	愛情・生理的（プラス）
・易疲労感 ・吐気	

と欲ばるとできないことが起こり悩むが，家事，食事，お客の接待などができやすくなるなどで自己への評価が上がっていた。「愛情欲求」では，マイナス評価になることは，できるだけ控え目にしているが，他人が自分を"気にかけてくれない"ことで落ち込んでいた。それでも長女が自分を理解し，味方になってくれることに喜びを感じていた。

また以前は，「自我尊厳や愛情の欲求」にかかわる訴えは，抽象的な訴えが多かったが（表 12-2），35 回目以降では具体的な訴えとなり，また自らの努力により微かな喜びを感じ，子どもたちを信頼し，彼らの行動が容認できるようになってきた。

義母への対応は，絶対服従か敬遠（排斥）かの両極端な行動がみられるが，会う回数を減らすことに夫や娘が同意し，N子の味方になってくれることで自己評価が回復し，子ども達への過干渉（支配性とコントロール癖）は軽減してきた。自分の役割に固執する傾向が和らぎ，その範囲を決めてもらうことで安定し，徐々にではあるが，家庭内で情緒が安定し，安住できるようになった。

3) 強迫行為と現実欲求挫折

姑との確執で発症した強迫行為は，行動療法で徐々に改善していくかに見えたが，娘のPTAの会合で面目が潰れたり，夫への負担で負い目を感じたり，愛想をつかされるのではと心配したり，新たな課題を達成できずにいたり，長女の反発を受けたりすると，すなわち自己への評価の失墜や，家族への気がねや，顔色うかがいや，自己への嫌がらせで，改善しかけた強迫行為は容易に元に戻った。さらに人間関係まで崩れ，孤立し，抑うつとなることが起こっていた。すなわち，N子の場合，「自我尊厳の欲求」のうち"人から承認されたいと思う欲求"と，「愛情の欲求」とが連動して脅かされるといった特徴がみられた。

N子の問題処理の仕方は，表12-2, 3にみるように，支配か，敗北かのいずれかのパターンをとっていた。そして，その結果の評価が敗北となると，孤立し，寂しくなり，抑うつとなっていた。また不満や感情の表出ができずにいた。

最終的な治療は，N子の不平不満，すなわち感情表出を夫や長女が受け入れ，家事内容の仕訳を主治医や夫と相談の上で行い，任せられる分は手放し，姑との件は夫に責任を持たせることで，すなわち家族の協力により（愛情欲求が充足され始め），頑固な強迫行為は軽快した。N子の強迫行為の中断は，主治医や夫の賞賛を得てN子の評価が上がり，さらに子どもの先生を招いて接待できたことで，自己への評価も上がり始めた（自我尊厳の欲求が充足され始めた）。とはいえ，表12-3にみるように，まだ愛情欲求にかかわる問題では心が揺れ動いていた。

4) 考　察

症例は，薬物療法と行動療法だけでは，うまく進展しなかった。長女の反撃が発端で人間関係が明らかにされ，治療を強迫行為の修正から感情の表出と受容に置き換えたところ，強迫症状が急速に改善へと向かった。

強迫性障害（OCD）患者が"治療に抵抗する理由"として，Freud, S[3]は，リビドー粘着性とナルシズムの頑固さを指摘した。言葉を換えると，強力なエネルギーが内在し，症状固執とからみ，自己愛（頑なな自己存在維持）に固執しているためだという。そして，症状形成はエス内容を自我が意識から排除しようとして用いた防衛機制の産物であり[1,4]，またOCD患者は，身近な人に対し"愛情と憎悪"のアンビバレンスが"意志を麻痺（不決断）"させ，"感情の表出"を抑制するという[2]。Winnicott[16]は，OCDには，"感情分離"と"切り捨てられた知的機能"という2つの特徴がみられるという。両者ともにOCDには悩みの処理方法と感情表出に問題があることを指摘している。

すなわち，言い換えると，OCD患者にみるその未熟さは，子ども時代に十分に両親から評価されたり，愛された思い出（体験）が

ないためで，その結果，患者は大いなる自己疑惑（自己欠如）に苦しんでいるという。呈示した本症例は，幼児期体験として厳しい躾を受けた思い出だけで，甘えた記憶を持っていなかった。OCDでは治療者をコントロールし，支配しようとする[6]と言われているが，N子は遂行しようとする行動目標や家族の者たちをも支配し，コントロールすることで全能感を達成しようとしているようにみえた。またN子の強迫行為や確認は，不安定な，また不確実な世界で「安全を保障」する[14]ための，また「安定と確実さ」を獲得する[11]ための試みとみることもできた。

さらにN子の日常生活での問題点は以下のようなものであった。①人間関係での些細な対応で，相手からの阻害や追放を恐れ，②相手に反発できず，感情の表出を避け，③相手に気に入られるよう（自己への高い評価を求めて）努力するが，すなわち絶対服従するが，結局のところ我慢には限界があり破綻した。すると一転して，④相手（対象）を敬遠（排斥）するか，支配するかの両極端な手段を選択し，⑤自らは不合理な強迫行為で全能感に満ち溢れているかのように振る舞うことになっていた。これらの現象は，精神分析的解釈で理解できることばかりである。

強迫症状の出現は，Schwartz（1977）[12]によると，分裂された自我（すなわち不合理な投影を行う自我部分と論理的な自我部分）があって，強迫思考を現実ではないと知りつつも，前者の魔術的な自我部分が働くことによるが，この自我分裂が現実喪失と対象関係の破綻を防いでくれるという。Nagera（1966）[9]によると，精神的発達段階にあって，自己は能動性，自律性の感覚を身につけていくとともに，他方で親からの愛情喪失の不安との闘いが起こる。すなわち，親の承認が得られるような「良い子」としての自己と「自律性」を求める自己との間で葛藤が起こっているという。OCDでは「自律性をめぐる不安」[7]や「自己喪失の不安」[10]がみられるという。

以上の多くの研究者の説明をMaslowの基本的欲求の関係で位置づけしてみると，正確な定義がないので一致するものではないが，表12-4に示すように，相互の関係がおおその目安として捉えられるであろう。Maslowの3～4つの基本的欲求にまたがる問題が話題にされていることになる。

本症例をMaslowの欲求階層理論に従って説明すると，次のようになる（表12-5参照）。N子は，①「愛情欲求」に過敏で，対人関係にあって，その獲得のために"気に入られる行動"を取ろうとする。すなわち，②「自我尊厳の欲求の1つ」である，他人からの承認（評価）欲求を発動させ，いわゆる「良い子」を演じ，③怒りや攻撃の感情を極力避ける（感情表出欠如）。しかし，④「今1つの自我尊厳の欲求」である，自らの努力で自分自身を鍛えて，自らを評価（承認）する欲求の充足，いわゆる"自信"獲得への努力にまでは至っていない。したがって，何か些細な注意を1つ受けると，それは即，自分を"否定された"（自己への評価の失墜）ととらえ，「自我尊厳」が脅かされるだけでなく，同時に"嫌われた"ととらえ，「愛情の欲求」まで脅かされる結果となっていた。

この観点に立つと，①自我尊厳と愛情の両欲求が同時に失墜することになる。そこで起こる不安は，その失墜を食い止める（阻止，抑止する）ために働くようになるが，愛情欲

求が脅かされているため, ②さらに低次の「安全欲求」を確保しようとする。秩序や法則性や制限を求めて保証しようとしたり, 庇護を求めて依存的となる。Maslow[8]は,「この不安はHorney, K.のいう「基底不安」に似ており, この安全追求が顕著なものがOCDである」という。しかし, 我々のみた症例やこれまでの多くの報告は, 自律性, 能動性や自己の存在を模索した行動として理解されている。すなわち, 安全性の確保だけでなく,

表12-4 Maslowの基本的欲求からみたOCDの欲求葛藤

研究者	安全欲求	愛情欲求	自我尊厳（自己実現）欲求
Freud, S. （1909）		愛情と憎悪 感情抑制	
Freud, S. （1917）		ナルシズムの頑固さ （リビドーの粘着性）	
Sullivan, H. S. （1956）	安全保障		
Nagera, H. （1966）		親からの愛情喪失	自律性・能動性 親からの承認
Grinberg, G. L. （1966）			支配性・全能性
Winnicott, D. W. （1966）		感情の分離	切り捨てられた 知的機能
Salzman, L. （1975）	安定と確実さ		
Schwartz, J. E. （1977）			分裂した自我

表12-5 Maslow欲求階層理論とOCDの心理と行動（田代ら, 2002）[15]

人間の基本的欲求	行動	心理
自己実現欲求	自律性	完璧で最善
自我尊厳欲求	能動性	
┌ 自らの自己評価	支配性	（確認, 制縛）
│	↑	⇧
└ 他からの自己評価	に過敏で	"否定されないために"
愛情欲求	「良い子」	"嫌われないために"
	↓	⇩
安全欲求	服従	安全の確保
	依存	（秩序, 制限）
生理的欲求		

③さらに高次の自我尊厳の欲求のうちの1つである自らの承認（自信）を獲得しようとする欲求や自己実現の欲求が働いていると理解される。しかし、孤独の苦しみを乗り越える努力が足りず、身近で安易な心配の対象を選ぶ。このようにみると、強迫確認は安全性の確認行為である。

しかし、安全だけを求めるのであれば、何もしないことが最も変化がなく、安心なはずであるが、OCDにみる完璧で最善を尽くすかのような強迫的な行為は、見る者を圧倒する。強迫行為のあるものは自己への自律性、能動性評価への試み[7,9]とみることもできる。とすると、強迫症状を完全に手放すことは自己喪失[10]につながることになる。強迫行為は自分でも不合理で、できればやめたいというように、ゆがめられた"偽り"の自我尊厳であり自己実現とみることができる。

今回の症例では強迫症状の強制的修正を止め、義母や長女との間に生じた"憎悪や愛情"の感情を、治療者が仲介役として、"表出しやすく"手助けすることで愛情欲求の充足（良い人間関係）が容易となると、同時に強迫行為は取りやめやすくなっていた。

以上のことから、特に難治性と呼ばれる強迫性障害の一群には、このように愛情欲求と自我尊厳欲求とが連動して一緒に揺れ動く例があることが示唆された。OCDの予後を左右する予測因子を調べた研究[13]によると、多くの因子のうち、寛解因子はみつからなかったが、部分寛解因子として「既婚」と「軽い症状」の2因子が報告されている。既婚の見方として、感情の表出の援助者（愛情欲求の充足を保証してくれる人）がいるという解釈もできる。我々の症例では既婚者で、感情表出の受容相手がいることで、症状は軽快へと向かっていった。

文　献

1) Freud, A.: Obsessive neurosis: A summary of psycho-analytic views as presented at the congress. Int J Psycho-Anal, 47: 116-122, 1966.
2) Freud, S.: Bemerkunger über einen Fail von Zwangsneurose. G. W. Ⅶ, 1909（小此木啓吾訳：強迫神経症の一症例に関する考察．フロイト選集 16．日本教文社，1959）．
3) Freud, S.: Vorlesungen zur Einführung in die Psychoanalyse. S, Fischer Verlag GmbH, Frankfurt, 1917（懸田克躬，高橋徹訳：精神分析入門．フロイト選集 1．人文書院，1970）．
4) Freud, S.: Hemmung, Symptom und Angst. Internationale Psychoanalytischer Verlag, Leipzig, Wien, 1926（井村恒郎，小此木啓吾訳：制止，症状，不安．フロイト選集 6．人文書院，1970）．
5) Gabbard, G. O.: Psychodynamic Psychiatry in Clinical Practice. The DSM-Ⅳ Edition. American Psychiatric Press, Washington DC, 1994（館哲郎監訳：精神力動的精神医学―その臨床実践〔DSM-Ⅳ版〕．岩崎学術出版社，1994）．
6) Grinberg, G. L.: Obsessive mechanism and depersonalization. Int J Psycho-Anal, 47: 177-183, 1966.
7) 岩崎徹也：青年期の強迫をめぐって―精神分析の立場から．思春期青年期精神医学，1(2): 128-137, 1991.
8) Maslow, A. H.: Motivation and Personality. Harper and Row Publishers, New York, 1954（小口忠彦訳：人間性の心理学．産業能率大学出版部，1987）．
9) Nagera, H.: Early Childhood Disturbances: The Infantile Neurosis, and the Adulthood Disturbances. Int Univ Press, New York, 1966.
10) 西園昌久：強迫症状のなかに潜む精神病心性．季刊精神科診断学，3: 149-151, 1992.
11) Salzman, L.: The Obsessive Personality. Jason Aronson, New York, 1975（成田善弘，笠原嘉訳：強迫パーソナリティ．みすず書房，1985）．
12) Schwartz, J. E.: Obsessional phenomena and the concept of intentionality. Int J Psychoanalytic Psychotherapy, 6: 449-468, 1977.
13) Steketee, G., Eisen, J., Dyck, I., et al.: Predictors of course in obsessive-compulsive disorder. Psychiatry Res, 89: 229-238, 1999.
14) Sullivan, H. S.: Clinical Studies in Psychiatry. W. W.

Norton, New York, 1956（中井久夫他訳：精神医学の臨床研究．みすず書房，1983）．

15) Tashiro, N., Kato, N. and Nomiyama, A.: The characteristics of flustrated actual needs of an outpatient with treatment-refractory obsessive-compulsive disorder. Clin Psychiatry, 44: 409-415, 2002 (in Japanese).

16) Winnicott, D. W.: Comment on obsessional neurosis and Frankie. Int J Psycho-Anal, 47: 143-144, 1966.

3. 強迫性障害の生活史とストレス状況

1）強迫性障害のライフ・イベント

強迫性障害（Obsessive-Compulsive Disorder：OCD）は古典的ヒステリーとともに，精神分析療法の重要な対象として論じられてきた[5,8,29]。しかし分析療法でもその治療は容易ではなかった[6,7]。近年，生物学的アプローチによる治療からセロトニン機能障害を軸とした病因が提唱されており[10,25]，また認知行動療法[16,19]が大きな治療効果を上げている。しかし薬物療法や行動療法にも反応しにくい例があり[3]，平均2.5年の追跡調査では40％弱の非改善例が存在すると報告されている[1]。しかし治療反応が悪い理由については，まだ明らかでなく，その転帰による症候学的分類がなされ始めているところである[29]。

OCD患者の生活上の特徴と経過を調べた報告は多く[12,14,32]，また発症にからむ直接的なライフ・イベントや慢性的ストレス状況の存在も報告されている[14,18]。しかしOCD発症の確定的な生活史と疾患との相関については明らかにされていない。また患者の生活史にみるライフ・イベントやストレス要因に，標準化された客観的評価点を付加し，評価点と疾病との関係が論じられている[11]が，疾患に特異的な相関は明らかではない。

同じライフ・イベントやストレス状況にあっても，現実的には個々人が受ける衝撃・挫折の意味合いや程度は異なる。例えば「離婚」というイベントでも，その前後の文脈によっては，それを悲しむだけでなく，それを待ち望んでいる場合もある。そのため，ライフ・イベントやストレス状況で起こる反応を，その文脈も含めて評価するひとつの方法として，その反応の背景にある現実的な欲求とその挫折に着目した調査が必要である。

神経症の亜型にみる挫折した現実欲求の特徴についての報告は，A. H. Maslowの提唱する基本的現実欲求[15]の概念を用いた田代らの研究[35]を嚆矢とし，梅野らの対人恐怖症[38]，佐伯のパニック障害[28]，石蔵らの解離性・身体表現性障害[13]などがある。また田代らの不安障害・身体表現性障害にみられる神経症性症状と基本的現実欲求との関係[36]をみた調査がある。それらから，①各疾患ごとに挫折した基本的現実欲求に特徴的な分布の差が見られること，②欲求が充足されると症状が消失すること，③低次の欲求が挫折した症例は治療への反応が不良であること，④訴える症状には意味があることなどが判明している。しかしOCDにみる基本的現実欲求の挫折に関する研究はみあたらず，そこでその究明のため今回の調査を行った[34]。

2）対象・方法

1998年1月から2001年6月までに，九州大学医学部附属病院精神科神経科外来を受診し，外来医長，予診医，本診医の3名の医師が初診時には個別に面接した上でDSM-IV[2]の診断基準によって強迫性障害（OCD）と診断が一致した101名を対象とした。これらの

対象群は，半構造化面接による診断で治療前に精神分裂病，恐怖症，パニック障害，アルコール乱用（依存），摂食障害，トゥレット症候群などとの併存は除外された．併存率の高い大うつ病については考察で述べる．

当科では従来から初診時，予備診察の前に患者に問診票を渡し，次に示す項目に回答してもらっている．すなわち，①自ら訴える症状，②きっかけ，③症状のために困る事柄の予測や達成できない願望，④その対処方法，⑤直面したライフ・イベントや悩み事，⑥受診した目的などの項目である（表8-1参照）．その回答から判断される患者の現実的な諸問題と，診察医のカルテ記載から，臨床症状を把握し，患者が体験したライフ・イベントとストレス状況をすべて検索し，当院受診時にみられる挫折した現実欲求をひろいあげた．

現実欲求の分類には A. H. Maslow の basic needs[15] を援用した．欲求の定義は表8-3に示した．「生理的欲求」と「安全の欲求」は，自己の生物的生存と社会的生存を確保する欲求である．「愛情の欲求」は，対人関係での愛と信頼関係の確保の欲求である．そして「自我尊厳の欲求」や「自己実現の欲求」は自己の才能や能力の発動に関する欲求である．

本研究では，表12-6に例示したように，各例ごとの生活史におけるストレス状況から，挫折した基本的現実欲求を抽出した．ただし，ひとつのイベントで複数の欲求が問題となっている場合は，該当する欲求をすべて抽出した．また，患者の実生活上の機能の全体的評定（GAF）尺度[2]として，GAFスコアを初診時と最終受診時について調査した．

（1）受診者全体について

101名全体および治療期間3ヵ月以上と未満群について，①性別，②教育歴，③症状発現時の年齢，④他院初診も含めた治療開始年齢，⑤当院初診時のGAFスコア，⑥ライフ・イベントで問題となった（挫折した）基本的現実欲求について調査した．

（2）経過追跡

当科ではOCDの治療には行動療法グループが対応し，Webやe-mailを利用した紹介，

表12-6 日常生活にみる現実欲求の問題 (sample cases)

症例	ストレス状況	問題となる現実欲求
A)	営業成績不振で叱責・減給され，車のローンが払えない．	自我尊厳 安全
B)	夫との仲がうまく行かず，姑からは家事のことで文句を言われる．	愛情 自我尊厳
C)	昇進し理想の部長になろうとしたが，なにも社内環境を変えられず批判される．	自己実現 自我尊厳
D)	就職先が決まらないため，将来の展望が立たず両親から叱責される．	安全 自我尊厳，愛情
E)	両親が不仲で別居し，離婚の段取りが進む．復縁を頼むと父親から殴られる．	安全 愛情

相談業務も兼ねている[21]。このため，他県や場合によっては海外からの単回の相談のみの受診者が多いのが特徴であるが，調査にあたっては，⑦3ヵ月以上当院で治療継続した群と，治療が3ヵ月未満の群に分けた。

さらに当院で3ヵ月以上治療を受けた者については，⑧最終受診時のGAFスコアが61（いくつかの軽い症状があるが全般的には機能はかなり良好であって，有意義な対人関係もかなりある[2]）以上の群（適応良好群）と，61未満の群（適応不良群）の2群に分けた。そしてこの2群における，ⅰ）主な治療薬の最大投与量，ⅱ）症状の特徴，ⅲ）配偶者の有無，ⅳ）ストレス状況により挫折した基本的現実欲求などの差異を比較調査した。ⅴ）症状の特徴については，RachmanとHodgison[26]に従って，洗浄優勢な群（washer）と確認優勢な群（checker），分類不能群に分類した。2群間の統計学的差異についてはMann-Whitney U testを用いて検討した。

(3) 症例呈示

本研究の方法の一部を症例で呈示する。

症例8. 18歳　女性　大学浪人

主訴）手洗いと文字の確認

現病歴）家族に明らかな精神科的治療歴および遺伝負因はない。本例は同胞2名の長女で，内向的で，自己主張が苦手であった。両親が不仲で，母は夫婦仲の愚痴や悩みを本人に話していた。会社員の父は利己的で，母や本人に暴力を振るうことがたびたびあった。

中学3年に進級した頃から患者は，手洗い強迫と入浴時の儀式化を始めた。また授業で配られたプリントの文字に自分の名前がでていないか確認するようになった。高校に進学後も症状が持続し，徐々に不登校の日が増えたため自宅近くの精神科病院で治療開始した。高校時代は最低の出席日数でなんとか卒業したが，大学受験に失敗し，浪人することとなった。強迫症状は手洗いが主であったが，その程度が悪化し，さらに洗浄時間と入浴時間が延び，生活リズムも崩れたため，当科を紹介され母とともに受診した。

【初診時の状況と現実欲求の挫折】精神病的所見は見られず，抑うつ感も目立たなかった。症状に対して患者は不合理感を抱いていた。家庭内が不安定で，患者は両親からの愛情が感じられず，大学浪人することになったことから「安全と愛情と自我尊厳の欲求」が脅かされていた。また，初診時から本例は以下のことを6項目の問診票に訴えていた。（現実欲求[15]との対応をあわせて記載する。）

○「親とは，もう係わりあいたくない。」
→親の愛情を感じられず決別を考えている。すなわち「愛情の欲求」に問題がある。

○「自立したい。そのために大学で資格がとりたい。」→社会的な資格取得の願望があるが，いまだ浪人中であり，満たされない「自我尊厳」への希求が強い。

○「独り暮らしがしたい，家を出たい。」
→自立と同時に安定しない家からの離脱を願っている。「安全の欲求」が問題としてあげられる。

【初回入院と現実欲求の変化】本例は入院治療が選択された。行動療法による暴露－反応妨害法などが施行され，強迫症状は約5ヵ月の入院により一旦軽快した。

入院中の生活状況の変化は，現実欲求の視点からは以下のように解釈できた。

○病院という安全圏への避難により「安全の欲求」が充足した。
○医療者などの支持的対応から「愛情の欲求」が満たされていった。
○入院中に両親と交渉して，国立大学に合格すれば家を出て独り暮らしをしてもよいとの約束を取り付け，大学進学と自立を目指すことで「自我尊厳の欲求」の充足を求める方向へと進み始めた。

学費については両親は「出す」というが，本人は「恩を着せられるのは嫌」と断り，両親との関係は，拒絶的・対決的な状況のまま（「愛情欲求」に問題を残したまま），強迫症状が軽快したことから退院した。

【再入院とその後】退院2ヵ月後，クロミプラミンを大量服薬したり，手首への自傷行為が頻発したため（「生理的欲求」の脅かし）当院再入院となった。このころも手の洗浄は続いていたが問題となるほどではなく，入院治療は10日間であった。患者の切羽詰った対決姿勢は若干やわらぎ，アルバイトをしながらゆるやかに家から離れる方法を模索していくことが外来治療の中心となっていた。

【本例の評価】カルテ記載や看護日誌などから，当院受診時のGAFスコアは40，当院治療終結後のGAFスコアは72と算定された。Maslowの基本的現実欲求理論に基づくと，両親の不和による不安定な家庭では本例が安住できる場所が無く「安全の欲求」が脅かされていると考えられた。また，本例は特に父親との「愛情の欲求」が脅かされており，大学浪人という不確定な立場にあって「自我尊厳の欲求」に問題を残していると考えられた。一時的にせよ手首自傷や大量服薬は「生理的欲求」を自ら脅かすことでもあった。2回目の入院・退院のエピソードで，これまでの無理のある生活設計に本人も気づき，基本的な欲求を揺らがせないように態勢を立て直していくことになっていた。当科での治療期間は約2年であった。

以上のような流れで，全101例の対象を調査・評価し，現実欲求との関係を考察した。

3) 結 果

(1) 全受診者101名の状況

表12-7に示すように，全受診者101名の男女比はほぼ1:1であり，教育年数は平均13.3年であった。最終学歴として，中学校卒業が7%，高校卒業が34%，専門学校卒業が33%，大学卒が23%，大学院卒が3%で

表12-7 初診時の対象患者の統計資料と機能全体的評定（GAF）尺度のスコア（Tarumi & Tashiro, 2004）

	全症例 (n=101)	通院3ヵ月未満 (n=44)	通院3ヵ月以上 (n=57)	P
性別	男 46.5% (n=47) 女 53.5% (n=54)	54.5% (n=24) 45.5% (n=20)	40.4% (n=23) 59.6% (n=34)	n.s.
教育年数（年）	13.3 ± 2.2	13.4 ± 2.3	13.1 ± 2.1	n.s.
症状発現年齢（歳）	24.1 ± 10.0 (n=97)	21.5 ± 7.4 (n=42)	26.1 ± 11.2 (n=55)	n.s. (p=0.17)
治療開始年齢（歳）	28.2 ± 10.0 (n=100)	27.7 ± 8.7 (n=43)	28.6 ± 11.1	n.s.
初診時GAFスコア	53.3 ± 8.3	57.0 ± 9.2	50.4 ± 6.1	p<0.05

注）数値は平均値±標準偏差を示す。

あった。症状発現年齢は不明例および情報不備の4例，治療開始年齢は，情報不備のものが1例あった。症状発現から治療開始までの年数は，情報不備の4例を除いて平均3.8年であり，最も多いのは1年未満に治療開始した51例（50.0％）であった。全受診者101名の受診時GAFスコアは平均53.3であった。

全受診者101名のストレス状況における基本的欲求の問題では，図12-2に示すように「愛情の欲求」の問題が83.2％で最も多く，ついで「自我尊厳の欲求」の問題が46.5％，「安全の欲求」の問題が44.6％，「自己実現の欲求」が問題となった例が6.9％の順で，「生理的欲求」の問題は1％であった。また表12-8に示すように，全受診者は平均して約2種類の欲求の問題を抱えていた。なかでも「愛情」と「安全」（33％），「愛情」と「自我尊厳」（28％）といった2種の欲求が併存して脅かされている例が多く認められた。

初診時のGAFスコアをみると多種の欲求が併存して脅かされている例，すなわちストレス要因が多い例ほど，GAFスコアが低い傾向にあった（表12-8）。

(2) 通院3ヵ月未満群

当科通院3ヵ月未満の群と3ヵ月以上治療継続した群との比較では，表12-7に示すように年齢，性別，教育年数，症状発現年齢，治療開始年齢とも有意差は認められなかった。しかし初診時GAFスコアが当科通院3ヵ月未満の群で3ヵ月以上の群より有意に高値であった（Mann-Whitney U test）。

表12-9に示すように，通院3ヵ月未満の群44名の内訳は，相談業務として対応した27名，他院紹介した10名，次回予約をしながら来院しなかった狭義の脱落例7名であった。他院紹介となった10名は最もGAFスコアが高かったが，これは生活障害が軽微で通院の利便性を優先させることができたためと推測される。また，次回予約したが来院しなかった脱落例7名の初診時GAFスコアは56.3であり，治療継続群のスコア50.4や，全

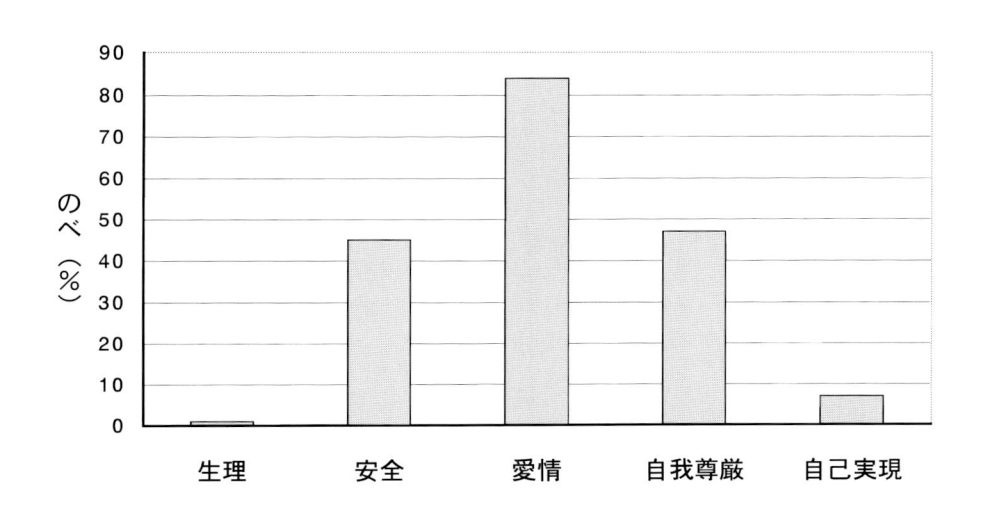

図12-2 脅かされた現実欲求（n＝101）の分布

表12-8 初診時にみられた脅かされた現実欲求と初診時GAFスコア (Tarumi & Tashiro, 2004)

基本的欲求	併存する脅かされた欲求	例数(名)	欲求ののべ数	初診時GAFスコア
4つの欲求	生理的＋安全＋愛情＋自我尊厳	1	4	40
3つの欲求	安全＋愛情＋自我尊厳 愛情＋自我尊厳＋自己実現	6 1	18 3	41.6 ± 5.7
2つの欲求	安全＋愛情 愛情＋自我尊厳 自我尊厳＋自己実現 安全＋自己実現 愛情＋自己実現	33 28 3 1 1	66 56 6 2 2	53.4 ± 7.3
1つの欲求	安全 愛情 自我尊厳 自己実現	4 14 8 1	4 14 8 1	56.4 ± 8.2
計		101	184	53.3 ± 8.3

表12-9 通院3ヵ月未満44名の統計資料と初診時GAFスコア (Tarumi & Tashiro, 2004)

		相談のみ (n=27)	他院紹介 (n=10)	脱落 (n=7)
性別	男 女	16名 11名	3名 7名	5名 2名
教育年数（年）		19.7 ± 2.0	17.9 ± 2.3	20.6 ± 2.9
症状発現年齢（歳）		20.9 ± 5.4 (n=26)	23.0 ± 11.0 (n=9)	21.9 ± 9.4
治療開始年齢（歳）		27.3 ± 8.1	28.8 ± 9.5	27.5 ± 11.2
初診時GAFスコア		56.2 ± 9.1	59.8 ± 9.9	56.3 ± 9.7

注）数値は平均値±標準偏差を示す。

受診者のスコア53.3より有意に高かった（$p<0.05$）。治療脱落した7例は，日常生活に強い困難を伴っているというよりも，逆に日常生活において困難の程度が軽いために治療意欲が上がらなかった可能性が大きい。

(3) 通院3ヵ月以上群

当科で3ヵ月以上経過を追えた57名は最終受診時のGAFスコアから，61以上の群（機能良好群）33名，未満の群（機能不良群）24名に分けられた（表12-10）。最終受診時のGAFスコアはそれぞれ72.0および50.2であり当然のことながら有意差が認められた（$p<0.05$）が，2群における，初診時のGAFスコアはそれぞれ平均51.2および49.2であり（表12-10），統計的な有意差は見られなかった（$p=0.44$）。

両群で，性別，教育歴，症状発現年齢，治療開始年齢ともに有意差は見られなかった。症状発現年齢では両群とも1例ずつ不明例があった。配偶者がいる人は，機能不良群と比べMann-Whitney U testで有意に良好群に多か

表12-10 通院3ヵ月以上の患者57名の最終時GAFスコアにみる機能良好群と不良群の特徴

(Tarumi & Tashiro, 2004)

		適応良好群 (GAF≧61 n=33)	適応不良群 (GAF<61 n=24)	P
性別	男	33.3% (n=11)	50.0% (n=12)	n.s.
	女	66.7% (n=22)	50.0% (n=12)	
教育年数（年）		19.2 ± 2.3	19.3 ± 1.8	n.s.
症状発現年齢（歳）		28.0 ± 12.2 (n=32)	23.1 ± 9.1 (n=23)	n.s. (p=0.61)
治療開始年齢（歳）		27.7 ± 8.7	28.6 ± 11.1	n.s.
受診時配偶者あり		45.5% (n=15)	20.8% (n=5)	P<0.05
うつ病性障害の併存		36.4% (n=12)	37.5% (n=9)	n.s.
症状の特徴		washer:48.5% (n=16) checker:42.4% (n=14) non-specified:9.0% (n=3)	washer:16.7% (n=3) checker:79.2% (n=19) non-specified:8.3% (n=2)	P<0.05
最高投薬量		Fluvoxamine:125.0mg ± 46.8 (n=13) Clomipramine:85.7mg ± 62.7 (n=13) no medication : n=8	Fluvoxamine:140.0 mg ± 31.6 (n=10) Clomipramine:99.4mg ± 52.5 (n=9) no medication: n=7	n.s. (p=0.47) n.s. (p=0.49) n.s. (p=0.67)
初診時GAFスコア		51.2 ± 6.0 (n=33)	49.2 ± 6.2 (n=24)	n.s. (p=0.44)
最終受診時GAFスコア		72.0 ± 6.4 (n=33)	50.2 ± 7.6 (n=24)	p<0.05

注）数値は平均値±標準偏差を示す。

った（p<0.05）。うつ病性障害の併存は両群間で差がなかった。症状の特徴は，機能不良群では機能良好群よりもcheckerが有意に多く，逆に機能良好群はwasherが優勢であった（p<0.05）。

薬物治療では，日本では発売されて間もないfluvoxamineか，従来からのclomipramineが主として単剤で使用され，ともに両群間で最高投与量は有意差をみなかった（Mann-Whitney U test, p=0.47, p=0.49）。両剤の併用は機能良好群で1例，機能不良群で2例であった。表に記載しなかったが，少量のanti-psychotics（haloperidol, risperidone, quetiapine）の併用が機能良好群で1例，機能不良群で6例いた。機能不良群では，服薬が不規則な者や増量を拒否した者が4例みられた。服薬していない患者数は両群に有意差がなかったが，機能良好群では8名中7名が医師との合意の上であったのに対し，機能不良群では7名中6名が一方的な服薬拒否の上で行動療法のみを施行していた。

挫折した基本的現実欲求の分布を見ると（図12-3），両群とも「愛情の欲求」の問題がもっとも多く，ほぼ同率（78.8%, 87.5%）にみられた。しかし機能不良群では「安全の欲求」が挫折していた例が70.8%（17名）見られたのに対し，機能良好群では33.3%（11名）にとどまり有意差が見られた（p<0.05）。また，「自我尊厳の欲求」，「自己実現の欲求」といった上位の欲求の挫折で悩んでいる者が機能良好群で比較的多かった（それぞれ，p=0.09, p=0.19）。

またMaslow[15]によれば，「自我尊厳の欲求」には，＜自己に対する自信＞とも言うべき「自らの承認」と，＜他者から受ける賞賛＞すなわち「他者からの承認」があるとされる。

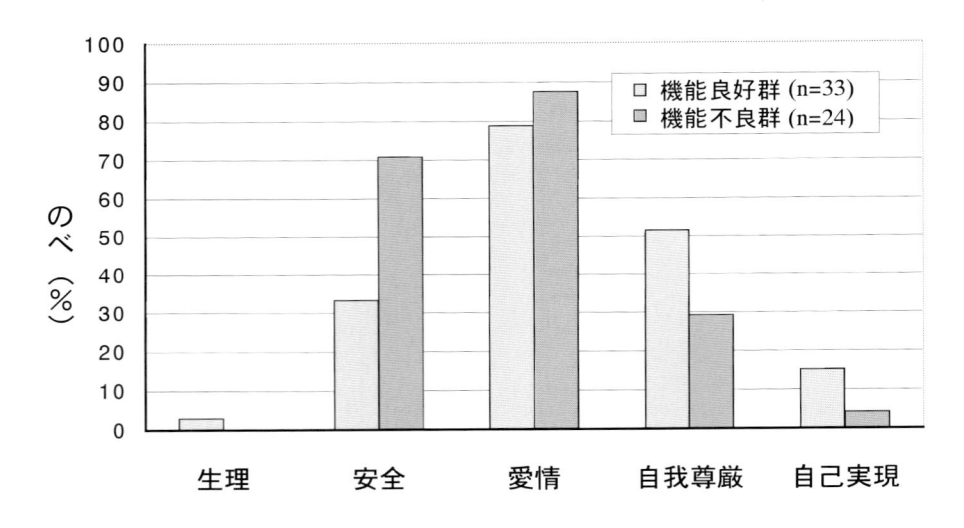

図 12-3　脅かされた現実欲求にみる機能良好群と不良群との比較

「自らの承認」が問題となっていた例は機能良好群（64.7％：17名中11名）が，機能不良群（28.6％：7名中2名）より高率であった。逆に「他者からの承認」が問題となっていた例は機能良好群（23.5％：17名中4名）が，不良群（42.9％：7名中3名）より低率であった。そして判別不能例がそれぞれ2名ずつみられた（図 12-4）。ただし GAF スコアの改善傾向と「自我尊厳」の挫折の特徴との関連性は有意なものではなかった（3×2分割表における χ^2 検定: p=0.26）。

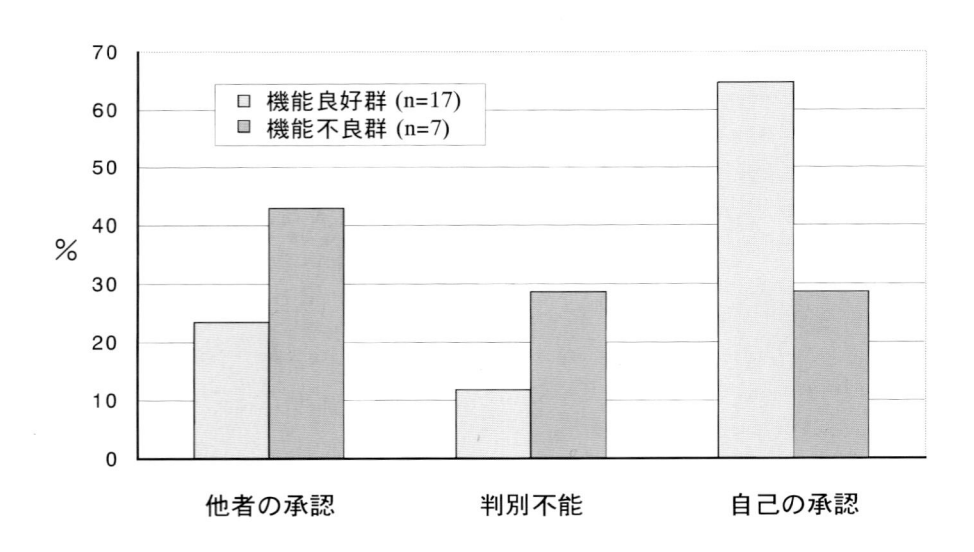

図 12-4　「自我尊厳」欲求にみる機能良好群と不良群との比較

4）考　察

これら OCD 全受診者 101 名において，男女比は諸家[3,22,40]の指摘と同様，有意差はみられなかった。教育歴は，本邦の平均の進学率と統計的に有意差はなかった。また過去の研究を総括した Black[3]によれば，症状の発現平均年齢は 20 ～ 25 歳であり，また他の研究[24,40]からも同様な結果となっているが，本研究でも平均 24.1 歳であった。

当科治療 3 ヵ月以上の治療群 57 名を，治療効果判定の 1 指標として，最終受診時の GAF スコアをもとに機能良好群と機能不良群に 2 分したが（表 12-10），両群において男女比，教育年数，症状発現年齢，治療開始年齢に有意差は認められなかった。この結果は，強迫性障害の予後予測因子を検討した Castle ら[4]の報告と同様の所見であった。両群とも「愛情欲求」が最も高率に脅かされていたが，機能良好群は不良群と比べ配偶者が有意に高率にいた。これは，Steketee ら[32]が予後予測因子として「配偶者の存在」と「症状の軽さ」をあげているが，その報告の 1 つを支持している。

(1) 薬物療法について

本邦で定められた fluvoxamine の可能最大投与量は 150mg/day であり，両群とも薬物投与量は十分なものであったと考えられる。clomipramine については両群とも，定められた可能最大投与量 225mg/day に到達していない。これは調査時期が，日本での OCD に対する薬物治療の主剤が fluvoxamine に移行し始めた時期であったためと考えられたが，両群でその使用量に差がみられなかった。

治療効果が不充分の場合，一般に薬物の増量が考慮されるため，機能不良群では平均投薬量が良好群よりも多くなることが予想されたが，機能不良群は，服薬が不規則で増量拒否した可能性がある。服薬合意に至った機能不良群では，antipsychotics の併用が 6 例いた。

薬物が処方されなかった者では，その理由が両群では違っていた。すなわち，機能良好群では多くが合意の上で薬物処方をせず行動療法を施行したが，不良群の非服薬者は服薬拒否のためであり，薬物による治療に難渋していた。

OCD は大うつ病などと併存しやすいとされている（Rasmussen & Eisen, 1998）[27]。しかし Montgomery ら（1999）[17]が指摘するように，OCD の抑うつ症状は大うつ病のうつ症状のように持続性でなく，抑うつ気分が軽快しても OCD 症状が顕著にみられることがあり，OCD 症状が軽快すると抑うつ気分も軽快する。我々の症例でも，うつ病性障害が機能良好群と不良群において治療前共に 40 ％弱に併存し，その分布に有意差がみられず，OCD にみる抑うつ気分は一次性のものでないように思われた。

(2) 強迫症状の治療効果

強迫症状に対する治療効果を GAF スコアから見ると，機能良好群では washer が優勢であり，機能不良群では checker が多数を占めた。

washing は，行為上の作業であり，行動療法的アプローチではターゲットとして確立しやすく，患者自身も症状を分離・対象化しやすい。それに比べると，checking そのものは観念的な作業であり，物理的な感触が伴いにくく，自己にブレーキをかけにくい。この結

果は，行動療法では強迫行為と比較して強迫観念には治療効果が見られにくいという，Y-BOCS の subscale の評価から長期予後をみた Alonso ら[1] の結果を支持している。

(3) 挫折した基本的現実欲求

図 12-2 にみるように，OCD 患者の 84％ が「愛情の欲求」が問題となっており，その多くは「愛情の欲求」を中心に「安全」か「自我尊厳」のいずれかの欲求も挫折していた。

108 例のパニック障害を調査した佐伯（1995）[28] によると，その 88％ は「生理的欲求」が挫折して発症し，「安全の欲求」（44％），「愛情の欲求」（51％）のいずれかが脅かされていた。また，梅野ら（1997）[38] は self-help group の対人恐怖（社会恐怖）80 例を調査し，「愛情の欲求」の挫折（45 例）か，「自我尊厳の欲求」の挫折（35 例）の，いずれか 1 つの欲求が問題となっていたという特徴を報告している。石蔵ら（2002）[13] は，入院治療を行った解離性障害（9 例）と転換性障害（10 例）について，前者は特に「愛情の欲求」の挫折を契機に発症したのに対し，後者は「自我尊厳の欲求」の挫折から発症していたと報告している。これらのパニック障害，社会恐怖，解離性障害，転換性障害は，いずれも基本的現実欲求が充足されると症状が軽快していた。

本研究の結果からは，OCD 症状を呈する患者においては，「愛情の欲求」の挫折が中心であり，「自我尊厳の欲求」あるいは「安全の欲求」の挫折を伴っていることが特徴的と言えそうである。

(4) 3ヵ月以上治療群の基本的現実欲求

治療群を機能良好群と機能不良群に分けたが，両群とも「愛情の欲求」の挫折が最も多かった。OCD にみる「愛情」の問題は，既に Freud（1909）[8] によって「愛情と憎悪の Ambivalence」，また Fenichel [7] によって，「肛門サディズム期への退行のため，対象関係の質的変化が起こり，両価性と頑固さに支配される」と指摘されており，また Gabbard [9] は「両親からの愛情の欠如」が特徴とし，強迫者は裏切りや報復を恐れるあまりに，愛情や"おもいやり"などの温かい感情を避ける傾向にあり，その分，他者からの尊敬を得たいというニーズが高く，内在化した対象からはいつも是認を得ているという幻想を用意している，と指摘している。Winnicott [39] は「感情の分離」を特徴として述べているが，「肛門サディズムが活性化するため，自我が脅かされ，この脅威は分離や反動形成，打ち消しや知性化などの頑固な防衛によって対処される。」と指摘している。Steketee [32] らは配偶者の有無は OCD の予後に影響し，social skill の差をもたらすと想定しているが，我々の調査からみると，配偶者の存在は「愛情の欲求」の充足を得られやすいという可能性もある。患者に愛情を持って支える人物が身近に居ることが，治療には必要なのであろう。

また，田代ら（2002）[37] は，家族を巻き込んだ難治性の OCD 女性患者に，家族の協力を得て積極的な愛情欲求の充足を体験させた結果，薬物療法と行動療法の併用では一進一退だった強迫症状が短期間で消失した例を報告した。この症例は日常生活で批判を受けると「自我尊厳の欲求」が脅かされるだけでなく，それと同時に「嫌われた，見捨てられた」

と受け止め「愛情の欲求」までが脅かされていた。自我尊厳のうちの「他者からの承認」と愛情欲求とが連動して反応し，両欲求が明確に区別されてなく，未分化状態にあり，自我尊厳の確立が未熟なためと推測された。

今回の調査では，症例数が少なく明らかな所見は認められなかったが，「自我尊厳の欲求」のうち「他者からの承認」が脅かされていた者は機能不良群に多く，治療反応が悪く，「自らの承認」が脅かされていた者は機能良好群に多いという傾向がみられた。OCD患者の愛情や感情表出を避ける欲求が回避や疑惑をもたらし，OCD患者は「自己疑惑」に苦しみ[9]，「自律性をめぐる不安」[20]や「自己喪失の不安」[23]を抱え，「論理的自我と魔術的自我の分裂」[30]が見られるとされるように，自己や自我という「自我尊厳」や「自己実現」にかかわる機能が，OCDの精神病理として議論されている。

さらに機能不良群では，より低次の欲求である「安全の欲求」が問題となった者が，機能良好群と比較して多かった（図12-3）。Maslowの考えによれば，基本的現実欲求は低次のものであるほど，その必要度，尖鋭度は高くなる。つまり，機能不良群は，より強度のストレス状況に曝されていたと考えることができ，またより基本的で必要性の高い欲求が満たされていなかったと考えられる。OCDの症状は，不安定で不確実な世界において「安全を保障」[33]するための，また「安定と確実さ」[29]を獲得するための試みとみることもできよう。

以上OCDの精神病理について，精神分析学からの知見を加えて説明を試みたが，精神分析で問題とされるimpulseと，Maslowが想定するbasic needsは双方の基礎概念が異なっており，同じ水準で比較することは困難であり，両者の関係については今後の課題として残されている。

5）まとめ

総合病院精神科神経科外来を受診した101名のOCD患者を対象に，Maslowの基本的現実欲求の概念を援用し，ストレス状況とGAFスコアの変化との関連を調査した。その結果ストレス要因としては「愛情の欲求」に問題のある者が84％にみられた。またGAFスコアの変化をもとにした治療後の社会的機能良好群と不良群の2群間比較では，行動療法と薬物療法による治療後もGAFスコアの低い群（治療反応のみられなかった群）は「安全の欲求」が脅かされている者が有意に多く，その強迫症状は手洗い行為よりも確認行為が中心である例が多かった。治療後GAFスコアの高い群（治療に比較的よく反応した群）では「自我尊厳の欲求」が挫折した者が比較的多く，なかでも「他者からの承認」よりも「自らの承認」に悩む者が多かった。

OCD患者の多くは，受診時から症状の訴えに固執し，なかなかその現実生活の背景を語らない。しかしその訴えの裏には，現実の生活状況において何らかの悩みが存在し，その現実的な処理に彼らが難渋していることが分かった。本調査では，多数例のOCD患者において，基本的現実欲求の挫折に特定の傾向が見られることを示唆した。以上の所見は，症状のみではなく，患者の心理社会的側面に視点を置き，挫折した現実欲求に留意し，その充足を目指す治療的介入も病状改善の手がかりとなる可能性を示唆した。

文　献

1) Alonso, P., Menchon, J. M., Pifarre, J., et al.: Long-term follow-up and predictors of clinical outcome in obsessive-compulsive patients treated with serotonin reuptake inhibitors and behavioral therapy. J Clin Psychiatry, 62(7): 535-540, 2001.
2) American Psychiatric Association: Diagnostic and Statistical Manual of Mental Disorders, fourth edition. APA, Washington DC, 1994 (Japanese Translation, Igaku-Shoin, Tokyo, 1994).
3) Black, A.: The natural history of obsessional neurosis. In: Beech, H. R. (ed): Obsessional States, pp. 19-54, Methuen, London, 1974.
4) Castle, D. J., Deale, A., Marks, I. M., et al.: Obsessive-compulsive disorder; Prediction of outcome from behavioural psychotherapy. Acta Psychiatr Scand, 89: 393-398, 1994.
5) Erikson, E. H.: Identity and The Life Cycle. International University Press, New York, 1959.
6) Eysenck, H. J.: The effects of psychotherapy: An evaluation. Journal of Consulting Psychology, 16: 319-324, 1952.
7) Fenichel, O.: The Psychoanalytic Theory of Neurosis. W. W. Norton & Comp., New York, 1945.
8) Freud, S.: Charakter und Analerotik. Psychiat-neurol Wschr, 9: 465-467, 1909.
9) Gabbard, G. O.: Psychodynamic Psychiatry in Clinical Practice. The DSM-IV Edition. American Psychiatric Press, Washington DC, 1994.
10) Hollander, E.: Obsessive-compulsive Related Disorders. American Psychiatric Press, Washington DC, 1993.
11) Holms, T. H. and Rahe, R.: The social readjustment rating scale. J Psychosom Med, 11: 213-218, 1967.
12) Ingram, I. M.: The obsessional personality and obsessional illness. Am J Psychiatry, 117: 1016-1019, 1961.
13) Ishikura, R. and Tashiro, N.: Frustration and fulfilment of needs in dissociative and conversion disorders. Psychiatry and Clinical Neurosciences, 56: 381-390, 2002.
14) Kringlen, E.: Natural history of obsessional neurosis. Seminars in Psychiatry, 2(4): 403-419, 1970.
15) Maslow, A. H.: Motivation and Personality, third edition. Harper & Row Publishers, New York, 1987.
16) Meyer, V.: Modification of expectations in cases with obsessional rituals. Behav Res Ther, 4: 273-280, 1966.
17) Montgomery, S. and Zohar, J.: Obsessive Compulsive Disorder. Matlin Dunitz, London, 1999.
18) Motomura, K. and Yamagami, T.: Obsessive-compulsive disorder: Circumstance of onset from a therapeutic point of view. Clinical Psychiatry, 42(5): 499-507, 2000 (in Japanese).
19) Mowrer, O. H.: Learning Theory and Behavior. Wiley, New York, 1960.
20) Nagera, H: Early Childhood Disturbances: The Infantile Neurosis, and the Adulthood Disturbances. Int Univ Press, New York, 1966.
21) Nakagawa, A., Marks, I. M., Park, J., et al.: Self-treatment of obsessive compulsive disorder guided by manual and computer-conducted telephone interview. J Telemedicine Telecare, 6: 22-26, 2000.
22) Nestadt, G., Romanoski, A. J., Brown, C. H., et al.: DSM-III compulsive personality disorder; An epidemiological survey. Psychol Med, 21: 461-471, 1991.
23) Nishizono, M.: Kyouhakusyoujou no naka ni hisomu seishinbyou shinsei (Hidden psychotic trait behind obsessive-compulsive symptoms). Arch Psychiatric Diagnostics Clinical Evaluation, 3: 149-151, 1992 (in Japanese).
24) Noshirvani, H. F., Kasvikis, Y. G., Tsakiris, F., et al.: Demographic characteristics of 280 cases of obsessive-compulsive disorder. Br J Psychiatry, 158: 260-263, 1991.
25) Piccinelli, M., Pini, S., Bellantuono, C., et al.: Efficacy of drug treatment in obsessive-compulsive disorder: a meta-analytic review. Brit J Psychiatry, 166: 424-443, 1995.
26) Rachman, S. J. and Hodgison, R. J.: Obsessions and Compulsions. Prentice-Hall, Englewood Cliffs, New Jersey, 1980.
27) Rasmussen, S. A. and Eisen, J. L.: Clinical and epidemiologic findings of significance to neuropharmacologic trials in OCD. Psychopharmacol Bull, 24: 466-470, 1988.
28) Saeki, Y.: Panic disorder and unsatisfied needs: Research on the psychological etiology of panic disorder. Kyushu Neuropsychiatry, 41(3): 221-235, 1995 (in Japanese).
29) Salzman, L.: The Obsessive Personality. Jason Aronson, New York, 1975.
30) Schwartz, J. E.: Obsessional phenomena and the concept of intentionality. Int J Psychoanalytic Psychotherapy, 6: 449-468, 1977.
31) Skoog, G. and Skoog, I.: A 40-year follow-up of patients with obsessive-compulsive disorder. Arch

Gen Psychiatry, 56: 121-127, 1999.
32) Steketee, G., Eisen, J, Dyck, I., et al.: Predictors of course in obsessive-compulsive disorder. Psychiatry Res, 89: 229-238, 1999.
33) Sullivan, H. S.: Clinical Studies in Psychiatry. W W Norton & Comp., New York, 1956.
34) Tarumi, S. and Tashiro, N.: Stress situations of daily living in patients with obsessive-compulsive disorder: A retrospective case note study. Psychological Reports, 2004 (in press).
35) Tashiro, N.: Morita Ryoho to nou-seirigaku no setten (An operational effect of Morita therapy on the information prosessing in the CNS). Psychiatria et Neurologia Japonica, 92(12): 989-998, 1990 (in Japanese).
36) Tashiro, N. and Shimura, J.: Relationship between neurotic complaints and frustrated actual needs. Kyushu Neuropsychiatry, 47(2): 77-82, 2001 (in Japanese).
37) Tashiro, N., Kato, N. and Nomiyama, A.: The characteristics of frustrated actual needs in an outpatient with treatment-refractory obsessive-compulsive disorder. Clinical Psychiatry, 44(4): 409-415, 2002 (in Japanese).
38) Umeno, K., Tamai, K. and Tashiro, N.: A Recovery process of social phobia treated by experience-learning of Morita Theory; Analysis from the viewpoint of clinical cognitive psychology. Clinical Psychiatry, 39(11): 1209-1216, 1997 (in Japanese).
39) Winnicott, D. W.: Comment on obsessional neurosis and Frankie. Int J Psycho-Anal, 47: 143-144, 1966.
40) Yaryura-Tobias, J. A. and Neziroglu, F. A.: Obsessional-compulsive Disorders; Pathogenesis, Diagnosis, Treatment. Marcel Dekker, New York, 1983.

第13章　身体表現性障害と解離性障害

はじめに

かつてヒステリーは，脳神経生理学的検査では理解しがたい症状を呈する奇病として，フランスの神経学者シャルコー Charcot, J. M. をはじめ，ジャネ Janet, P. やフロイト Freud, S. によって病因や治療の研究が盛んに行われ，心因性障害としてその研究が発展した[2,4]。しかし，近年，診断基準をめぐって，その心因性が問題とされ，DSM-Ⅲにはじまる一連の診断分類からヒステリーの病名は消え，さらに客観的，症候学的所見を重視した診断基準となり，心因性要因は排除されるに至った。

DSM-Ⅳ[1]にあっては，身体表現性障害 Somatoform Disorders と解離性障害 Dissociative Disorders に二分され，虚偽性障害 Factitious Disorder との鑑別も必要とされている。

身体表現性障害には，身体化障害，転換性障害，疼痛性障害，心気症，身体醜形障害と特定不能のものとに下位分類がなされている。いずれも身体にかかわる訴えを主とする疾患である。それに対して解離性障害には，解離性健忘，解離性遁走，解離性同一性障害，離人症性障害と特定不能のものとがある。これらは，前者と対照的に精神状態の一過性の変容をもたらす疾患群である。

ICD-10[5]では，転換性障害は身体表現性障害の下位分類ではなく，解離性（転換性）障害 Dissociative（Conversion）Disorders として1つの疾患群として括られており，下位分類として，解離性健忘，解離性遁走（フーグ），解離性運動障害，解離性ケイレン，解離性知覚麻痺〔無感覚〕および知覚〔感覚〕脱失，混合性解離性（転換性）障害などに分けられている。換言すると，転換性障害には意見の統一が十分になされていないと言える。

1. 身体化障害

身体表現性障害のうちでも身体化障害 Somatization disorder は，DSM-Ⅳ[1]もICD-10[5]も，ともに1疾患として定義されている。この身体化障害は，DSM-Ⅳによると，30歳以前に発症し，種々の身体的愁訴が数年にわたっている病歴があり，患者は治療を求めてくるが，社会的，職業的，または他の重要な領域で支障をきたしていることを特徴とする。確定診断にあっては，以下の基準の各項の症状が障害の経過中のいずれかの時点で生じていることを必要とする。

（1）4つの疼痛症状：少なくとも4つの異なった部位または機能に関連した疼痛の病歴（例：頭部，腹部，背部，関節，四肢，

胸部，直腸，月経痛，性交時または排尿時）
（2）2つの胃腸症状：疼痛以外の少なくとも2つの胃腸症状の病歴（例：吐気，鼓腸，妊娠時以外の嘔吐，下痢，数種類の食べ物への不耐性）
（3）1つの性的症状：疼痛以外の少なくとも1つの性的または生殖器症状の病歴（例：性的無関心，勃起または射精機能不全，月経不順，月経過多，妊娠中を通じての嘔吐）
（4）1つの偽神経学的症状：疼痛に限らず，神経学的疾患を示唆する少なくとも1つの症状または欠損の病歴（協調運動または平衡感覚の障害，麻痺または部位的な脱力，嚥下困難または喉の塊，失声，尿閉，幻覚，触覚または痛覚の消失，複視，盲，聾，ケイレンなどのような転換症状，記憶喪失などの解離症状，意識消失または混濁）

鑑別として，薬物などの直接作用でないこと，意図的に作り出された症状でないことがあげられている。

この疾患は，従来ヒステリーとかBriquet症候群と呼ばれていた。欧米での生涯有病率は0.2～0.4％で，女性が圧倒的に多く，男性に比べ20倍高いことを考えあわせると，女性では1～2％の高率に発症する[3]。本疾患患者の母か娘の第1親等で10～20％に発症し，父親がアルコール依存，薬物依存や反社会性人格障害などの傾向がみられ，一卵性双生児で有病率が29％で，二卵性児の10％に比べて発症しやすい[3]。

症例9. 15歳　女性　高校生
主訴）意識消失，頭痛，腹痛，関節痛，月経痛，ときに下痢，嘔吐，家が嫌い

家族歴）本人は早産（8ヵ月）で，1400gで出生。2歳で歩行，発語が可能となる。小学校入学時には身長，体重，知能も普通となる。本人9歳のとき父親が遊びで借金をつくり離婚となる。本人は，父方の祖母の家に移り，父方の叔父と姉と5人暮らし，2年前姉が大学進学し，家を出たため4人暮らし，転校したが，よく「いじめ」にあっていた。

現病歴）中学校に進学した頃から，日中ふらつきを感じるようになる。家庭では父親が同居の叔父とよく口論し，祖母が体調の悪い本人のことを心配してくれないなどから，患者は家庭が嫌いになっていた。中学2年生頃から腹痛，月経痛や頭痛も頻発するようになり，中学3年生になると成績が落ち，自分から塾通いするようになる。3年生の12月頃から微熱が続き，ふらつき，頭痛，腹痛，月経痛に加えて，意識消失が学校で起こるようになり，学校を休みがちとなる。精密検査のため某心療内科に入院。入院したまま卒業し，高校を受験し，某私学の特進クラスに合格した。入院したまま通院していたが，学校で頻回に意識消失を起こす。学校側から休学するようすすめられて，病院で指や手首を切傷したため8月に強制退院させられた。

退院後も数回意識消失があり，本人の言によると，心配事など考え込んでいると，息苦しくなり，過呼吸，ふらつき，頭痛，腹痛，関節痛などが起こり，倒れて意識を失うという。家では，自室に閉じこもり，家族との会話もない。昼夜が逆転し，食欲あるも食べると吐気がして吐いてしまう。下痢をすることもよくある。父親は「病院へ行く必要はない」といい，患者が痛みを訴えると暴力をふるう。母親とは中学2年生のとき会って以来，連絡

第13章　身体表現性障害と解離性障害

先も教えてもらえないという。頻回の意識消失と本人の希望により入院となる。

診断）身体化障害

患者の初診時アンケートによると，表13-1に示すように，9歳のときに別れた母への思いが断ちがたく（愛情欲求の挫折），父親の意見をきき入れるほど精神的に発達してなく，父親を毛嫌いしており，家に居ることが安全地帯でなくなっている（安全欲求の脅かし）。高校へ行ったものの中学時代以上に対人関係で困難を感じ，学業にもついて行けなくなって，自暴自棄になっており（自我尊厳欲求の挫折），体調もすぐれず，頭痛，腹痛，倦怠感などがみられ（生理的欲求の脅かし），過呼吸発作から意識消失が頻発していた。精神機構モデルで示すと，図13-1の患者の現在の真情（A），行動（B），入院目的（C）にみるように本人にとって病院しか居場所がなく，頼りにする母親とは会えず，進路もみえずお手上げ状態であることが見てとれる。

＜カルテ記載からの抜粋＞

本人の言では，「親が離婚してから，すべてがおかしくなった」。「父が自分を母に会わせない」，「高校では，友人関係がうまくゆかず学校へ行くのがこわい」。

母親と会えるように主治医が設定すると「今度も，また裏切られると思う。母は来なくてよい。自分がいや，死にたい」といい，その後意識消失が起こり，もうろう状態が続いた（母は自営業者と再婚し，子どももいて，仕事が多忙で，本人を引きとる余裕がない）。
母親の本人に対する意見：未熟児網膜症があ

表13-1　アンケート（初診時）と回答

(1) 現在困っていること（症状）は何か？
　　頭痛，腹痛，きつい，だるい，倒れる，
　　困っていること：家庭のこと，学校のこと，病気のこと
(2) 続くとどうなりそうか？
　　つらいと思います。
(3) きっかけは何か？
　　両親が離婚してから。
(4) 症状で，思うようにいかないことがあるか？
　　家がイヤだけど，出ることができない。
　　（父がうるさくて，すぐおこる，なぐる。
　　　家庭内でいると，閉じこもってしまう）
(5) できれば，どうしたいか？
　　別居している母の所へ行きたい。
(6) 身の回り（学校，職場，対人関係，家庭など）で悩んでいることが，
　　何かあるか？
　　友達と話すと疲れる。
　　何をしてもおもしろくない。
　　何もする気がしない。
(7) 精神科を受診した目的は何か？
　　そういうことを治してほしい。
　　体調も悪いので検査してほしい。
　　家にいるのがつらいし，症状が多くて体がきついので入院したい。

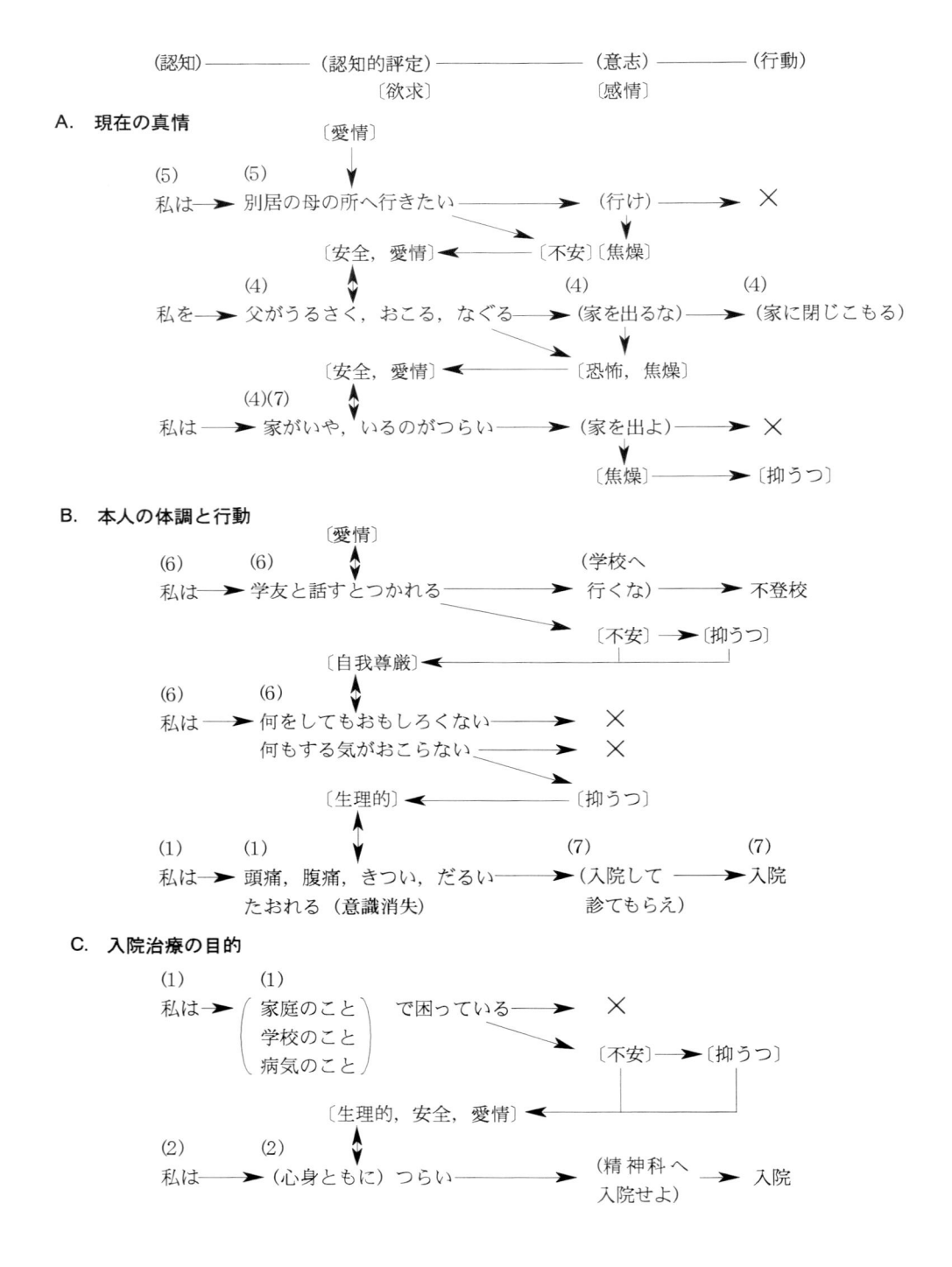

```
(認知) ────── (認知的評定) ────── (意志) ────── (行動)
                    〔欲求〕              〔感情〕
```

A． 現在の真情

```
              (5)      (5)          〔愛情〕
              私は → 別居の母の所へ行きたい ────→ (行け) → ×
                                    ↘         ↓
                              〔安全，愛情〕 ← 〔不安〕〔焦燥〕

                   (4)                        (4)              (4)
              私を → 父がうるさく，おこる，なぐる ──→ (家を出るな) ──→ (家に閉じこもる)
                                    ↘         ↓
                              〔安全，愛情〕 ← 〔恐怖，焦燥〕

                   (4)(7)
              私は → 家がいや，いるのがつらい ────→ (家を出よ) → ×
                                              ↓
                                          〔焦燥〕 ──→ 〔抑うつ〕
```

B． 本人の体調と行動

```
                           〔愛情〕
              (6)      (6)    ↕              (学校へ
              私は → 学友と話すとつかれる ────→ 行くな) ──→ 不登校
                                    ↘       〔不安〕 →〔抑うつ〕
                              〔自我尊厳〕 ←
              (6)      (6)    ↕
              私は → 何をしてもおもしろくない ──→ ×
                     何もする気がおこらない ───→ ×
                                    ↘
                              〔生理的〕 ← 〔抑うつ〕
              (1)      (1)    ↕              (7)            (7)
              私は → 頭痛，腹痛，きつい，だるい ──→ (入院して ──→ 入院
                     たおれる（意識消失）           診てもらえ)
```

C． 入院治療の目的

```
              (1)      (1)
              私は → ⎛家庭のこと⎞ で困っている ──→ ×
                     ⎜学校のこと⎟             ↘
                     ⎝病気のこと⎠         〔不安〕 ──→〔抑うつ〕
                              〔生理的，安全，愛情〕 ←
              (2)      (2)                   (精神科へ
              私は → （心身ともに）つらい ────→ 入院せよ) ──→ 入院
```

図 13-1 初診時アンケートによる心理機制（精神機構モデルよりみたもの）
欲求にみる上下の矢印は本人が満たされない葛藤状況を示す。

表13-2 アンケート（入院9ヵ月目）の回答

(1) 困っていること（症状）は何か？
　　・自分が何をするかわからない。
　　・ちょっとしたことでイライラしてしまう。
　　・人とうまく接することができない。
　　・思っていることを人に言えない。
　　・外泊したくても，家に帰りたくないからできない。
　　・音楽がしたいのに，病院にいるからできない。
　　・父親と家族とうまくいかない。
　　・母親，姉にひどいことを言われたこと。
　　・熱がでて，きついことが多い。
　　・薬を飲んでいても，症状や不眠がとれない。
　　・やる気があまりおきない。
　　・病院にいるのがいやなこと。
　　・規則ばかりで，あまり自由がない。
　　・母親と連絡がとれない。
　　・病院から逃げだしたいと思っている。
　　・自分で自分に対してすごくイライラしている。
　　・自殺したい気持ちをいつも夜になって思う。
　　・夜，悲観的になってしまう。
　　・ねむれない。

(2) 続くとどうなりそうか？
　　・どうにもならないと思うけど，たぶんどうにかなって，自傷行為や
　　　なんかをしそうな気がする。

(3) そのきっかけは何か？
　　・自分の体験から

(4) 症状で思うようにいかないことは？
　　・退院したいけど，家に帰りたくない。
　　・家でうまくやれない。
　　・母親と会えない。
　　・病院にいることで，やりたい音楽ができない。

(5) できれば，どうしたいか？
　　・退院するとき，家以外の所へ行きたい。
　　・音楽をおもいっきりやりたい。
　　・母親と会えるようになりたい。

(6) 身の回りのことで悩んでいることは？
　　・友人などとうまく接することができなくて，何回もケンカしていた。
　　・過去に「いじめ」が小・中・高とあっていやだった。
　　・学校のA先生がいやでメチャメチャ言われたこと。

(7) 精神科で治してもらいたいことは？
　　・入院してきたときは，たぶん症状をどうかしてほしいと書いたけど，
　　　今は症状よりも，帰れて，環境がよくて，音楽がやりたい。

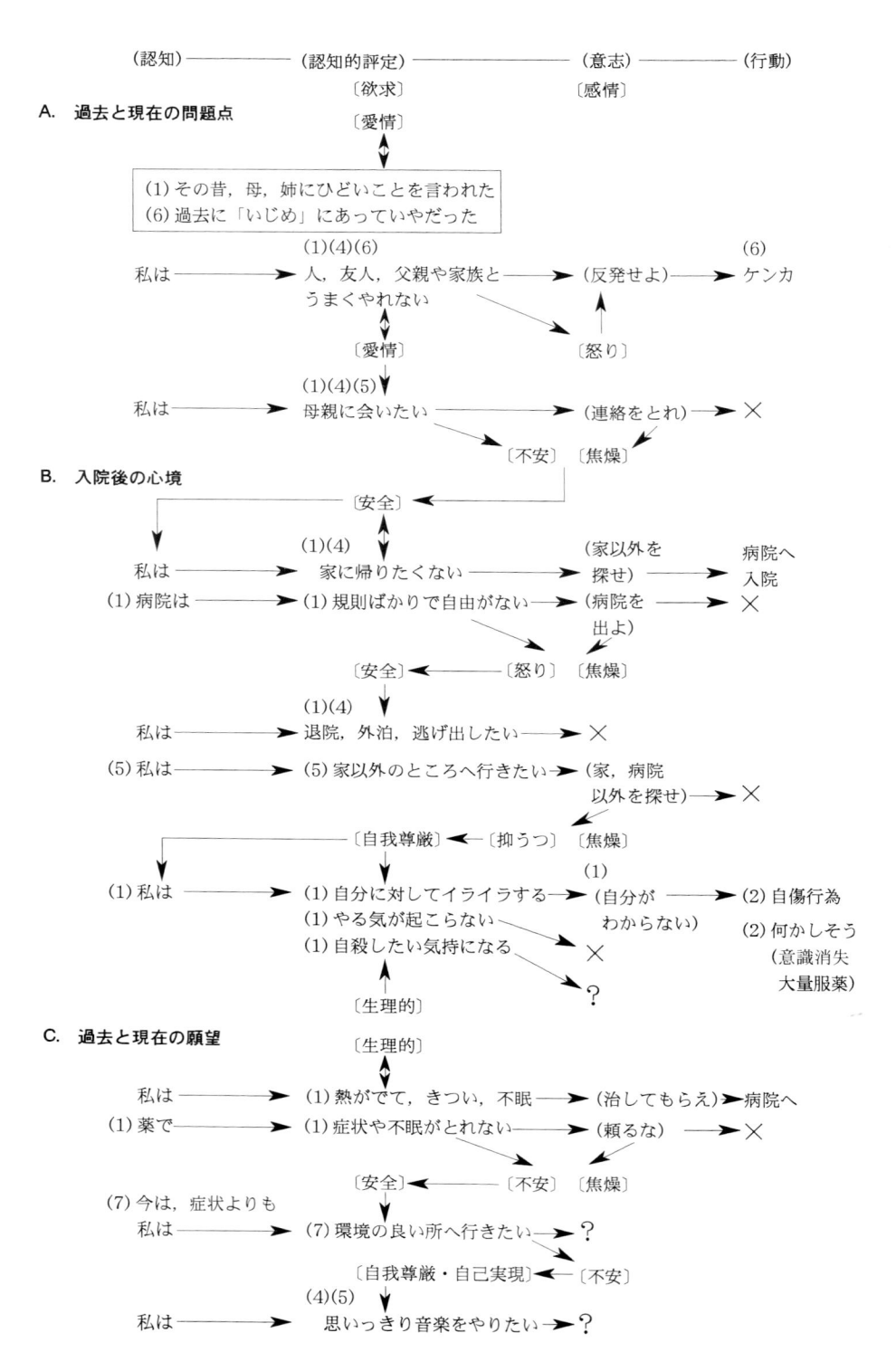

　　　　　　　　　　（認知）　　　　（認知的評定）　　　　　（意志）　　　　　（行動）
　　　　　　　　　　　　　　　　　　〔欲求〕　　　　　　　　〔感情〕
A. 過去と現在の問題点
　　　　　　　　　　　　　　　　　　〔愛情〕
　　　　　　　　　　　　　　　　　　　↕
　　　　　　　　　　┌─────────────────────────┐
　　　　　　　　　　│(1) その昔，母，姉にひどいことを言われた │
　　　　　　　　　　│(6) 過去に「いじめ」にあっていやだった　　│
　　　　　　　　　　└─────────────────────────┘
　　　　　　　　　　　　(1)(4)(6)　　　　　　　　　　　　　　　　(6)
　　　私は ──────→ 人，友人，父親や家族と ──→ (反発せよ) ──→ ケンカ
　　　　　　　　　　　うまくやれない
　　　　　　　　　　　　　〔愛情〕　　　　　　　〔怒り〕
　　　　　　　　　　　　(1)(4)(5) ↓
　　　私は ──────→ 母親に会いたい　──────→ (連絡をとれ) ──→ ×
　　　　　　　　　　　　　　　　　　　　〔不安〕〔焦燥〕

B. 入院後の心境
　　　　　　　　　　　　　〔安全〕←─────┘
　　　　　　　　　　　　　　↓
　　　　　　　　　　　　(1)(4)　　　　　　　　　　(家以外を　　　　病院へ
　　　私は ──────→ 家に帰りたくない ──→ 探せ) ──→ 入院
　　　(1)病院は ────→ (1)規則ばかりで自由がない ──→ (病院を ──→ ×
　　　　　　　　　　　　　　　　　　　　　　　　　　　　　出よ)
　　　　　　　　　　　　　〔安全〕←─〔怒り〕〔焦燥〕
　　　　　　　　　　　　(1)(4)↓
　　　私は ──────→ 退院，外泊，逃げ出したい ──→ ×
　　　(5)私は ────→ (5)家以外のところへ行きたい ──→ (家，病院
　　　　　　　　　　　　　　　　　　　　　　　　　　以外を探せ) ──→ ×

　　　　　　　　　　　　　　〔自我尊厳〕←─〔抑うつ〕〔焦燥〕
　　　　　　　　　　　　　　　　　　　　　　(1)
　　　(1)私は ────→ (1) 自分に対してイライラする ──→ (自分が ──→ (2)自傷行為
　　　　　　　　　　　(1) やる気が起こらない　　　　　　わからない) (2)何かしそう
　　　　　　　　　　　(1) 自殺したい気持になる　　　　　　×　　　　　　（意識消失
　　　　　　　　　　　　　　　　　　　　　　　　　　　　　?　　　　　　　大量服薬）
　　　　　　　　　　　　　　〔生理的〕

C. 過去と現在の願望
　　　　　　　　　　　　　　　〔生理的〕
　　　私は ──────→ (1)熱がでて，きつい，不眠 ──→ (治してもらえ) ──→ 病院へ
　　　(1)薬で ────→ (1)症状や不眠がとれない ──→ (頼るな) ──→ ×
　　　　　　　　　　　　　　〔安全〕←─〔不安〕〔焦燥〕
　　　(7)今は，症状よりも
　　　　　私は ────→ (7)環境の良い所へ行きたい ──→ ?
　　　　　　　　　　　　〔自我尊厳・自己実現〕←─〔不安〕
　　　　　　　　　　　　(4)(5)
　　　私は ──────→ 思いっきり音楽をやりたい ──→ ?

図 13-2　入院治療 9 ヵ月目のアンケートによる心理機制

った。天真爛漫で素直すぎる。そのため「いじめ」られる。性的無関心というか遅れている。離婚した意味をよく理解できていない。

因みにWAIS-RによるとIQ81: VIQ88, PIQ75。

「学校へ行きたい理由と行きたくない理由は、どちらも友だちのこととわかった。同年代の女の子と付き合う自信がない。すぐケンカになる。グループに入れるかどうか不安」という。他患が通信教育を受けていると聞いて、通信教育を受ける気になり、父親に話したが反対され、意識消失が3-4日おきに4回頻発した。父親が条件づきで通信教育を受けることを承諾すると、一見落ち着いたかにみえたが、外来通院の男性患者と外出中に意識消失を起こし、救急病院へ搬入される。

退院と復学を主治医がほのめかすと、失声、失立失歩（車椅子使用）や外出、外泊中に意識消失が起こっていた。本人から主治医への手紙によると「どうして病気になったかは、わからないけど、外泊でわかったこともある。それは、ひとりぼっち、助けてくれる人もいない。だから、また病気になりそうでこわい」。手紙からも「安全欲求」や「愛情欲求」が脅かされていることが窺えた。

主治医（医員）が交代するにあたって、現在の心境をアンケートで尋ねたものによると、表13-2に示すように初診時と異なり、困る事柄を19項目あげていた。精神機構モデルで整理してみると、本人の悩みとする問題点は、依然として同じであった。安全地帯であった病院の居心地が悪くなり、新天地を探したいと思っているが、見つからず、自己に対する欲求（自我尊厳の欲求）で不満を募らせており、自傷行為は勿論、自殺をほのめかすようになっている。その反面で願望も述べるようになっているが現実的ではない（図13-2C）。建設的な前向きの自我尊厳欲求が芽生えていない。安全欲求と自我尊厳欲求の充足願望が述べられているが、どうにもならない母親への愛情欲求が敬遠されているようにみえる。一度退院したが、1ヵ月もたず再入院となった。

文　献

1) American Psychiatric Association: Diagnostic and Statistical Manual of Mental Disorders, 4th ed. American Psychiatric Association, Washington DC, 1994.
2) Horowitz, M. J.: Hysterical personality. Jason Aronson, New York, 1977.
3) Kaplan, H. I. and Sadock, B. J.: Synopsis of Psychiatry, 6th edition. Williams & Wilkins, Baltimore, 1995.
4) Nemiah, J. C.; Dissociative disorders. In: Kaplan, H. I. and Sadock, B. J. (eds): Comprehensive Textbook of Psychiatry, 6th edition. pp. 1281-1293, Williams & Wilkins, Baltimore, 1995.
5) World Health Organization: The ICD-10 Classification of Mental and Behavioural Disorders; Clinical descriptions and diagnostic guidelines. WHO, Geneva, 1992.

2. 転換性障害と解離性健忘・遁走

いわゆるヒステリーは、都市にあっては診察する機会が少ない。しかし、診断や治療にあたっては、十分な知識と対応が求められる。なぜならヒステリーは心因性疾患のなかでは、悩みを言語化することが困難で、直接身体症状や行動で表現するため治療者・患者関係をつくるのに時間を要し、また破綻した社会適応か未熟な社会適応能力のために治療終

結までに時間を要する。患者の心理や問題点が、できるだけ早急に、そして具体的にみえてくることが治療を最適に行う上でまず要求される。

ヒステリーという疾患は、古代エジプトよりその存在は知られており、近年、Briquet, P., Charcot, J. M., Janet, P., Freud, S. などによって，その疾患の原因究明の研究が行われた[1,2]。これらは、現在、心因性のものと容認されているものの、今日の新しい診断基準ではDSM-IV[2]やICD-10[27]にみられるように、発現される症状から包括的に分類され、心因性は軽視されているようにもみえる。従来ヒステリーの代表的疾患とされる健忘や遁走といった記憶喪失や意識に関連する派手な症状を呈する「解離性障害」や、随意運動系あるいは知覚系の目立った身体機能障害の症状を呈する「転換性障害」[6,8]は、精神的興奮が身体的神経症状に変わることで、激しい衝動の刺激が防御の抑制能力を超えて出現すると考えられている[14]が、同じ防衛の失敗に問題があるのに、なぜ解離症状や転換症状という二つの異なる症状が出現するのか未だ明らかにされていない。

1) 転換性障害　Conversion Disorder

この疾患は、DSM-IV[2]によると、「神経または身体の疾患を示唆する症状を呈し、随意運動機能または感覚機能を損なう"症状または欠陥"が１つ以上みられるが、それに先立つ心因となる葛藤やストレス因子が存在し、心理的要因が病状に関連する」。鑑別として、意図的な捏造されたものでなく、器質性の身体疾患でなく、薬物によらず身体化障害の経過中にのみ起こったものでなく、他の精神疾患ではうまく説明されない。

本疾患には、幾分特徴がみられ、A．運動性の障害（例：協調運動または平衡感覚の障害，麻痺または部分的脱力，嚥下困難または"喉の塊"，失声，尿閉），B．感覚性の障害（例：触覚または痛覚の消失，複視，盲，聾，幻覚），C．発作またはケイレン（自発運動性または感覚性要素を伴った発作またはケイレンを含む），D．混合性症状（２つのカテゴリーの症状が明らかな場合）に分類されている。

転換性障害の有病率は、よくわかっていないが、一般総合病院の入院患者で精神科医の相談を受ける者の 5-16 ％にみられ、精神科で精神科医が年間に治療にあたる患者の 0.01-0.02 ％にみられる[13]。男性より女性が 2-5 倍多く，思春期，青年期が好発年齢であるが，中年や高齢者でも発症し，家族負因はよくわかっていない[13]。

2) 解離性健忘と遁走

両疾患は、ともに意識の変容状態が起こることによるが、脳内の機能的変化については，十分に説明がなされていない。なぜ、このような現象が起こるのか，この疾患の特徴を注意深く調べる必要がある。そのことが同時に治療上に有益な情報を与えてくれることになるだろう。

(1) 解離性健忘　Dissociative Amnesia

本疾患は（DSM-IV），「個人にとって、外傷的または過剰なストレスの性質をもつ重要な情報が"想起不可能"となり、その障害があまりにも広範囲にわたるもので、通常の物忘れでは説明ができないようなエピソードが１つまたはそれ以上障害される。」と定義され

ている。この障害は，解離性同一性障害，解離性遁走，外傷後ストレス障害，急性ストレス障害，または身体化障害の経過中にのみ起こるものでなく，薬物または神経疾患，または，その他の一般身体疾患（例：頭部外傷による健忘性障害）の直接的な生理学的作用によるものでもない。

（2）解離性遁走　Dissociative Fugue

本疾患は（DSM-Ⅳ），「予期していないときに突然，家庭または普段の職場から離れて放浪し，過去を想起することができなくなる。個人の同一性について混乱しており新しい同一性を部分的に，または完全に装う。」と定義されている。この障害は，解離性同一性障害の経過中にのみ起こるものではなく，薬物または一般身体疾患（例：側頭葉てんかん）の直接的な生理学的作用によるものでもない。

解離性健忘発症の好発年齢は，若者で，女性が多く，高齢者では稀とされる。解離性遁走の好発年齢はさまざまで，特定の年齢はない。両疾患とも，厳しい心理社会的ストレス状況（戦争や自然災害）で頻発するが，解離性健忘も遁走も，いずれもその回復は数時間から数日で，稀に数ヵ月に及ぶものもあるが，いずれも突然解消され，完全に回復し，再発は稀である[2]。

3. 転換性と解離性障害にみる現実欲求の挫折

1）挫折した現実欲求とヒステリー症状

人は人生の途上にあって様々な日常生活上の悩み（ライフ・イベント）に遭遇するが，その際日常生活での悩み（欲求の脅かし）が起こる。しかし，その現実の欲求はいつも満たされるとは限らない。Maslow, A. H.[16,17]によると人間には5つの基本的欲求があり，ピラミッド状に層状をなしており，一般には低次の欲求から高次の欲求へと充足を求め，最高峰の「自己実現」の充足に達すると説明している。また，日常生活にあっては1つの欲求にとどまることなく，同時に複数の欲求が働いているとし，低次の欲求が満たされなくとも高次の欲求の充足で，精神的に安定している例もあるという[17]。身体に障害があって生理的欲求が満たされていなくても，「自我尊厳の欲求」が充足し，自己実現に邁進している人がいることは確かである。

従来よりライフ・イベントは神経症の契機として関心を持たれており，近年それは病前性格に影響を与えるとか[22]，発生した不快の程度によって疾患が鑑別されるとか[4]，試験ストレスや同僚や配偶者とのケンカを契機としてヒステリー性失声が出現している[5]といった研究がある。また，Maslowの欲求階層理論を用い，神経症性障害では，ライフ・イベントで現実欲求が脅かされており，その挫折した欲求は，亜型により各々特徴がみられるという我々の報告がある[20,23]。

今回の我々の調査での現実欲求はFreud, S.のいう「衝動」とは，まったく異なるもの（欲求）であるが，いわゆる古典的ヒステリーである「解離性障害」や「転換性障害」にみる症状は，「挫折した現実欲求」と何らかの関係があるものか，または全く関係のない反応によるものかを調べてみた[12]。

2) 対象と方法

1983～1998年の15年間に九州大学医学部附属病院精神科に入院加療をした患者の中から，DSM-Ⅳ[2]診断で，解離性障害の中の解離性健忘と解離性遁走と，身体表現性障害の中の転換性障害の診断基準を満たすもの全部を抽出した。本研究ではこの全症例（19例）を対象として検討を行った。なお，18歳未満，うつ病，てんかん，精神発達遅滞など，他の精神疾患に罹患している合併症例は対象から除外した。

19例のうちわけは，解離性健忘と解離性遁走（以下，解離症状群；9例），また，転換性障害（以下，転換症状群；10例）である。この2群を入院時の診療録を基に，以下の12項目について比較検討を行った。

①性別，②ヒステリー症状発現時の年齢，③入院時の年齢，④教育歴，⑤出現した症状と，⑥その時期にどのようなライフ・イベントがあって，⑦そのことによってどのような満たされない現実欲求があったかを調べた。⑧Maslow, A. H.[16,17]は，人間の基本的欲求を低次の欲求から「生理的」「安全」「愛情」「自我尊厳」そして「自己実現」の欲求（以下，低次欲求から便宜上1段階，2段階，3段階，4段階，5段階とする）の5段階のレベルに分けている（表8-3参照）。そこで，本症例にみる挫折した現実欲求がどの段階の欲求かを調べた。なお，現実欲求は，診療録や看護日誌に記載されていた出来事は漏れることがないようにすべてを抽出し検討した。本研究では，自己実現欲求が挫折するとき，自我尊厳欲求も脅かされているようで，多くの症例で病歴から区別できなかったので，両欲求は区別せずに一緒に4・5段階とした。

以下に，表8-3, 4に照らしあわせて検討した手法の1例を示す。

症例1：交際していた女性に失恋し，愛情の欲求（3段階）が挫折した。また，その後，仕事場の先輩の車を借りて運転中に事故を起こし，先輩との関連がこじれ職場の中で次第に孤立するようになった（3段階が脅かされる）。また，故郷に住んでいる両親との間で確執があり悩んでいた（3段階が脅かされる）。この時期に解離症状が出現していた。このときの精神症状発現時に満たされなかった欲求は，愛情欲求ということになる（欲求が満たされなければ表13-4, 5, 6, 7に（−）で示した）。例えば，もし，3段階の愛情欲求が満たされなければ，−3と表示した。

⑨また，転換性障害は，DSM-Ⅳ[2]の下位分類にa）運動性の症状または欠陥を伴うもの，b）感覚性の症状または欠陥を伴うもの，c）発作または，ケイレンを伴うもの，d）2つ以上のカテゴリーが明らかな混合性症状を示すものの4群に分類されるが，この分類を参考に，本研究では転換症状群を「発作または，ケイレンを伴っている」か，あるいは「伴っていない」かの2群に分けて検討を加えた。⑩入院後の経過を調べ，退院時までにどのような欲求が満たされたのか，あるいはどのような欲求が満たされずに退院となったのかを調べた。

以下に，表8-3, 4に照らしあわせて検討した手法の1例を示す。

症例1：入院中に退職し，経済面（安全欲求）と働く場所（自我尊厳・自己実現欲求）が脅かされたが，職場の人間関係が清算され，

退院時までに新しい職場への就職が決まる（2段階；安全の欲求，4・5段階；自我尊厳・自己実現の欲求が保証される）。また，発病前は，両親と意見の不一致で患者は悩んでいたが，新しい職場は両親が住む故郷であり，和解し，両親の世話も直接出来るようになった（3段階の欲求が満たされる）。本症例においては退院時に解消された欲求は愛情の欲求ということになる。脅やかされた欲求はなくなっていた。

⑪併せて退院時の精神症状の有無も調べた。また，⑫入退院時の精神的健康状態をそれぞれ，DSM-Ⅳ[2]の機能の全体的評定尺度（以下：GAF）を用いて評価した。

3）結　果

（1）解離症状群と転換症状群の2群で比較した結果，「性別」（p>0.9999; χ^2, Fisherの直接法），「症状の発現年齢」（p>0.6828; WhitneyのU検定　同順位補正後），「入院時年齢」（p>0.4373; WhitneyのU検定　同順位補正後），「教育歴」（p=0.8584; WhitneyのU検定　同順位補正後）の項目において，統計学的有意な差は認めなかった（表13-3参照）。

（2）解離症状群（表13-4）の中で，遁走を

表13-3　性別・発症時年齢，入院時年齢，教育歴（Ishikura & Tashiro, 2002）[12]

症例	性別	発症時年齢	入院時年齢	教育歴
解離症状群				
1	男性	20	20	12
2	女性	42	42	9
3	男性	32	32	12
4	女性	36	37	9
5	男性	43	43	14
6	男性	33	33	12
7	男性	20	20	12
8	男性	53	56	16
9	男性	23	23	12
n=9（男性：66.7%）		33.6歳 ± 10.7 (SD)	34.0歳 ± 11.3 (SD)	12.0年 ± 2.1 (SD)
転換症状群				
10	男性	27	30	12
11	男性	41	41	9
12	男性	47	57	14
13	女性	21	21	12
14	男性	44	44	9
15	男性	35	42	12
16	男性	31	34	12
17	女性	27	27	14
18	女性	73	73	14
19	女性	26	27	12
n=10（男性：54.5%）		37.2歳 ± 14.4 (SD)	39.6歳 ± 14.9 (SD)	12.0年 ± 1.7 (SD)

伴う健忘症状を有した症例は，症例番号1，4，6，7，9の5例で，残りの4例は健忘のみであった。なお，症例番号8，9は初発時に転換症状を呈したが，その後の経過では主として解離症状の方が問題となったため，解離症状群に含めた。転換症状群（表13-5）で「発作またはケイレン」を伴った症例は，症例番号15，18，19の3例であった。

表13-4 解離症状群のヒステリー症状，状況の変化と脅かされた欲求（Ishikura & Tashiro, 2002）[12]

症例	症状	発症時の生活環境と欲求挫折	脅かされた欲求
1	遁走とその間の記憶がない。	失恋していた（−3）患者は，同僚の自動車を借りて運転中交通事故を起こし，そのことで同僚と仲違いし，職場で孤立した（−3）。また郷里の両親と仲違いし，悩んでいた（−3）。	愛情
2	自分の夫が誰か思い出せない。	通りがかりの男性に恋し，2年間片思いの後結婚した。わがままを言い過ぎ，夫とケンカし，夫から"離婚する"（−3）と言われたとき発症した。そのことで帰る場をなくした（−2）。	安全 愛情
3	自分が何をしていたか記憶がない。（部屋掃除と区役所へ行ったことを忘れていた）	彼女は実母の死去後（−3），父親の世話で実家に定期的に帰っていた。ある日，そのことで義母と仲違い（−3）が起こったとき発症した。	愛情
4	遁走後，自分と家族の記憶を喪失した。	交通事故を起こして，賠償金を払うため家を売った（−2）。経済的に困窮し母親の貯金を許可なしに引き出したが，弟から「本当に働いているのか？職場へ確かめに行く」と詰問され（−3），その翌日発症した。	安全 愛情
5	約束した場所に行かず，他の場所へ行ったが，その間のことをすべて記憶していない。	義母と仲違いしていた（−3）が，義母から「一緒に住むかどうか」と詰め寄られ，夫が一緒に住むことを決めた（−3），その結果本人は居場所を見失った（−2）。	安全 愛情
6	遁走後，自分と家族を思い出せなくなった。	患者は結婚したが，3ヵ月で離婚した（−3）。腰痛のため（−1），会社を休み，仕事が遅れていた。同僚から「首になるぞ」（−2）と注意された翌日発症した。	生理的 安全 愛情
7	遁走中のことが思い出せない。失声。	これまで両親の期待に応えようとして自己主張できなかった（−3，−4）。意に反して就職したが（−4），今の仕事を続けられそうになく（−4・5）会社を辞めるかどうか（−3，−4）悩んでいたときに発症した。	愛情 自我尊厳・ 自己実現
8	財布を盗ったことを思い出せない。手の知覚麻痺。	毎日忙しく仕事に没頭していた。彼の妻から離婚話が持ち上がり（−3）。また組合との交渉が難航し管理者としての職務が果たせなくなり（−4・5），職場でも孤立した（−3）ときに発症した。	愛情 自我尊厳・ 自己実現
9	遁走後，自分と家族の記憶を喪失した。	休日に会社の寮で仕事をしていた。しかし予定の仕事を終えることが出来なかった（−4・5）。そして，休日が明けた日に遁走した。	自我尊厳・ 自己実現

(3) 表 13-4 と表 13-5 に，精神症状出現時の状況と，その状況が Maslow の欲求段階のどの段階に相当するかを示した。解離症状群では，精神症状出現時に 9 例中 8 例（88.8 %）の症例で 3 段階の欲求（愛情の欲求）が満たされていなかった。例外の一例（症例 9）は，

表 13-5 転換症状群のヒステリー症状，状況の変化と脅かされた欲求（Ishikura & Tashiro, 2002）[12]

症例	症状	発作またはケイレン	発症時の生活環境と欲求挫折	脅かされた欲求
10	めまい，頭重感，手足の知覚麻痺	なし	父親が倒産で多額の借金をかかえ（-2），長く付き合っていた女性との結婚が破談となり（-3），職場では上司と部下の間に挟まれ悩んでいた（-3，-4）。	安全 愛情 自我尊厳
11	両上下肢のしびれ，舌の不随運動の訴え	なし	会社の将来に不安を感じ転職したが（-2），新しい職場になじめず（-3），命じられた仕事を断れずに悩んでいた（-4・5）ときに発症した。	安全 愛情 自我尊厳・自己実現
12	両上下肢のしびれ 味覚の消失，全身の感覚麻痺	なし	転職したが（-2），仕事になじめず悩んでいた（-4・5）。	安全 自我尊厳・自己実現
13	両上下肢の振戦と脱力	なし	不倫の相手となかなか会えず不満に思っていた頃（-3），仕事がうまくいかず悩んでいた（-4・5）。	愛情 自我尊厳・自己実現
14	両上肢の振戦	なし	夫婦で理髪店を経営していたが，本人は手先が無器用で，妻が中心であった。離婚話が妻の方から出ていた（-2，-3）。妻が不在のとき客がきて，仕事をしたが，症状が出現し仕事ができなかった（-4・5）。	安全 愛情 自我尊厳・自己実現
15	意識消失発作，体のふらつき	あり	職場の配置転換後（-2），仕事で悩み（-4・5），またサラ金の返済で悩んでいた（-2）。	安全 自我尊厳・自己実現
16	左半身のしびれ，左半身の麻痺	なし	交通事故の賠償問題で（-2）一方的に告訴を勤務先の社長から阻止され（-4），症状が出現した。	安全 自我尊厳
17	失声	なし	再婚後，先妻の息子のてんかん発作の対応と娘の素行に悩み（-3），母親としてどうしたらよいのかわからなくなった（-4・5）。	愛情 自我尊厳・自己実現
18	ケイレン発作	あり	近隣との土地問題で悩んでいた（-2），長男は患者の反対を押し切って離婚し，長男と疎遠になった（-3）。次男の嫁の家族とケンカし，次男とも疎遠になった（-3）。毎日夕食後に，かかってくる長男からの電話を待っているときに（-3）症状が発症した。	安全 愛情
19	意識消失発作	あり	交際していた男性と別れた（-3）。母親は「父親が浮気をしている」と言ってケンカを繰り返し，離婚話が出ていた（-2，-3）。そのケンカを見ているとき発症した。	安全 愛情

入院後明らかにされたが，両親とは疎遠となり，孤立していた（愛情欲求が脅かされていた）。一方，転換症状群では精神症状が出現していた時に満たされていない欲求は，解離症状群と同様に3段階の愛情の欲求が満たされていない症例も7例（70％）に認められたが，2，4・5段階の安全と自我尊厳・自己実現の欲求が満たされていない症例の割合が8例（80％）と多い傾向がみられた。3段階（愛情欲求）が挫折して転換症状を呈した2例（症例18, 19）は共に女性で，既に2段階または3段階が満たされない状況で，更に孤立した時（愛情の欲求が脅かされた時）に症状が出現していた。このように，転換症状群を持つ患者の多くは，主として4・5段階の欲求が挫折しているが，同時に2〜3段階の欲求が脅かされていた。

（4）転換症状群において「発作またはケイレン」は3例で認められたが，その症状発現時に充足されていなかった欲求は，2例が安全と愛情の欲求が満たされず，1例が安全と自我尊厳の欲求が満たされていなかった。また前者の2例は女性で，後者は男性であった。

表13-6 解離症状群の入院中の欲求の推移と症状の成り行き（Ishikura & Tashiro, 2002）[12]

症例	入院後の経過 （入院後の欲求推移）	退院時 症状の有無
1	入院中に郷里に新しい職場がみつかり（4・5），両親と和解し，世話も出来るようになった（3）。記憶は回復した。	解消
2	入院後，夫の態度から「夫が別れる気のないこと」を確信した（3）。退院後，戻る場所を得て（2），記憶が戻った。	解消
3	病棟スタッフと揉めごとを起こし（-3），居辛くなった（-2）。義母とどのように付き合ってよいかわからないまま（-3），退院した。忘れた記憶は戻らなかった。	不変
4	入院後，不眠がなかなか改善しなかったが，眠剤服用で睡眠がとれ，身体の調子もよくなった（1）。外泊中自宅で落ち着いておれるようになり（2），退院することにした。しかし，家族との金銭問題（-2）や人間関係は変らず（-3），記憶の回復は不十分なまま退院した。	不変
5	入院後も健忘は続いたが，姑とは同居せず，別居生活を夫が同意した（2,3）のち，症状は消失し，退院した。	解消
6	入院後睡眠がとれ，腰痛が軽快し（1），病棟で安住できるようになった（2）。しかし，「この煩わしい人間関係を振り切って旅に出たい」（-3）と言って，記憶の回復は不十分なまま退院した。	不変
7	入院中に会社をやめ，大学へ行くことを決めた（4・5）。そのことに母親のみが賛成してくれた（3）。その後症状が改善し退院した。	軽快
8	妻との仲が改善し（3），かつての部下が訪ねてきて（3），事業の指導をたのまれ（4・5），表情は穏やかとなり退院した。	解消
9	睡眠障害が改善し（1），病棟で穏やかに過ごせるようになった（2）。記憶は戻らないまま職場復帰が決まる（2）。その一方で父親の素っ気ない態度にガッカリしていた（-3）。記憶回復は不十分なまま退院した。	軽快

この前者の症例はともに3段階の欲求（愛情の欲求）が満たされず，また後者の症例は前者と異なる欲求段階として，4・5段階（自我尊厳・自己実現の欲求）が満たされないとき発症した（表13-5参照）。

（5）退院時に症状が消失した症例では，表13-6,7にみるように，両群とも欲求が挫折した過去の状況（仕事や対人関係）を捨て，新天地を求めて方向転換したか（症例1, 11），心配事が解消し（欲求が充足）元の状況に戻って行った（症例2, 5, 8, 10, 17, 18）。しかし，方向転換したり一部欲求が充足し元に戻っても，なお本来の「現実的な心配事」が露呈したまま未解決のものは症状軽快に留まっていた（症例7, 9, 12, 14, 15, 16, 19）。すべてが未解決のまま退院した症例では，症状は不変であった（症例3, 4, 6, 13）。

（6）表13-6と表13-7に示すように，解離症状群では，症状が消失したのは4例，症状が軽快したのは2例，症状不変は3例であった。転換症状群では，症状消失は4例，症状が軽快したのは5例，症状が不変は1例であった。症状の転帰を2群間で比較すると，統計学的な有意差を認めなかった（p>0.6934;

表13-7 転換症状群の入院中の欲求の推移と症状の成り行き（Ishikura & Tashiro, 2002）[12]

症例	入院後の経過 （入院後の欲求の推移）	退院時 症状の有無
10	会社から必要な人材として期待されているので（3, 4），戻りたいとの本人の希望で（4），退院となる。	解消
11	入院中に新しい仕事場を決め（4），現在の職場の人間関係から逃れられ（3），症状が消失し，退院した。	解消
12	入院によって，仕事の悩みから逃れられた（4）。しかし，入院中に「万引き」をしたため強制退院となった。仕事の悩みは解決していない（−4・5）。	軽快
13	症状は持続していたが，退院を希望し，父親が受け入れてくれたため（3），退院となったが，仕事の悩みは解決していない（−4・5）。	不変
14	入院中に離婚しないことが決まる（3）。職場での悩みは解決していないが（−4・5），症状は軽快し退院となる。	軽快
15	父親が借金返済した（2）。仕事の悩みは解決していないが（−4・5），症状は残存しているが軽快してきたので退院する。	軽快
16	交通事故の賠償問題は弁護士によって解決の方向に向かいつつあり（2,4），症状は軽快したが，社長との人間関係がこじれている（−3）。	軽快
17	入院後，義理の息子の病気について正しい知識を得たことで信頼関係ができ（3），また対応に苦慮した娘は就職が決まり寮に入ることで和解でき（3），親としての役割が果たせるようになり（4），退院した。	解消
18	土地問題は入院中に解決し（2），疎遠になっていた息子たちが，彼女に頻回に面会に来てくれるようになり（3），症状が消失した。	解消
19	母親との関係が改善して（3）症状は軽快した。しかし，両親は依然として離婚を考えている（−2）。	軽快

Whitney の U 検定　同順位補正後)。

(7) 解離症状群と転換症状群の 2 群間で入退院時の GAF 得点を比較した結果,「入院時の GAF の得点」(同順位補正後 p=0.4101; Whitney の U 検定),「退院時の GAF の得点」(同順位補正後 p=0.4076; Whitney の U 検定) の項目において,統計学的有意な差は認めなかった (表 13-8 参照)。

4) 考　察

古典的なヒステリーである解離性障害にみる健忘と遁走と,身体表現性障害のうちの転換性障害でみられる派手な身体症状 (知覚・運動障害) は心因性の原因に基づくとされているが,その真の原因については謎の部分も多く,その治療に難航する原因ともなっている。

ヒステリーにみる症状は, Freud, S. によるとエスから起こる衝動の防衛に失敗した結果生じた産物であり,また防衛に失敗しやすいのは幼児期の心的外傷体験が大いに関係するという仮説に基づいて,種々の治療技法を用いて回復へと導く[3,21]。ところで発症前には,これらの患者は日常生活が曲がりなりにも普通に送れており,外見上なんら不自由はなかったと思われたのに,ちょっとした日常生活の出来事 (ライフ・イベント) で,突然日常生活は破綻を来し,神経学的または科学的検査で身体には器質的疾患がみられず,理解に苦しむ症状を呈する。今回の調査では,発症の契機となったライフ・イベントにみられる挫折した現実欲求と発症直前の日常生活にみる悩み (脅かされる現実欲求) を調査対象とした。この現実欲求は, Freud, S. のいう衝動とは異なるものである。

(1) 異なる欲求挫折と異なる症状発現

調査の結果判明したことは,挫折した現実欲求が,両群で異なっていたことである。すなわち,解離症状群は 8 例 (88.8 %) に愛情欲求が脅かされていた。高次の自我尊厳の欲求が脅かされていた 3 例のうち 2 例 (症例 7, 8) は,同時に愛情欲求が挫折していた。残

表 13-8　入院時と退院時の GAF 得点 (Ishikura & Tashiro, 2002)[12]

	解離症状群			転換症状群	
No.	入院時	退院時	No.	入院時	退院時
1	55	90	10	57	87
2	80	90	11	57	67
3	51	64	12	54	60
4	41	50	13	20	57
5	51	67	14	41	41
6	54	67	15	67	67
7	55	90	16	80	91
8	51	90	17	80	90
9	51	70	18	67	87
			19	20	60
n=9	平均 54.3	平均 75.3	n=10	平均 54.3	平均 70.7

りの1例（症例9）は，退院時に明らかにされたが，親子間の愛情欲求が発症以前から脅かされていた。これらを考え合わせると解離症状群では愛情欲求の挫折が大いに関係すると言えそうである。

転換症状群では，自我尊厳の欲求の挫折が契機となった者が8例（80％）にみられた（症例10～17）。そして，愛情か安全という低次の欲求の挫折がすべての転換症状群の患者で同時にみられた。残りの2例（症例18, 19）では低次の愛情欲求が脅かされて発症していた。この2例はいずれも女性で，「発作またはケイレン」を主症状とした。「発作またはケイレン」を伴った男性（症例15）は自我尊厳欲求が脅かされていた。「発作またはケイレン」の症状の意味づけは男女で異なるのかもしれない。ICD-10 [27] ではこの「発作またはケイレン」を伴う転換症状群は解離性障害に含まれており，DSM-Ⅳ診断基準とこの精神症状の取扱いは異なる。この違いが意味のあるものかどうか調査が待たれる。

以上の所見の多くは，入院時の現病歴で得られた情報である。他方退院時までに患者をとりまく環境や状況が現実的に改善し，以前と同じ状況に戻った症例では，または，新天地を求めて新しく欲求が充足された症例では，症状は完全に消失して退院していた。また，挫折した欲求が残存している症例では，多くは症状が残存したまま退院していることがわかった。

今回の調査で明らかにされた今ひとつの情報は，両群の多くが1つの欲求の挫折に留まらず，発病以前に既に1，2段階低次の欲求が脅かされていた。Maslowは低次の欲求が充足されなくても，高次の欲求の充足があれば精神的に安定している例があるという [16, 17]。高次の欲求の挫折によって，同時に低次の脅かされた欲求が露呈することになれば，患者がその対応に混乱を来すことは推測に難しくない。発病時にみる理解しがたい症状発現は多くの欲求が同時に脅かされたことと関係があるのかもしれない。

(2) 精神力動からの理解

これらの患者の深層心理を分析した研究はJanet, P. と Freud, S. の時代に始まる [24]。Janet, P. は，自我が弱いために心的要因をコントロールできないという精神機能欠陥モデル（deficit model）を考えた [10]。Freud, S. は逆に，自我が強く積極的に抑圧という防衛機制を用いて心理的苦痛から身を守るという精神機能の葛藤モデル（conflict model）を提唱した [24]。Janet, P. の流れをくむ Hilgard (1977) [10] は，精神内容（psychic content）を抑えがたいのではなく，別のものに移動（shift）させたものと考えるネオ解離理論（neodissociation theory）を提唱している。解離は，個人の破局的体験を乗り越えるための防衛機制として認識する傾向がある [24]。

解離性健忘は，ストレス状況下や外傷的な状況で起こると言われ，戦争や災害下で発生率が上昇し，配偶者の虐待や幼児虐待など家庭の問題との関連が示唆されている [13, 25]。また，解離性遁走は戦争や災害の後，それに婚外交渉のような心的緊張を伴った個人的危機の結果として起こりやすいとされている [13]。解離性症状群の全生活史健忘にあっては，家族関係が希薄で居場所が失われているという状態像の報告 [19] がある。それらは発症に関連

した頻度の高い出来事として羅列されているのみである。出来事（ライフ・イベント）は発症誘因とされるが，発症原因となり症状を引き起こすかどうかは，未だ十分に明らかにされていない[9,25]。我々は出来事によって脅かされた「欲求」を調べ，その結果多くは愛情の欲求が脅かされて発症していた。時に安全の欲求が脅かされていた者もいた。我々のみた解離性障害患者では愛情欲求が充足されると何事もなかったように症状が消失していた。このような所見は，Hilgard（1977）[10]の言うように，垂直分割（vertical split）して別ものに移動させていただけとする見方も可能である。解離は，安全欲求や愛情欲求が挫折し，居場所や依存するもの，また信頼関係を失った者にとっては，いわゆる心理的自殺（Psychic suicide）[1]なのかもしれない。

他方，転換性障害においては，戦闘状況にある軍人にみられる[13]とか，受験ストレスや同僚，配偶者との仲違い[5]などのライフ・イベント[7]が挙げられている。我々の調査では，ライフ・イベントによって，主として自我尊厳・自己実現の欲求の挫折が起こっていた。転換性障害においては，入院治療中にその新しい仕事や自己の役割を再び見出した症例では，症状が消失し退院したが，見出せずに退院した症例では執拗に症状が残存したままであった。我々は深層心理を探求しなかったが，これらの症状への固執は，自我尊厳・自己実現欲求の挫折したものに主としてみられ，Freud, S. のいう「葛藤モデル」で説明できる現象かもしれない。転換性障害の精神分析的治療にあって，自尊心を傷つけない注意が必要と桜井[21]はいう。我々が調べた症例でも同様なことが言えそうである。

近年，心的外傷後ストレス障害と解離性障害や身体化障害の関連が指摘されている[26]。本研究では「解離性障害と愛情欲求」や「転換症状群と安全，愛情や自我尊厳・自己実現の欲求」についての関連が見出されたが，今後，これらの欲求挫折と幼児期外傷体験との関連について，調べることは興味深いことと思われる。

(3) 症状解消と現実欲求充足

本研究の症例は，両群とも常用量内の抗不安薬や抗うつ薬による薬物療法を行っているが使用薬剤は一定ではなかった。薬物療法は精神症状の改善に寄与していることは否定できないことである。しかし我々の研究では薬物療法のみでは改善が困難である"挫折した欲求"の改善について調査した。

2000年の white paper [15]によると，我が国では高卒は95.8%で，短大・大学進学率は44.1%である。調査年が違うので厳密な意味での比較は出来ないが，我々の症例では高校卒業は52.6%であった。また短大・四年制大学卒業は26.3%であった。したがって，本症例群は高校卒業率が低いことより，日本における教育水準の視点で考えると，教育水準は低い可能性が考えられる。確かに，転換症状群は田舎の人々に多く，教育水準の低い人々，知能指数の低い人々，社会経済状況の低い人々に多いと言われている[13]。しかし，Maslow が提唱する基本的欲求は教育水準とは関係はない。すなわち，たとえ，知的文化的に低い水準の人であっても，その人がもてる力を精一杯発揮して人のため，自分のために努力を行っていれば，自己実現の欲求を満たすために行動していることになる。

我々の症例でみるように，発症前に発症のきっかけとなった欲求挫折よりも，さらに低次の欲求が既に多くの症例で脅かされていたが，これらの低次の欲求の充足は症状を軽減させるのにある程度有効のようにみえた。しかし，完全に消失したのは本来の状況に完全に復帰したものか，過去を捨てて新しく仕事や役割を得て，希望に燃えて退院した症例であった。

今回の調査所見は，挫折していた現実欲求が充足されれば，症状は早急に消失したが，精神分析学派のいう幼児期心的外傷体験が癒されなければ，再び容易に欲求挫折で症状が再発するかもしれない。現実欲求（needs）と分析学派の衝動（impulse）との関連については今後の課題である。

5）まとめ

本研究は現実生活上の挫折状況にみられる現実欲求の挫折を，入院時に調査し，また退院時にこれらの欲求が改善したかどうかを調べた。その結果，解離症状群では愛情欲求の挫折が，また転換症状群では自我尊厳・自己実現欲求の挫折が引き金として働いている傾向がみられた。また，多くの症例で発症時に既に低次の欲求が脅かされていた。そして，これらの現実欲求が充足されると症状は消失し，発病以前の生活状況に戻っていた。挫折した欲求が未解決の症例では，症状が軽快または不変であった。今回は症例が少なく，今後症例を増やし，検討を行う必要がある。更に今後は，ヒステリーの治療を行う際，本研究の現実欲求の挫折に注目した方法を用いることで，治療開始早期から挫折した現実欲求の改善に注目した現実生活面での積極的な建て直しによる治療的介入が治療的に有効かどうかを調べる前向き研究が必要である。

文　献

1) Abeles, M. and Schider, P.: Psychogenic loss of personal identity, amnesia. Arch Neurol Psychiatry, 34: 587-604, 1935.
2) American Psychiatric Association: Diagnostic and Statistical Manual of Mental Disorders, fourth edition. American Psychiatric Association, Washington DC, 1994.
3) An, K.: Dissociative (Conversive) disorders: B. Diagnosis and therapy. In: Tashiro, N. and Koshino, Y. (eds): Clinical Psychiatry Vol. 5, Neurotic Disorders and Stress-related Disorders, pp. 443-470, Nakayama Shoten, Tokyo, 1997 (in Japanese).
4) Barrett, J. E.: The relationship of life events to the onset of neurotic disorders. In: Barrett, J. E. and Rose, R. M. (eds): Stress and Mental Disorder. pp. 87-108, Raven Press, New York, 1979.
5) Bhatia, M. S. and Vaid, L.: Hysterical aphonia-an analysis of 25 cases. Indian J Med Sci, 54: 335-338, 2000.
6) Chodoff, P.: The diagnosis of hysteria, an overview. Am J Psychiatry, 131:1073-1078, 1974.
7) Derouesne, C.: Conversion hysteria. Rev Prat, 45: 2535-2540, 1995.
8) Fenchel, O.: The Psychoanalytic Theory of Neurosis. W. W. Norton, New York, 1945.
9) Halligan, P. W., Bass, C. and Wade, D. T.: New approaches to conversion hysteria. BMJ 320: 1488-1489, 2000.
10) Hilgard, E. R.: Divided Consciousness; Multiple Control in Human Thought and Action. Wiley-Interscience, New York, 1977.
11) Horowitz, M. J.: Hysterical Personality. Jason Aronson Press, New York, 1977.
12) Ishikura, R. and Tashiro, N.: Frustration and fulfillment of needs in dissociative and conversion disorders. Psychiatry and Clinical Neurosciences, 56: 381-390, 2002.
13) Kaplan, H. I. and Benjamin, J. S.: Kaplan and Sadock's Synopsis of Psychiatry Behavioral Sciences Clinical Psychiatry, seventh edition. Williams & Wilkins, Baltimore, 1994.
14) Kaplan, H. I. and Sadock, B. J.: Modern Synopsis of Comprehensive Textbook of Psychiatry, fourth edition. p. 82, Williams & Wilkins, Baltimore, 1985.

15) Kimoto Shoten (ed): The White Paper of White Paper. p. 154, Kimoto Shoten, Tokyo, 2000.
16) Maslow, A. H.: A theory of human motivation. Psychol Rev, 50: 370-396, 1943.
17) Maslow, A. H.: Motivation and Personality, second edition. Harper & Row, New York, 1970.
18) Nemiah, J. C.: Dissociative disorders. In: Kaplan, H. I., et al. (eds): Comprehensive Textbook of Psychiatry, 6th edition. pp. 1281-1293, Williams & Wilkins, Baltimore, 1995.
19) Ohya, D.: Dissociative (Conversive) disorders, A. In: Tashiro, N. and Koshino, Y. (eds): Clinical Psychiatry Vol. 5, Neurotic Disorders and Stress-related Disorders, pp. 430-442, Nakayama Shoten, Tokyo, 1997 (in Japanese).
20) Saeki, Y.: Panic disorder and unsatisfied needs: Research on the psychological etiology of panic disorder. Kyushu Neuropsychiat, 41: 221-235, 1995.
21) Sakurai, K.: Conversion Disorder. In: Yoshimatu, K., Kamishima, K. (eds): Clinical Psychiatry Vol. 6, Somatoform Disorders and Psychosomatics, pp. 159-174, Nakayama Shoten, Tokyo, 1999 (in Japanese).
22) Tyrer, P.: Anxiety: A Multidisciplinary Review. Imperial College Press, London, 1999.
23) Umeno, K. and Tashiro, N.: A recovery process of social phobia treated by experience leatning of Morita therapy. Clinical Psychiatry, 39: 1209-1216, 1997 (in Japanese).
24) Vaillant, G. E.: The historical origins and future potential of Sigmud Freud's concept of the mechanisms of defense. Int Rev Psychoanal, 19: 35-50, 1992.
25) Van der Hart, O. and Nijenhuis, E.: Generalized dissociative amnesia: Episodic, semantic and procedual memories lost and found. Aust N Z J Psychiatry, 35: 589-600, 2001.
26) Van der Kolk, B. A., Pelcovitz, D., Roth, S., et al.: Dissociation, somatization, and affect dysregulation: The complexity of adaptation of trauma. Am J Psychiatry, 153: 83-93, 1996.
27) World Health Organization: The ICD-10 Classification of Mental and Behavioural Disorders; Clinical Descriptions and Diagnostic Guidelines. WHO, Geneva, 1992.

著者紹介

田代信維(たしろのぶただ)　1938年生　大分県
九州大学大学院　名誉教授
現住所　福岡市東区香住ヶ丘 5-7-15
1970年，九州大学大学院博士課程単位修得後退学
産業医科大学助教授，九州大学医学部助教授を経て，
1988年，九州大学医学部神経精神医学教授
2000年，九州大学大学院医学研究院精神病態医学教授
2002年，定年退官
理学博士（九州大学），医学博士（九州大学），精神保健指定医，森田療法学会賞受賞

（著書）
『大脳辺縁系と学習』（監訳）（共立出版，1986）
『現代の精神医学』（改訂第2版）（分担）（金原出版，1990）
『脳――その構造と機能』（編著）（世界保健通信社，1993）
『現代の精神医学』（改訂第2版）（共著）（朝倉書店，1993）
『脳と行動』（分担）（新医科学体系10，中山書店，1994）
『神経症性障害・ストレス関連障害』（編著）（臨床精神医学講座5，中山書店，1997）
『こころの病い――不安と文化』（分担）（岩波書店，1997）
『快の行動科学』（編著）（朝倉書店，1998）
『森田療法入門　「生きる」ということ』（創元社，2001）
『情動とストレスの神経科学』（九州大学出版会，2002）

不安(ふあん)と葛藤(かっとう)
────神経症性障害と身体表現性障害────

2004年2月10日　初版発行

著　者　田　代　信　維
発行者　福　留　久　大
発行所　㈶九州大学出版会

〒812-0053 福岡市東区箱崎 7-1-146
　　　　　　九州大学構内
電話　092-641-0515（直通）
振替　01710-6-3677
印刷・秀巧社印刷㈱／製本・篠原製本㈱

Ⓒ 2004 Printed in Japan　　ISBN4-87378-775-0

情動とストレスの神経科学

田代信維 編　　B5判・280頁　定価：本体 6,500 円（税別）

　情動行動とは，怒り，不快，脅えなどの情動（気分）の変化を伴う動物の行動様式であり，その機序の解明は，心と脳の連関を明らかにし，うつ病や神経症・ストレス関連障害などの精神障害の治療の開発にも貢献する。編者を中心とする研究グループは，1960年代よりネコを用いた動物モデルの研究から情動行動の発現に関わる視床下部の役割について先駆的な研究を行ってきた。さらに近年，情動ストレスが視床下部を介して自律神経系，内分泌系，免疫系など神経系以外の身体の諸領域にまで広く影響を及ぼすことが明らかになった。本書は，編者らの研究成果を中心に，情動とストレスに関わる脳内メカニズムについて最新の知見を網羅するとともに，関連する臨床精神医学の展望にも触れる。精神医学，心理学，神経科学領域の専門家のみならず，今後，脳研究を志す若い研究者にも指針を与えるものとして推奨したい。

● 主要目次 ●

第1章　情動の中枢 ── 視床下部の構造と機能 ──
　1．視床下部の構造
　2．情動と本能
　3．ネコの威嚇防御行動の発動と制御 ── Siegel, A. らの研究 ──

第2章　情動とストレスの脳内処理機構
　1．前頭前野
　2．海馬・辺縁系

第3章　情動と学習
　1．分子細胞レベルにおける記憶，学習機構
　2．スイッチ切り学習と脳内自己刺激

第4章　ストレスモデルとしての情動反応
　1．情動研究の重要性
　2．情動行動と自律神経内分泌系および内臓病変
　3．情動行動と免疫能

第5章　情動とストレスの臨床医学
　1．小児における情動の発達過程
　2．老年期における情動とストレス
　3．情動と行動変容 ── 強迫性障害をモデルとして ──
　4．外傷後ストレス障害：歴史と展望
　5．大うつ病とストレス

九州大学出版会